Peter W. Nathanielsz
LEBEN IM MUTTERLEIB

Peter W. Nathanielsz

# LEBEN IM MUTTERLEIB

Der Weg zur Geburt
und die Geburt

Aus dem Englischen von Barbara Schaden

*Mit einem Vorwort von Sir Graham Liggins und mit
Illustrationen von Paula DiSanto Bensadoun*

List Verlag
München · Leipzig

Die Originalausgabe erschien unter dem Titel *Life Before Birth and A Time To Be Born* 1992 im Verlag Promethean Press, Ithaca, New York.

ISBN 3-471-78234-6

© 1992 Peter W. Nathanielsz
© der Illustrationen: Paula DiSanto Bensadoun
© der deutschen Ausgabe 1995 Paul List Verlag
in der Südwest Verlag GmbH & Co KG, München
Alle Rechte vorbehalten. Printed in Germany
Satz: Franzis-Druck GmbH, München
Druck und Bindung: Bercker, Kevelaer

*Dieses Buch widme ich*

*meiner Mutter, die mein
vorgeburtliches Leben mit mir
teilte und mich lehrte, daß man
immer sein Bestes
geben soll; und*

*meinem Vater, der von den Stufen
des Regierungsgebäudes
in Colombo, Sri Lanka (damals
noch Ceylon), eine
braune Papiertüte aufhob, in der
ein körperbehindertes
Baby lag, und daraufhin beschloß,
die* Ceylon Crippled
Children's Association *zu
gründen.*

# Inhalt

Vorwort von Sir Graham (Mont) Liggins ............... 9
Einleitung ........................................ 12
Danksagung ...................................... 15

1 Die Herausforderungen des vorgeburtlichen Lebens ... 17
2 Samenzelle trifft Ei – was danach geschieht .......... 32
3 Die Aufgaben der fötalen Organe .................. 46
4 Zellengespräche ................................ 71
5 Die Plazenta ................................... 88
6 Atemübungen ................................. 107
7 Der Blutkreislauf ............................... 125
8 Babys Computer: das Gehirn .................... 140
9 Fötale Rhythmen .............................. 163
10 Fötales Wachstum ............................. 169
11 Baby an Bord – bitte kein Mißbrauch .............. 178
12 Der richtige Zeitpunkt der Geburt ................ 192
13 Wehen und Geburt – Arbeit für beide ............. 213
14 Die Anpassung des Neugeborenen ans Leben ....... 225
15 Unreife: zu früh oder zu klein geboren ............. 236
16 Die Zukunft .................................. 247

Glossar .......................................... 257
Register ......................................... 275

# Vorwort

Jeder, der ein zumindest durchschnittliches Interesse für die Wunder der Natur aufbringt, wird sich von zwei großen Geheimnissen wahrscheinlich besonders angesprochen fühlen: beide haben mit Geburt zu tun. Wer hätte noch nie in einer sternenklaren Nacht in den Himmel gestarrt und sich Gedanken über die Entstehung des Universums gemacht? Und wer hätte beim Anblick eines Neugeborenen noch nie über die unsichtbaren Ereignisse im Mutterleib gestaunt, die zur Geburt eines so vollkommenen Wesens geführt haben? Zwar findet man leicht ausgezeichnete Bücher über die moderne Kosmologie, die das Thema in seiner Komplexität darstellen, ohne für Laien unverständlich zu sein (zum Beispiel *Eine kurze Geschichte der Zeit* von Stephen Hawking); hingegen haben die Forscher, die sich mit dem Leben des Fötus befassen, bisher versäumt, ihre Wissenschaft in eine verständliche Sprache zu übersetzen und der Öffentlichkeit damit die Möglichkeit zu geben, an den großartigen neuen Entdeckungen über das Leben vor der Geburt teilzuhaben. Die vorhandene Literatur ist weitgehend überholt, oberflächlich und häufig eine Beleidigung für die Intelligenz des Lesers. Professor Nathanielsz stellt nun das Gleichgewicht mit einem höchst aktuellen Buch wieder her, das den Großteil des Wissens enthält, mit dem ich als Fötalphysiologe selbst arbeite, geschrieben in einer, auch ohne Kenntnis des einschlägigen Wissenschaftsjargons, für jedermann verständlichen Sprache.

Die Voraussetzungen des Autors könnten gar nicht besser sein. Peter Nathanielsz gehört zu der Handvoll Pionieren, die vor etwa dreißig Jahren an der Wiege einer neuen Disziplin standen – der Fötologie, die sich mittlerweile zu einem gewaltigen Forschungsgebiet entwickelt hat; und noch heute steht er in der vordersten Reihe. Sein Labor trug Wesentliches bei zu den vielen technischen Neuerungen, dank derer wir heute die geheimsten Details des fötalen Lebens mit einer Präzision untersuchen können, die dem Radioteleskop der Kosmologen in nichts nachsteht.

Wenn Sie wissen wollen, ob der Fötus oder die Mutter den Zeitpunkt der Geburt bestimmt, ob der Fötus schläft oder wach ist, wie sich eine einzige befruchtete Eizelle zu einem vollständigen Individuum entwickeln kann, das seinen Eltern gleicht und doch anders ist, was im Gehirn des Fötus vor sich geht, ob der Fötus einen Zeitbegriff hat, und wie die Lebensweise der Eltern ihm schaden kann – dann lesen Sie dieses Buch. Wenn eine dieser Fragen auch nur einen Funken Neugier in Ihnen geweckt hat, lesen Sie weiter; aber glauben Sie nicht, Sie könnten alles in einem Zug bewältigen, denn Sie finden hier eine mitreißende und faszinierende Darstellung der vorgeburtlichen Systeme und solide Fakten in hochkonzentrierter Form. Dieses Buch vermag den Leser, die Leserin nahezu während der gesamten Dauer einer Schwangerschaft zu beschäftigen und vervollständigt das allgemeine Wissen der Eltern über die Vorgänge vor der Geburt. Aber es eignet sich keineswegs nur für Eltern, sondern empfiehlt sich ebenso für Biologiestudenten, Krankenpfleger, Medizinstudenten und sogar Gynäkologen, die ihr Wissen über Fötalphysiologie in leicht verdaulicher Form auf den neuesten Stand bringen möchten.

Es ist kaum verwunderlich, daß die Geheimnisse des fötalen Lebens trotz aller Neugier und Spekulation zumindest seit den Zeiten des Hippokrates so gut geschützt waren – bis vor kurzem: erst das High-Tech-Zeitalter, die Ultraschalltechnik zur Sichtbarmachung des Körperinneren von menschlichen Föten und die elektronischen Techniken zur Dauerbeobachtung aller feststellbaren Funktionen bei Tierföten ließen uns in die verborgene intrauterine Welt vordringen. Mittlerweile ist es für Eltern eine Selbstverständlichkeit, ihr Baby beim »Atmen«, Urinieren, Daumenlutschen und bei vielen anderen Aktivitäten zu beobachten, die während der Ultraschalluntersuchung zufällig stattfinden – genauso problemlos, wie der Wissenschaftler beispielsweise die Durchblutung des Gehirns und der Nabelschnur oder die Größe der Lungen und Nieren messen kann.

Die Vorstellung, der Fötus sei lediglich ein Kind oder Erwachsener in Miniaturausgabe, stimmt nur insoweit, als der Fötalphysiologe in der Lage sein muß, die am Erwachsenen gewonnenen Erkenntnisse auch am Fötus anzuwenden; für die Erkennung der zahlreichen grundlegenden Unterschiede im Leben vor und nach der Geburt ist sie jedoch unbrauchbar. So ist beispielsweise der Fötus in seinem Wassernest schwerelos, und seine Umgebung gleicht eher der eines Astronauten als der eines erdgebundenen Individuums. Noch viele andere Beispiele für die Einzigartigkeit der intrauterinen Umgebung werden auf den folgenden Seiten klar, aber ich will nicht vorgreifen und widerstehe – ungern – der Versuchung, weitere Kostbarkeiten schon jetzt zu enthüllen.

In unserer Zeit, in der aufgrund der Gesetzgebung, der Gerichtspraxis und diverser Interessengruppen die Information der Öffentlichkeit in allen wissenschaftlichen Belangen zu einem vorrangigen Thema geworden ist, freue ich mich besonders über die Gelegenheit, Peter Nathanielsz als erster zu seinem Buch gratulieren zu dürfen, das sicherlich zum führenden Handbuch über die intrauterine Welt werden wird.

Professor Sir Graham (Mont) Liggins, Mitglied der
Königlichen Akademie der Naturwissenschaften
Auckland, Neuseeland,
Juli 1992

# Einleitung

*Das Kind ist der Vater (die Mutter) des Mannes (der Frau)*
William Wordsworth: *My Heart Leaps Up.*

Bis vor kurzem dachte man, der Fötus sei ein Passagier im Mutterleib und warte nur auf den großen Tag, an dem seine Mutter das Signal zum Einsetzen der Wehen gäbe, um das Baby in die Welt hinauszustoßen. Heute wissen wir, daß der Fötus alles andere als ein passiver Teilnehmer am Geburtsvorgang ist, sondern vielmehr weitgehend selbst den Ton angibt: Die Mechanismen, die den Zeitablauf einer normalen Geburt bestimmen, werden vom Gehirn des Fötus gesteuert. Während der letzten Schwangerschaftswochen reagiert der Fötus auf seine Weise auf die Herausforderungen, die das optimale Wachstum seines Gehirns und seines Körpers gefährden könnten.

Ich hoffe, dieses Buch taugt als Einführung in die faszinierende Art und Weise, wie wir uns nach einem in unseren Genen festgelegten Bauplan entwickeln: Der Bauplan dient dazu, die erstaunlichen Fähigkeiten des Fötus zu steuern. Dieses Buch befaßt sich mit der Entwicklung des Fötus während des letzten Drittels der Schwangerschaft, mit seinen Atembewegungen, mit der enormen Bedeutung der Plazenta und ihrer Funktionen, der Gehirnentwicklung des Fötus und den normalen rhythmischen Abläufen seines Lebens, der Entwicklung der Sinne, den Signalen, die der Fötus aussendet, wenn der Zeitpunkt der Geburt gekommen ist, mit der Anpassung des Neugeborenen an die Welt außerhalb des Uterus sowie weiteren Vorbereitungen, die Mutter und ungeborenes Kind im Hinblick auf eine erfolgreiche Geburt gemeinsam treffen.

Die wichtigsten Fortschritte in unserem Wissen über das Leben vor der Geburt konnten wir durch die Anwendung zahlreicher neuer Ansätze und Methoden und einer Vielzahl wissenschaftlicher Fachgebiete erzielen. Mit Hilfe neuer biochemischer Techniken können wir Hormone und andere Substanzen messen, die in winzigen Mengen im Blut der Mutter und des Fötus vorhanden sind. Die Ultraschalltechnik erlaubt den Forschern heute, den Uterus von innen zu betrachten. Viele Eltern besitzen Videofilme von ihren Kindern im Mutterleib und können zusehen, wie der Fötus seine Glieder bewegt und seine Atemmuskulatur übt. Mit Hilfe von Computern lassen sich große Datenmengen über die Atembewegungen des Fötus, seine Gehirnwellen, seine Herzfrequenz und das Kontraktionsvermögen der Gebärmutter speichern und analysieren. Die Techniken der Molekularbiologie liefern uns Informationen über die Mechanismen der Zellteilung und der Kommunikation der Zellen untereinander. Je mehr wir über das Leben vor der Geburt erfahren, desto eher werden wir der nächsten Generation helfen können, sich auf die bevorstehenden Herausforderungen so gut wie möglich vorzubereiten.

Für die umfangreiche Unterstützung der in diesem Buch beschriebenen Forschungsarbeiten mit dem Ziel der Chancenverbesserung für jedes einzelne Neugeborene sollte sich der Dank der gesamten Forschergemeinschaft – und der Öffentlichkeit im allgemeinen – an die Nationalen Gesundheitsämter richten, und insbesondere an das National Institute of Child Health and Human Development (NICHD). Ich verstehe dieses Buch als einen – noch keineswegs erschöpfenden – Bericht über unseren Wissenszuwachs im Zusammenhang mit der normalen vorgeburtlichen Entwicklung und dem normal beziehungsweise anomal verlaufenden Geburtsvorgang. Auch zahlreiche unabhängige Stiftungen lieferten entscheidende Beiträge zur Forschung auf diesem Gebiet. Insbesondere möchte ich der Lalor Foundation danken, von der ich während meiner Forschungstätigkeit immer wieder Stipendien erhielt. Wenn ein Forschungsprogramm an einem kritischen Punkt angelangt ist, kann oft schon eine geringe finanzielle Zuwendung ausschlaggebend sein. Mehrere Spender, Einzelpersonen und Gesellschaften, unterstützten großzügig die Arbeit des Schwangerschafts- und Neugeborenen-Forschungslabors an der Cornell University; ich kann sie an dieser Stelle nicht nennen, bin ihnen jedoch für ihre ermutigende Hilfe zu größtem Dank verpflichtet.

Jedes Neugeborene kann sein volles Potential nur entfalten, wenn die Monate der Entwicklung im Uterus ohne widrige Einflüsse verlaufen sind, das heißt, wenn es in der bestmöglichen Umgebung heranreifen konnte. Etwa zehn Prozent aller Geburten in den Vereinigten Staaten sind Frühgeburten, und etwa fünfundsiebzig Prozent aller Todesfälle im frühkindlichen Alter betreffen Frühgeburten. Es sind noch weitere Forschungsarbeiten erforderlich, wenn wir Probleme wie Frühgeburten, Gehirnschädigungen bei Föten und Neugeborenen, den plötzlichen Kindstod und intrauterine Wachstumsstörungen in den Griff bekommen wollen. Wie bereits in der Vergangenheit werden auch in Zukunft beachtliche Erfolge nur durch wissenschaftliche Grundlagenforschung möglich sein. Die Fortschritte von heute sind nur den Forschungsergebnissen früherer Jahre zu verdanken, und wir sollten nicht vergessen, daß in gleicher Weise die heutige Forschung der Nutzen von morgen sein kann. Dieses Buch liefert manche der Informationen, die unverzichtbar sind, damit die Öffentlichkeit die Fortschritte in unserem Wissen ermessen kann, die – dank der Unterstützung durch das NICHD und andere Geldgeber – zu einer verbesserten medizinischen Versorgung vor der Geburt geführt haben. Ich hoffe, daß ich Ihnen auch vermitteln konnte, welches Staunen und welche Ehrfurcht mich Tag für Tag erfassen, während ich versuche, den komplexen Mechanismen des Lebens vor der Geburt und des richtigen Zeitpunkts der Geburt auf die Spur zu kommen.

Je mehr wir über das vorgeburtliche Leben wissen, desto rascher werden wir auch erkennen, wie sich die Lebensumstände von Risikoföten verbessern lassen; und desto rascher werden wir bei drohenden Frühgeburten in der Lage sein, dem Fötus einen *besseren* Geburtszeitpunkt zu ermöglichen.

Dr. med. Peter W. Nathanielsz  
Ithaca, New York  
Juli 1992

# Danksagung

Dieses Buch ist das Ergebnis einer dreißigjährigen Forschungstätigkeit über die Geheimnisse der Entwicklung des Fötus. Ohne die geistige Anregung zahlreicher Kollegen und Freunde wäre es niemals zustande gekommen – aber die Liste ist zu lang, als daß ich an dieser Stelle alle nennen könnte. Ich hatte viele wunderbare Lehrer und stehe tief in ihrer Schuld. Insbesondere möchte ich Norman Rees danken, der mich während meiner Schulzeit lehrte, die Geheimnisse des Lebens als ein Wunder zu betrachten; W. C. W. (Bill) Nixon, der mir die Bedeutung der Geburtshilfe in gesellschaftlicher Hinsicht vor Augen führte; Richard Beard, der mein Mentor in der Forschung auf dem Gebiet der Geburtshilfe war; und Sir Graham (Mont) Liggins, der mir zeigte, wie man als Forscher Fragen stellt und anschließend die Techniken entwickelt, um sie zu beantworten.

Großen Dank schulde ich meinen Kollegen und meinen Studenten, die mir den Wert kritischen Denkens und zurückhaltender Entscheidungen vermittelt haben. Für die Begeisterung über neues Wissen und das Vergnügen der täglichen Forschung habe ich vor allem Thomas McDonald, Barbera Honnebier, Jorge Figueroa, Dean und Tami Myers, Kenneth Lowe, John Buster, Patricia Jack, Richard Hardy, C. A. M. (Kees) Jansen, Peter Gluckman, Richard Harding, Robin Poore, Richard Weitzman, Maria Seron-Ferré, Murray Mitchell, Angela Massman, Molly Towell, Zbigniew Binienda, Thomas Reimers, Richard Wentworth, Gloria Hoffman, Barry Block, Don Schlafer, James Owiny, Mark Morgan, Susan Jenkins, Robin Gleed, Joshua Copel, Drew Sadowsky, Xiu Ying Ding, Luce Guanzini und vielen anderen zu danken. Ebenso möchte ich mich bei meinen Sekretärinnen Karen Moore und Susan Shell für ihre unermüdliche Hilfe während der letzten zehn Jahre an der Cornell University herzlich bedanken.

In William Shakespeares großartigem Drama *Hamlet* sagt der alternde Polonius zu seinem Sohn Laertes: »Den Freund, der dein, und dessen Wohl erprobt, Mit ehrnen Haken klammr ihn an dein Herz.«\* Keine Worte könnten besser auf meinen lebenslangen Freund Robert Lloyd zutreffen, der mein Manuskript mehr als einmal gelesen hat. Ohne seine Ermutigungen in den unvermeidlichen Phasen des Zweifels hätte ich nicht fortfahren können. Ich schätze mich glücklich, daß ein Mensch, der in seiner künstlerischen Laufbahn völlig aufgeht, dennoch Zeit findet, die Kritzeleien eines Wissenschaftlers zu lesen.

Schließlich danke ich für ihre tägliche Unterstützung meiner Frau Diana, die mich während all der Jahre der Forschung und geistigen Beschäftigung mit diesem Buch begleitet hat. In unseren Kindern Julie und David erkenne ich die Energie, die ihr eigenes Leben vor der Geburt bestimmt hat; ihnen und ihrer Generation obliegt die Aufgabe, die begonnene Arbeit fortzusetzen.

Peter W. Nathanielsz

---

\* *Hamlet. Prinz von Dänemark.* Deutsch von August Wilhelm Schlegel. In: *Shakespeares Werke*, Bd. 1, Standard-Verlag, Hamburg, o.J.

# Kapitel 1

# Die Herausforderungen des vorgeburtlichen Lebens

> *Wir haben sicher nicht unser errechnetes Alter, und jeder Mensch ist um einige Monate älter, als er zu sein glaubt; denn schon in dieser anderen Welt, dem eigentlichen Mikrokosmos, im Schoß unserer Mutter, leben wir, bewegen uns, haben ein Sein und sind den Wirkungen der Elemente und der Heimtücke von Krankheiten unterworfen.*
>
> Sir Thomas Browne: *Religio Medici*, 1642

Bis vor kurzem war das Leben vor der Geburt ein vollkommenes Rätsel. Unsere Entwicklung im Mutterleib war ein Geheimnis, Gegenstand von Spekulationen und Mutmaßungen und behaftet mit allerlei abergläubischen Vorstellungen. Erst die Forschung der letzten dreißig Jahre vermochte mit Hilfe der äußerst effizienten Methoden der modernen Biomedizin, die erstaunlichen Fähigkeiten des Fötus etwa in den letzten drei Monaten vor der Geburt zumindest teilweise ans Licht zu bringen. Wir wissen heute, daß der Fötus sich nach einem exakt abgestimmten Programm entwickelt: Das vorgeburtliche Leben schreitet präzise und planvoll nach einem genauen Schema von einer Phase zur nächsten. In den letzten drei Monaten seines Lebens im Mutterleib entwickelt der Fötus die Fähigkeit, sehr zielbewußt auf alle Arten von Herausforderungen zu reagieren, gegen die er sogar in seinem geschützten Lebensraum, dem Uterus, nicht gefeit ist. Außerdem wissen wir heute, daß der Fötus, sofern seine Entwicklung normal verläuft, diese »andere Welt, den eigentlichen Mikrokosmos, den Schoß der Mutter« sehr weitgehend im Griff hat.

Die technischen Fortschritte sind so rasant, daß wir uns beinahe nicht mehr darüber wundern. Gynäkologen, aber auch schwangere Frauen und angehende Väter nehmen die Möglichkeit, das ungeborene Kind über Ultraschall zu beobachten, heutzutage als selbstverständlich hin. Der Ultraschall ist kaum älter als zwei Jahrzehnte, aber schon besteht die Gefahr, daß uns das Erstaunen über dieses Wunder, den Fötus bei seinen Bewegungen, beim Atmen beobachten zu können, abhanden kommt. Man hat elektronische Aufzeichnungsgeräte erfunden, um die Veränderungen der Herztöne des Fötus, mit denen er auf den Klang der elterlichen Stimmen reagiert, darstellen und ausdrucken zu können. Der Gynäkologe beobachtet, wie sich anstrengende körperliche Betätigung der Mutter auf das Ungeborene auswirkt. Wir können sogar der Nabelschnur des Babys eine Blutprobe entnehmen, um sein genetisches Material genau zu untersuchen. Wir können, um seine Fortschritte festzustellen, den Sauerstoffgehalt in seinem Blut messen und fügen ihm damit eine nur sehr geringe Störung in seiner privaten Welt zu. Mit solchen wirkungsvollen neuen Techniken lassen sich heute zahlreiche zuvor ungeklärte Fragen über diese wesentliche Phase in unserem eigenen und im Leben unserer Kinder mit großer Gewißheit beantworten.

Der erstaunlichste Aspekt dieser faszinierenden Phase des menschlichen Lebens besteht darin, daß Mutter und Fötus, obwohl sie in engster physischer Beziehung zueinander stehen, zu jeder Zeit zwei getrennte Wesen sind: genetisch unterschiedliche Organismen. Etwa bis zur zweiundzwanzigsten Woche ist der Fötus ohne die Unterstützung seiner Mutter vollkommen lebensunfähig. Sie erhält ihn am Leben, obwohl er strukturell von ihr getrennt ist. Zur leichteren Unterscheidung sprechen Wissenschaftler und Gynäkologen vom Fötus als *er* und von der Mutter als *sie*; das ist praktisch und erinnert sie zudem stets daran, daß es sich um zwei unterschiedliche Wesen handelt. Gynäkologen nennen das Baby vor der Geburt normalerweise Fötus und sprechen erst nach der Geburt von einem Baby.

Wir können heute von den eindeutigen und gesicherten wissenschaftlichen Tatsachen ausgehen, die uns zur Verfügung stehen, und diese, kombiniert mit fundierten Überlegungen anhand der bekannten Tatsachen über die Funktionsweise unseres Körpers außerhalb des Mutterleibes, zu einem höchst spannenden Bild über die Entwicklung der Fähigkeiten des Fötus zusammensetzen. Es ist wichtig, die physiologischen Aufgaben, die der Fötus im Uterus zu bewältigen hat, und die Anforderungen an das Neugeborene innerhalb der Minuten, Stunden und Tage nach der Geburt im Zusammenhang zu sehen. Im Mutterleib muß der Fötus Systeme für ein Leben heranbilden, das er nie kennengelernt hat – die Außenwelt unterscheidet sich gewaltig vom behaglichen Nest der Gebärmutter. Die Informationen, die der Fötus braucht, um auf diese Herausforderung angemessen reagieren zu können, sind in seinem genetischen Material exakt festgelegt. Seine Vorfahren – also wir alle – haben die Schwierigkeiten der Geburt erfolgreich gemeistert, und glücklicherweise sind die Baupläne für diesen Prozeß in unseren Genen gespeichert: Deshalb können wir die Anweisungen an unsere Nachkommen weitergeben.

Anhand des genetisch bestimmten Plans muß der heranwachsende Fötus auf eine Vielzahl von Veränderungen reagieren, denen er aufgrund der Aktivitäten seiner Mutter ausgesetzt ist. Die Nahrung, die sie zu sich nimmt, körperliche Betätigung, unter Umständen auch Alkohol- und Nikotinkonsum sowie zahlreiche weitere, durch ihre Lebensweise bedingte Schwankungen ihres physischen Zustands stellen den Fötus vor Schwierigkeiten, auf die er keinen Einfluß hat, aber vor denen er sich schützen und auf die er angemessen reagieren muß.

Vorausgesetzt, die Lebensweise der Mutter ist nicht allzu selbstzerstörerisch, kann der Fötus ihren Körper als Nahrungsquelle und sicheren Lebensraum benutzen, während er sich der wichtigen Aufgabe zuwendet, Organe auszubilden: ein Herz, Lungenflügel, Nieren, ein Verdauungssystem, Gliedmaßen, ja sogar Fingernägel – und vor allem ein Gehirn. All das muß fertig sein bis zur Geburt, dem Zeitpunkt der größten Veränderung, die er je zu bewältigen hat. Der plötzliche Übergang vom Leben als Fötus, während dessen er von seiner Mutter vollkommen abhängig war, zu einem Leben als unabhängiges Neugeborenes vollzieht sich innerhalb weniger Minuten, und er erfolgt mit Gewalt, dramatisch, schnell und intensiv – ein überaus respekteinflößendes Ereignis. Bei richtiger Vorbereitung ist die Geburt ein sicherer und natürlicher Vorgang, und doch ist jede Geburt immer wieder ein großes Wunder.

Die schwierigste Aufgabe, die der Fötus im Augenblick der Geburt zu bewältigen hat, ist die Loslösung von der Plazenta, die neun Monate hindurch seine Lebensader war. Fortan ist er für seine Sauerstoffversorgung selbst verantwortlich. Von einem Moment zum nächsten muß er imstande sein, Luft ein- und wieder auszuatmen. Wie aber, fragen Sie sich vielleicht, weiß er, wie man atmet?

Während der gesamten Schwangerschaft waren seine Lungen verschlossen, die Sauerstoffversorgung erfolgte durch die Plazenta direkt in den Blutkreislauf, und in den Lungen befand sich lediglich ein wenig Flüssigkeit. Innerhalb weniger Minuten nach der Geburt muß das Baby seine Lungen entfalten, muß die Flüssigkeit ausstoßen, Luft ein- und Kohlendioxid ausatmen. Jeder wartet gespannt auf den ersten Schrei des Neugeborenen, der verkündet, daß das Baby es geschafft hat, aber kaum einer macht sich dabei klar, welch schwierigen Prozeß es soeben hinter sich gebracht hat.

Im Augenblick der Befruchtung, den wir als Empfängnis bezeichnen, ist der Fötus nur eine einzelne Zelle mit den genetischen Informationen seiner Mutter und seines Vaters. Diese Zelle produziert zwei Tochterzellen, die sich nun ihrerseits teilen – und so weiter, bis sich ein Zellhaufen gebildet hat. Aber nicht alle Tochterzellen sind gleich, sondern sie bilden Gruppen, aus denen dann die verschiedenen Organe des embryonalen Körpers entstehen, wobei jede Tochterzelle gewisse Merkmale bewahrt und andere verliert. Wunderbarerweise kennt jede Zelle genau ihre Aufgabe. So bilden bestimmte Zellgruppen den Herzmuskel des Fötus, andere wiederum werden zu Nervenzellen. Erst vor kurzem begannen die Wissenschaftler damit, den komplexen Gen- und Molekülkode zu entschlüsseln, der die konkrete Bildung jedes Organs gewährleistet.

Aus manchen der Zellen, die sich fortwährend teilen und mit der Zeit zu den verschiedenen Körperorganen des Fötus heranwachsen, entstehen die Plazenta und die Membranen, die den Fruchtsack rund um den Fötus zu dessen Schutz und Isolierung bilden. Die Plazenta enthält darüber hinaus auch Zellen der Mutter – sie ist also ein Gemeinschaftsprodukt von Mutter und Kind.

Bei seinem Entwicklungs- und Heranreifungsprozeß ist der Fötus nicht allein. Schon von der frühen Schwangerschaft an bemerkt die Mutter, daß an ihren Körper neue Anforderungen gestellt werden; sie spürt, daß er anders funktioniert. Das Herz muß große Mengen Blut durch die Plazenta pumpen. Sie paßt ihre Nahrungsaufnahme den neuen Gegebenheiten an, denn sie muß nicht nur das »Baumaterial« für den Fötus und die Plazenta liefern, sondern auch den »Treibstoff«, den diese verbrennen, um am Leben zu bleiben. Sie braucht zusätzliche Energie, um das höhere Gewicht während der Schwangerschaft tragen zu können. Der Blutdruck sinkt normalerweise während einer Schwangerschaft; ein Anstieg des Blutdruckes bei der werdenden Mutter stellt daher eine Normabweichung dar und muß sorgfältig überwacht werden. Es ist sicherlich im Interesse des Fötus, daß die Mutter gesund bleibt und über die Vorgänge in ihrem Körper Bescheid weiß. Mutter und Baby müssen so gut wie möglich aufeinander abgestimmt sein.

Eine große Hilfe für die Gynäkologen war in den sechziger Jahren die Erfindung des Ultraschalls, der ihnen erlaubte, sich sehr viel leichter über die Vorgänge während der Schwangerschaft zu informieren: Ultraschall funktioniert ähnlich wie eine Videokamera, mit der man den Uterus von innen beobachten kann. Interessanterweise wurde die Ultraschalltechnik während des Zweiten Weltkrieges zur Aufspürung von U-Booten entwickelt. Ultraschallwellen breiten sich im Wasser leicht aus und werden von jedem Hindernis, jedem Gegenstand im Wasser, zurückgeworfen; spezielle Monitore machen die reflektierte Schallwelle sichtbar. Dieselbe Technik wird heute zur Beobachtung des Fötus angewandt, der ja ebenfalls von Flüssigkeit umgeben ist.

Aufgrund von Ultraschallbildern wissen wir, daß der heranwachsende Fötus in den letzten Wochen der Schwangerschaft alle Muskeln, die er nach der Geburt brauchen wird, regelmäßig und systematisch trainiert. Von besonderer Bedeutung sind die Atembewegungen, mit denen der Fötus die Muskulatur des Brustkorbs und des Zwerchfells trainiert: Anscheinend führt er in den allerletzten Wochen seines vorgeburtlichen Lebens in periodischen Abständen Atemübungen durch. Natürlich atmet er noch keine Luft, denn er schwimmt ja in Flüssigkeit: Er trainiert nur.

Bei Sauerstoffmangel – der zum Beispiel eintritt, wenn die Mutter zuviel raucht – hört der Fötus im Uterus interessanterweise zu atmen auf. Die Einstellung der Atmung wird als paradoxe Reaktion auf den Sauerstoffmangel bezeichnet – paradox deshalb, weil dieses Verhalten genau das Gegenteil dessen ist, was das Baby außerhalb des Uterus tun würde; nach der Geburt wird es bei Sauerstoffmangel sogar besonders tief atmen – das tun wir alle, beispielsweise wenn wir joggen oder uns in großer Höhe befinden. Die paradoxe Reaktion wirft eine Reihe interessanter Fragen auf.

So läßt die paradoxe Reaktion auf Sauerstoffmangel zum Beispiel darauf schließen, daß das Baby im Augenblick der Geburt die Schaltkreise in seinem Gehirn neu ordnen und innerhalb kürzester Zeit Verhaltensweisen, die es während der längsten Zeit seines Lebens als Fötus angewandt hat, über Bord werfen muß: Jetzt, als Neugeborenes, muß es kräftiger atmen, wenn es mehr Sauerstoff benötigt. Könnte es sein, daß das Baby sich manchmal irrt? – Es wäre ja nur menschlich. Einer Hypothese zufolge könnte ein solcher Irrtum, eine falsche Reaktion auf die Herabsetzung des Sauerstoffgehaltes im Körper – einen Zustand, der als Hypoxie bezeichnet wird –, für den nach wie vor rätselhaften und erschreckenden plötzlichen Kindstod verantwortlich sein. Ein Baby, dessen Nase verstopft ist, das sein Gesicht im Kissen vergraben hat oder in einem stickigen Raum liegt, könnte irrtümlicherweise in seine alte fötale Gewohnheit zurückfallen und bei Sauerstoffmangel zu atmen aufhören. Diese Theorie konnte durch wissenschaftliche Untersuchungen bisher nicht belegt werden, aber sie zeigt immerhin, wie die sorgfältige Erforschung aller Veränderungen, die während der Geburt eintreten, wichtige Anstöße für die Forschung auf anderen Gebieten liefern kann. Man weiß nie im voraus, wohin die Forschung führt.

Die altägyptischen Pharaonen verehrten ihre Plazenta sehr; bei Zeremonien wurde sie vor ihnen hergetragen. Ohne Zweifel ist die Plazenta ein einzigartiges Organ. Während der neunmonatigen Schwangerschaft fungiert sie als Lunge, Verdauungssystem und Niere des Fötus, und sie ist das lebenswichtige Verbindungsglied zu den Energiequellen der Mutter. Aber im Augenblick der Geburt trifft der Fötus mit einemmal die Entscheidung, auf die Plazenta zu verzichten – sie ist das einzige »Wegwerforgan« des Körpers. Und sie öffnet ein weites Feld für wissenschaftliche Untersuchungen: Zum Beispiel will man herausfinden, auf welche Weise sie Hormone produziert und ausschüttet, auch die Art und Weise, wie der Fötus Signale an die Plazenta weitergibt, ist nach wie vor ungeklärt, denn sie verfügt über keine Nervenfasern. Neuere Untersuchungen zeigen aber sehr deutlich, daß

Fötus und Plazenta Informationen austauschen, mehr noch: daß sie in ständiger Kommunikation miteinander stehen, um die bestmögliche Zusammenarbeit im Hinblick auf ein gemeinsames Ziel zu gewährleisten. Außerdem weiß man noch nicht, inwieweit die Mutter und der Fötus sich die Verantwortung für die Plazenta teilen. Während der Schwangerschaft muß der Fötus monatelang Blut in die Plazenta pumpen, aber bei der Geburt stellt er mit einemmal fest, daß dies gar nicht mehr nötig ist.

Überraschenderweise sind die Strukturen Erwachsener zumeist einfacher als die Strukturen der Föten. Das Ziel eines Fötus ist es, erwachsen zu werden; hat er sein Ziel erreicht, wird das physische Leben in vielerlei Hinsicht einfacher. Bis dahin verfügt er über sein eigenes genetisches Programm, das ihm hilft, den Weg zu finden, aber er muß flexibel genug sein, um auch für unerwartete Herausforderungen gerüstet zu sein, die möglicherweise von außen an ihn herangetragen werden.

Ein wichtiger Aspekt, worin der Fötus sich vom Erwachsenen unterscheidet, ist die Komplexität der Bahnen, durch die er sein Blut pumpt. Beim Fötus folgt der Kreislauf einem anderen Muster als beim Erwachsenen: Der Fötus pumpt nur eine geringe Menge Blut in die Lunge; während beim Erwachsenen der Sauerstoffaustausch allein in der Lunge stattfindet, muß beim Fötus zur Sauerstoffaufnahme das Blut erst in die Plazenta transportiert werden.

Auch unterscheidet sich beim Fötus die Qualität des Blutes, das in den Kopf gepumpt wird und für die Entwicklung des Gehirns benötigt wird, sehr von der Qualität des restlichen Blutes, das durch den Rumpf und die Gliedmaßen fließt: Das Blut zur Versorgung des Gehirns ist stärker mit Sauerstoff angereichert als in den anderen Körperregionen. Beim Erwachsenen hingegen ist die Zusammensetzung des Blutes in den großen Arterien zur Versorgung sämtlicher Körperregionen überall gleich, mit Ausnahme der Lungenarterien. Deshalb muß zum Zeitpunkt der Geburt eine vollständige Umstellung des Blutkreislaufs erfolgen, und zwar binnen weniger Minuten. Für Unschlüssigkeit ist keine Zeit. Diese Veränderungen sind sowohl in ihrer Tragweite als auch in ihrer Geschwindigkeit höchst bemerkenswert, und wir beginnen erst heute allmählich zu begreifen, wie sie tatsächlich vonstatten gehen.

Es ist kaum überraschend, daß der Fötus das qualitativ beste

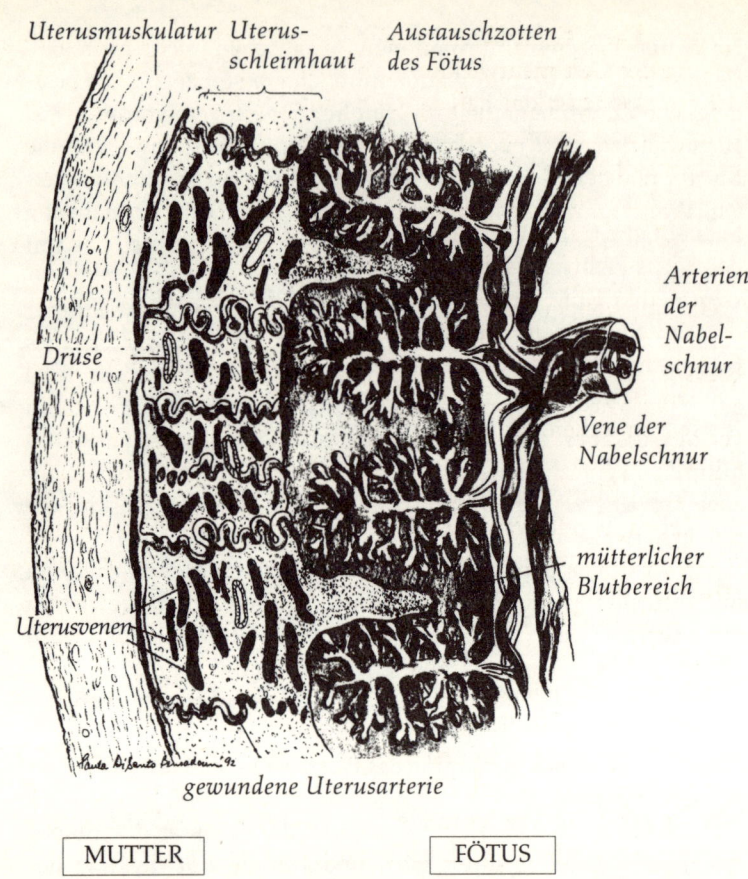

ABBILDUNG 1.1
*Die Plazenta. Ein komplexes Organ, bestehend aus Zellen des Fötus und der Mutter.*

Blut ins Gehirn pumpt. Instinktiv weiß er, daß ohne ein gut entwickeltes Gehirn nichts anderes richtig funktioniert. Zu den wertvollsten und potentiell lebensentscheidenden Forschungen, die gegenwärtig durchgeführt werden, gehört der mühevolle Versuch, unter Einsatz hocheffizienter moderner Techniken die Erkenntnisse über die Entwicklung des Gehirns Stück für Stück zu einem vollständigen Bild zusammenzusetzen. Die neunziger Jahre wurden zum Jahrzehnt des Gehirns erklärt. Einer der spannendsten Grenzbereiche der Wissenschaft ist die Erforschung der Gehirnentwicklung im Mutterleib.

Bereits jetzt ist klar, daß das Gehirn des Fötus ständig in Bewegung ist und ununterbrochen arbeitet. So wurde beispielsweise im Ultraschall ein Phänomen beobachtet, das wie die sogenannte REM-Phase (*rapid eye movements*, schnelle Augenbewegungen) aussieht, die traumaktive Zeit während des Schlafes. Wovon mag der Fötus wohl träumen – falls er tatsächlich träumt? Das Auftreten einer REM-Phase scheint darauf hinzudeuten, daß er sich der Außenwelt sehr viel stärker bewußt ist, als man annimmt. Geräusche, Veränderungen in der Nahrungszufuhr, Erschütterungen, Bewegungen und Helligkeitswechsel sind mögliche Einflüsse von außen, die dem Fötus durchaus Stoff zum Träumen liefern könnten. Ist es demnach denkbar, daß Mozart seine Musik bereits im Mutterleib gelernt hat und schon bei seinem Eintritt ins Leben bereit war für die eine oder andere Symphonie? Sicherlich läßt vieles darauf schließen, daß alles, was in der mütterlichen Welt vor sich geht, die Verhaltensmuster des Fötus stark beeinflußt. Wenn dies der Fall ist, wird möglicherweise ein Großteil unseres Charakters und unserer Fähigkeiten bereits im Mutterleib ausgebildet, zur selben Zeit wie die mechanischen Bestandteile des Körpers.

Dem Fötus geht es in erster Linie darum, ausreichende Mengen an sauerstoffreichem Blut in sein Gehirn zu pumpen: Das ist entscheidend für die normale Gehirnentwicklung; die Folgen unzureichender Sauerstoffzufuhr zum Gehirn könnten eine dauernde Behinderung oder Gehirnschädigung sein. Der Fötus hat jedoch ausgezeichnete Mechanismen entwickelt, um die Sauerstoffversorgung des Gehirns aufrechtzuerhalten, indem er die Blutzufuhr zum Gehirn erhöht, sobald der Sauerstoffgehalt sinkt – notfalls auf Kosten anderer Körperteile. Dieser kompensatorische Mechanismus erklärt, weshalb ein Baby, das in der Gebärmutter unter Sauerstoffmangel zu leiden hatte, häufig Wachstumsstörungen aufweist: Um das anfällige, noch in Entwicklung befindliche Gehirn zu schützen, wurde das Wachstum des Körpers hintangestellt. Wie der Fötus versucht, um jeden Preis sein Gehirn zu schützen, welche Folgen auftreten, falls kompensatorische Mechanismen versagen, und inwieweit ein Zusammenhang mit schwerwiegenden Erkrankungen wie Zerebralparese, Autismus und Epilepsie bestehen, das sind wichtige

Fragen, die mit den Mitteln der modernen Technologie vielleicht zu beantworten sind, und was wir dabei herausfinden, wird uns eines Tages helfen, den Fötus vor den Langzeitfolgen zeitweiligen Sauerstoffmangels zu bewahren. Auch werden wir mit diesem Wissen in der Lage sein, die Häufigkeit von Hirnschäden zu verringern, und Wege finden, die gewährleisten, daß unsere Kinder gesund zur Welt kommen.

Aufgrund gesicherter Hinweise ist bekannt, daß der Vierundzwanzigstundentag einer der äußeren Einflüsse ist, auf die der Fötus im Uterus reagiert. In wissenschaftlichen Kreisen besteht derzeit ein reges Interesse an der Chronobiologie, der Wissenschaft des Biorhythmus. Man weiß zum Beispiel, daß Schichtarbeit die Produktivität des Menschen beeinträchtigt. Nicht nur Geschäftsreisende leiden unter den Auswirkungen eines täglich wechselnden Arbeitsrhythmus, auch der Fötus in der Gebärmutter spürt die Folgen eines »Jetlag«; auch er wird von Zeit und Licht beeinflußt, beispielsweise zu Beginn oder am Ende der Sommerzeit. Offensichtlich sind manche Erwachsene sogenannte Morgenmenschen, andere hingegen sind Nachteulen: Es kann durchaus sein, daß solche unterschiedlichen Verhaltensweisen bereits im Mutterleib erlernt werden. Zweifellos gibt es einen Vierundzwanzigstundenrhythmus der Herzfrequenz bei der Mutter wie auch beim Fötus: Bei beiden ist die Herzschlagfrequenz um vier Uhr morgens am niedrigsten und nimmt bis zehn Uhr vormittags um etwa fünfundzwanzig Prozent zu. Ein langer und signifikanter Anstieg der Zeit, die der Fötus mit Atemübungen zubringt, ist zwischen ein und sieben Uhr morgens zu beobachten. Wir wissen noch nicht mit Sicherheit, ob sich der Fötus durch seine Mutter zu diesen Herzschlag- und Atemrhythmen anregen läßt, oder ob er sie unabhängig steuert. Wir wissen jedoch, daß der Rhythmus der Konzentrationen verschiedener Hormone im Blut des Fötus von den Hormonkonzentrationen im mütterlichen Blut beeinflußt wird. Es sieht so aus, als seien bestimmte Biorhythmen des Fötus selbst auferlegt, andere hingegen scheinen von der Mutter zu stammen.

Von Bedeutung ist diese Forschungsrichtung deshalb, weil wir die Bedürfnisse des Neugeborenen im Hinblick auf sein Eß- und Schlafverhalten besser befriedigen können, wenn wir pränatale Rhythmen und ihre Funktion besser verstehen. Den Erkenntnissen auf diesem Gebiet verdanken wir dramatische Veränderungen in der Intensivmedizin zur Betreuung Frühgeborener. Es ist heute eine allgemein anerkannte Tatsache, daß übertriebene Aktivitäten in Frühgeburtsstationen soweit wie möglich vermieden werden sollten.

Manche Babys werden zu klein oder mit Wachstumsstörungen geboren, aber das ist an sich noch kein Grund zur Beunruhigung. Die Größe ist nicht allein ausschlaggebend, das Neugeborene kann sehr rasch aufholen, sofern sein Gehirn im Mutterleib ausreichend ernährt wurde. Besorgniserregend ist nicht so sehr das verzögerte Wachstum vor der Geburt als vielmehr die unzureichende pränatale Entwicklung des Gehirns. Glücklicherweise ist das Gehirn in der Regel erstaunlich gut geschützt, weil ihm der Fötus so hohe Priorität einräumt: Der Fötus kann seine Gehirnentwicklung weitgehend selbst kontrollieren und steuern, sogar dann noch, wenn die Zufuhr wesentlicher Substanzen von der Mutter gestört oder vermindert ist. Die Lebensqualität, vor allem die Qualität der Gehirnfunktion, ist für das Neugeborene viel wichtiger als die bloße Körpergröße.

Angesichts unseres Wissens um die Bedeutung der Gehirnentwicklung beim Fötus sollten vielleicht alle schwangeren Frauen T-Shirts erhalten mit dem Aufdruck »Baby an Bord – bitte kein Mißbrauch«. Eine Schwangerschaft ist nicht die richtige Zeit, um zu rauchen und zu trinken, allenfalls in sehr maßvollen Mengen. Jede Mutter muß wissen, daß ihre Lebensweise die Entwicklung ihres ungeborenen Kindes entscheidend beeinflußt. Alle bisher durchgeführten experimentellen oder klinischen Studien zeigen, wie wichtig der völlige oder zumindest möglichst weitgehende Verzicht auf alle Arten von Drogen während der Schwangerschaft ist. Wir wissen heute schon sehr gut Bescheid, inwieweit Alkohol, Nikotin, Medikamente und Suchtgifte im allgemeinen die Entwicklung des Fötus beeinträchtigen. Die gegenwärtigen Modedrogen wie Kokain und Crack haben fatale Folgen. So liegen zahlreiche Forschungsarbeiten vor, die sich mit den nachteiligen Auswirkungen von Kokain und anderen Drogen auf Herz und Gehirn des Fötus befassen: *Alle* Folgen sind schlecht. Wie sich gezeigt hat, wirkt Kokain nicht so sehr auf direktem Weg, nämlich durch Einlagerung in der Plazenta und Vergiftung des Fötus, sondern vielmehr indirekt: Kokain im Blut der Mutter kann die Blutzufuhr zum Uterus beinahe vollständig unterbinden, und dies kann für den Fötus katastrophale Folgen haben. Kokain braucht also nicht erst in die Plazenta zu gelangen, um dem Fötus zu schaden. Das Ungeborene ist ein erstaunlich geschicktes kleines Wesen, aber ohne Sauerstoff kann es nicht auskommen. Von Voltaire stammt die sehr gute, einprägsame Formel: »Bei Nichtwissen empfiehlt sich Abstinenz.« Ihr Baby ist von Ihnen abhängig!

Die traditionelle Ansicht vom Geheimnis der Geburt wurde erstmals vor über zweitausendfünfhundert Jahren von Hippokrates präzise beschrieben: »Wenn das Kind heranwächst und die Mutter es nicht mehr ausreichend ernähren kann, wird es unruhig, bricht durch die zarten Häute und bahnt sich, frei von allen Fesseln, seinen Weg in die Außenwelt. Auf dieselbe Weise erfolgt die Geburt beim Stallvieh und bei Wildtieren, zu der für jede Art festgelegten Zeit, die nicht überschritten wird, denn zwangsläufig ist irgendwann nicht mehr genügend Nahrung vorhanden. Jene, die am wenigsten Nahrung für den Fötus haben, gebären am raschesten und umgekehrt. Und das ist alles, was ich zu diesem Thema zu sagen habe.«

Bis in jüngere Zeit war dies tatsächlich alles, was irgend jemand zu diesem Thema zu sagen vermochte. Sämtliche Kommentare waren im wesentlichen nichts anderes als eine Anhäufung von Mutmaßungen und Spekulationen. Neuere Erkenntnisse haben jedoch unser Bild der Geburt von Grund auf verändert.

Die aufregendste Entdeckung besteht darin, daß die Geburt keineswegs das Ergebnis einer Unzulänglichkeit der Mutter ist oder ihres Wunsches, das Ungeborene loszuwerden, sondern vielmehr ein bewußter Akt des Fötus selbst. Er ist es, der entscheidet, und deshalb kann er das richtige Programm für die Entwicklung seiner lebenswichtigen Organe wie des Gehirns und der Lungenflügel mit dem Zeitpunkt der Geburt abstimmen. Für das Neugeborene, das sich ja anpassen und auf die Herausforderungen des Lebens in der Außenwelt reagieren muß, ist die Fähigkeit des Fötus, seine Reifung mit der Dauer der Schwangerschaft in Einklang zu bringen, außerordentlich wertvoll. Heute wissen wir, in welchem Teil des Gehirns sich der Mechanismus befindet, der die Geburt einleitet. Wie wir in Kapitel 12 sehen werden, löst der Fötus viele Tage vor den eigentlichen Wehen den Geburtsmechanismus aus. Die von ihm in Gang gesetzten Prozesse laufen nach und nach ab und kulminieren schließlich in den Geburtswehen: Die Geburt ist keine plötzliche Entscheidung, wie dies auf den ersten Blick scheinen könnte. Natürlich dürfen wir die Rolle der Mutter nicht außer acht lassen, dennoch ist bei der Entscheidung über die Dauer der Schwangerschaft der Fötus sozusagen der Pilot und die Mutter lediglich der Copilot.

Wenn der Fötus zu ungeduldig ist und das Startsignal zu rasch gibt, kann es zu einer Frühgeburt kommen. Die Rolle des Fötus bei der Bestimmung der Schwangerschaftsdauer ist eine extrem wichtige Entdeckung: Den Wissenschaftlern und Gynäkologen ebnet sie den Weg zu einem besseren Verständnis der Problematik von Frühgeburten. Je mehr wir über Frühgeburten wissen, desto eher sind wir in der Lage, sie notfalls zu verhindern.

Für den Geburtshelfer sind Frühgeburten das größte Problem. Auch viele Frauen haben Angst davor. Zwar werden in den Vereinigten Staaten nur zehn Prozent aller Babys zu früh geboren, die Häufigkeit jedoch variiert stark je nach sozialer Gruppe, und diese gesellschaftsspezifischen Unterschiede legen nahe, daß sich nicht nur Mediziner, sondern auch Soziologen des Phänomens annehmen sollten. Dank der intensiven Forschungstätigkeit, die in den Vereinigten Staaten insbesondere durch das National Institute of Child Health and Human Development gefördert wird, begreifen wir allmählich, weshalb Frühgeburten überhaupt auftreten, und lernen dieses durchaus schwerwiegende Problem in den Griff zu bekommen. Obwohl nur eines von zehn Babys zu früh geboren wird, sind drei Viertel der perinatalen Todesfälle und die Hälfte aller bleibenden neurologischen Schädigungen auf eine Frühgeburt zurückzuführen. Angesichts des enormen Wissenszuwachses in den letzten zwanzig Jahren lassen sich heute jedoch zahlreiche Ängste zerstreuen: Sowohl in der Diagnose und Therapie vorzeitiger Wehen als auch in der medizinischen Versorgung zu früh geborener Babys sind wir schon ein gutes Stück vorangekommen.

Natürlich kann die Intensivmedizin an Neugeborenen die Gebärmutter niemals ganz ersetzen, aber die Erfolge, die Neonatologen bei der Behandlung selbst der allerkleinsten Frühgeborenen erzielen, sind in der Tat großartig. Isaac Newton, wahrscheinlich der größte Mathematiker aller Zeiten, war eine Frühgeburt: Man sagt, er hätte in einem Halbliterkrug Platz finden können. Das sagt einiges über die erstaunliche Fähigkeit des Fötus, sein Gehirn gegen schädliche Einflüsse aller Art zu schützen. Die Neonatologie, die moderne Wissenschaft vom Übergang zwischen fötalem Leben und der Phase unmittelbar nach der Geburt, wäre undenkbar ohne die neuen Erkenntnisse über den Reifungsprozeß des Fötus.

Dringend benötigt die Gesellschaft weitere Informationen über die normale und anomale Entwicklung des Fötus. Die wirtschaftlichen und sozialen Kosten für die Behandlung Frühgeborener sowie der Folgen einer vorzeitigen Geburt sind enorm. Bei der Jahreskonferenz der amerikanischen Südstaaten-Gouverneure wurden die Kosten für die Behandlung von fünf Frühgeburten ebenso hoch eingeschätzt wie die Kosten einer angemessenen pränatalen Versorgung von hundertneunundvierzig Frauen. Ärzte aller Fachrichtungen denken heute öfter an Vorbeugung als Alternative zur Therapie. Was die Problematik der Frühgeburten anlangt, könnte sich die Suche nach vorbeugenden Maßnahmen nicht nur in Form finanzieller Einsparungen bezahlt machen, sondern vor allem eine große Erleichterung für die Betroffenen bedeuten.

Wenn ein Neugeborenes in die Arme seiner Eltern gelegt wird, hat ein neues und unabhängiges Leben begonnen. Unbemerkt kämpft der Körper des Babys gegen eine ganze Armee neuer Aufgaben, die es zu bewältigen hat. Nun muß es Sauerstoff durch seine Lungen und nicht mehr durch die Plazenta pumpen; es muß lernen, Nahrung durch sein Verdauungssystem zu befördern und durch Ausfilterung der Abfallstoffe durch die Nieren sein Blut zu reinigen; es muß seine Körpertemperatur regeln. Im idealen Fall hat das Neugeborene fürsorgliche Eltern, die ihm helfen, aber letztendlich muß es alles allein machen – es ist *sein* Leben, sein großes Abenteuer. Glücklicherweise hatte es Zeit, sich durch sein Leben als Fötus darauf vorzubereiten.

Die Fortschritte, die wir dem besseren Verständnis des embryonalen Lebens und des Geburtsprozesses verdanken, konnten dem Phänomen selbst von seiner Faszination nichts nehmen. Was alle die komplizierten computergestützten Geräte der modernen biomedizinischen Forschung zeigten, ist die Tatsache, daß die Geburt bei richtigem Verständnis und geeigneter Begleitung noch sicherer verlaufen und als noch befriedigender erlebt werden kann. Dieses Verständnis zu vermitteln ist der

Zweck des vorliegenden Buches – in der Hoffnung, daß wir alle uns schließlich bewußt werden, welche Verantwortung wir für die zukünftigen Generationen tragen.

## Kapitel 2
# Samenzelle trifft Ei – was danach geschieht

*Grund und Versuche der Natur sind in Dunkelheit und tiefe Nacht gehüllt und so voller verwirrender Feinheiten, daß sie den schärfsten Geist ebenso täuschen wie das durchdringendste Auge ... Im ständigen Wechsel von Werden und Vergehen bestehen die Ewigkeit und Dauer der sterblichen Wesen. Und wie Aufgang und Untergang der Sonne, bewirkt durch fortwährende Umdrehungen der Erde, die Zeit vervollkommnen und erfüllen, so perpetuiert der Wandel der Individuen durch ständige Wiederholung derselben Spezies deren Fortbestehen.*

William Harvey: *Anatomical Exercitations concerning the Generation of Living Creatures.* London, 1653, ex. XIV.

Der Eisprung ist die Ausstoßung eines Ovums (einer Eizelle) aus dem Eierstock. Er findet etwa alle achtundzwanzig Tage statt – einmal pro Mondmonat –, aber die Zeit zwischen den Eisprüngen kann von Frau zu Frau leicht variieren. Jede Eizelle befindet sich in einer traubenähnlichen Zellstruktur, Follikel genannt. In jedem Monatszyklus beginnen mehrere Follikel zu reifen und zu wachsen. Einer dieser Follikel (sehr selten zwei oder sogar drei) wird dominierend: Das ist derjenige, der zerbirst und beim Eisprung das Ovum freigibt. Einmal in achtzig Fällen kommt es zur Ovulation von zwei Eiern, was bei Befruchtung zu einer Zwillingsschwangerschaft führt; in einem von sechseinhalbtausend Fällen ovulieren drei Eizellen, so daß sich Drillinge ent-

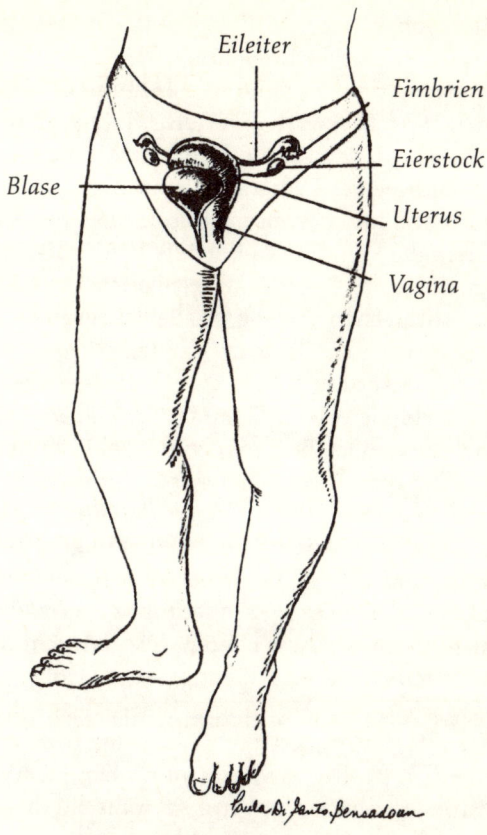

ABBILDUNG 2.1
*Die weiblichen Fortpflanzungsorgane*

wickeln können. Im Alter zwischen fünfzehn und fünfzig hat eine Frau etwa vierhundert Eisprünge.

Im Zuge seiner Entwicklung stößt der dominante Follikel bis zum Rand des Eierstocks vor und bildet eine Auswölbung an der Oberfläche. Beim Eisprung wird diese Auswölbung weicher und bricht schließlich auf, die Flüssigkeit im Follikel tritt aus und damit die Eizelle selbst; sie ist von einer klebrigen Masse von Nährzellen umgeben, die sie während der ersten Stunden auf ihrem Weg zur Gebärmutter schützen und ernähren. Die Reise der Eizelle hat begonnen.

Der Eileiter führt von der Bauchhöhle in den Uterus; beim Eisprung spielt er eine wichtige Rolle. Die fransenähnlichen Ausstülpungen (Fimbrien) rund um die Öffnung des Eileiters bewegen sich vor- und rückwärts über die Oberfläche des Eierstocks und stellen sich so, daß sie die Eizelle fassen können, sobald sie von der Oberfläche des Eierstocks abgestoßen wird. Wahrscheinlich helfen bestimmte chemische Substanzen, die der reife Follikel absondert, die Fransen des Eileiters in ihre Position genau an die richtige Stelle der Oberfläche des Eierstocks zu lenken, an der der Follikel aufbrechen und die Eizelle freigeben wird. Der Follikel spielt auch nach der Freigabe der Eizelle noch eine wichtige Rolle: Vor dem Eisprung produziert er vor allem Östrogen; nachdem aber die Hypophyse der Frau im Anschluß an den Eisprung neue Signale aussendet, beginnt der Follikel – der nun als Corpus luteum (Gelbkörper) bezeichnet wird – mit der Sekretion von Progesteron, einem Hormon, das für die Erhaltung einer Schwangerschaft von wesentlicher Bedeutung ist.

Die Umgebung im Eileiter ist ideal geeignet, um die Eizelle und die Zellen, die sie umgeben, auf ihrem Weg vom Eierstock zur Gebärmutterhöhle zu ernähren. Die Befruchtung findet im äußeren, weiteren Teil des Eileiters statt, wobei der zeitliche Abstand zwischen dem Eisprung und der Ablage der Samenzellen im Fortpflanzungstrakt der Frau beim Geschlechtsverkehr nicht wesentlich ist: Die Eizelle kann ab dem Eisprung vierundzwanzig Stunden überleben. Wird sie während dieser Zeit nicht befruchtet, stirbt sie ab. Beim Geschlechtsverkehr werden durchschnittlich fünfhundert Millionen Spermien in den weiblichen Fortpflanzungstrakt ejakuliert, einige davon erreichen die Eileiter innerhalb einer Stunde, andere benötigen etwas länger. Nachdem aber die Samenzellen im Eileiter fünf Tage überleben können, ohne ihre Befruchtungsfähigkeit zu verlieren, spielt der Zeitraum zwischen Geschlechtsverkehr und Eisprung in der Tat keine große Rolle – die Natur investiert sehr viel, um sicherzustellen, daß Samen- und Eizelle in gutem Zustand sind, wenn sie aufeinandertreffen, und verfügt zudem über etliche Sicherheitsvorkehrungen hinsichtlich der zeitlichen Koordination.

Wenn die Samenzellen im Eileiter das Ei finden, ist es noch immer von den Nährzellen umgeben, die es seit der Freisetzung aus dem Follikel begleitet haben. Diese Schutzzellen müssen entfernt werden, bevor eine Samenzelle in die äußere Hülle der

Eizelle eindringen kann. Mehrere hundert Samenzellen erreichen schließlich die Eizelle in ihrer Umhüllung – was ein Glück ist, denn auf diese Weise können viele Samenzellen gemeinsam an der Befreiung der Eizelle arbeiten. Der Kopf jedes Spermiums enthält hochwirksame Enzymproteine, die die rund um das Ei angelagerten Schutzzellen auflösen. Sobald die Oberfläche der Eizelle freiliegt, versuchen mehrere Spermien gleichzeitig, die äußere Hülle der Eizelle zu durchdringen, und es beginnt ein regelrechtes Wettrennen. Zu Beginn waren noch viele Millionen Samenzellen an der Jagd beteiligt, nun kämpfen nur noch wenige um die Trophäe. Sobald es einem Spermium gelungen ist, die Hülle zu durchbohren, setzt innerhalb der Eizelle eine chemische Reaktion ein, die das Eindringen weiterer Spermien verhindert: Eine einzige Samenzelle genügt für den letzten Akt, die Verschmelzung der genetischen Information von Mann und Frau, die nötig ist, um ein neues Individuum entstehen zu lassen.

Die von Generation zu Generation weitergegebene Erbinformation ist in den Genen enthalten in sehr großen Molekülen, die das detaillierte Programm für alle Aktivitäten der Zelle enthalten. Sie sind an den Chromosomen innerhalb des Kerns (Kontrollzentrum) jeder einzelnen Körperzelle aufgereiht. Jedes Chromosom ist wie ein Perlenhalsband, wobei jede Perle ein Gen darstellt. Sechsundvierzig Chromosomen (dreiundzwanzig Paare) befinden sich im Kern jeder menschlichen Zelle, mit Ausnahme der Gameten oder Geschlechtszellen. Die Eizellen, also die weiblichen Gameten, enthalten lediglich dreiundzwanzig Chromosomen, halb so viele wie alle anderen Körperzellen der werdenden Mutter. Ebenso enthält auch jedes einzelne der Millionen von Spermien, der männlichen Geschlechtszellen, nur dreiundzwanzig Chromosomen, ebenfalls halb so viele wie alle anderen Zellen im Körper des Vaters. Die Halbierung der Chromosomenanzahl in den Geschlechtszellen ist die Voraussetzung, damit die Erbinformationen von Mutter und Vater, die an die nächste Generation weitergegeben werden, miteinander verschmelzen können: Bei der Befruchtung ergeben die dreiundzwanzig männlichen und dreiundzwanzig weiblichen Geschlechtschromosomen als Einheit wiederum die Gesamtzahl von sechsundvierzig Chromosomen, genauso viele wie in allen anderen Zellkernen.

Die Zelle ist der Grundbaustein des Körpers. Es gibt zahlreiche kleine Organismen, die aus nur einer einzigen Zelle bestehen; die

Zellmembran
Zyto-
plasma

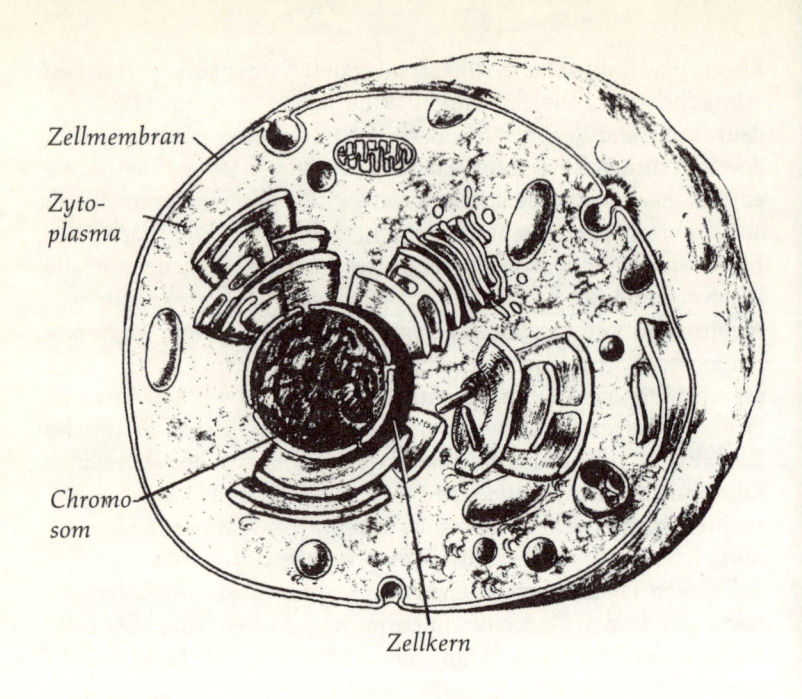

Chromo-
som

Zellkern

ABBILDUNG 2.2
*Diagrammdarstellung der wichtigsten Bestandteile der Zelle – das Softwareprogramm für die Entwicklung ist im Kern auf den Chromosomen enthalten.*

am besten bekannt sind die winzigen Amöben, die unter Bildung kleiner Blasen auf der Wasserfläche von Teichen entlanggleiten und sich offenbar mühelos über jede Oberfläche bewegen können, mit der sie in Kontakt sind.

Die Eizelle enthält alle grundlegenden Bauelemente der Zelle. Die gesamte Zelle ist von einer dünnen Haut umhüllt, Zellmembran genannt. Diese Membran besteht aus zwei Schichten von Fett- und Proteinmolekülen, die als Barriere zwischen der Zelle und der sie umgebenden Flüssigkeit fungieren, so daß die Zelle die Möglichkeit hat, den Ein- und Ausgang von Molekülen zu kontrollieren und sich auf diese Weise vor Veränderungen in ihrer Umgebung zu schützen. Innerhalb der Zellmembran befindet sich eine dünne, poröse gallertartige Flüssigkeit, durch die Moleküle hin und her transportiert werden, während sie ihre jeweiligen Aufgaben erfüllen. Im Zentrum der Zelle liegt die Kommandozentrale, der Zellkern, der den genetischen Kode enthält. Während der meisten Zeit im Leben der Zelle bleiben die Chromosomen unsichtbar: Sie sind im Kern versteckt. Erst wenn die Zelle sich zu teilen beginnt, zeigen sich die Chromosomen als kleine, wurmähnliche Strukturen.

Die Eizelle wird also von einer einzigen Samenzelle befruchtet. Als Ergebnis der Verschmelzung eines Spermiums mit dem Ei entsteht eine einzige Zelle mit der richtigen Chromosomenzahl, also sechsundvierzig für alle Zellen des ausgereiften Körpers. Hätte die vorherige Halbierung der Chromosomen von Vater und Mutter nicht stattgefunden, enthielte die befruchtete Eizelle, die erste Zelle des neuen Organismus, zweiundneunzig Chromosomen, also die doppelte Menge genetischer Information, die zur Entstehung eines neuen Mitglieds der Spezies erforderlich ist. In der nächsten Generation enthielten die Zellen eines Individuums dann bereits einhundertvierundachtzig Chromosomen, und immer so weiter, mit exponentiellem Anstieg in jeder Generation. Natürlich hätte die Verdoppelung der im genetischen Kode enthaltenen Informationen unannehmbare Folgen für jede neue Generation.

In den ersten Stunden nach der Befruchtung vereinigen sich das weibliche und das männliche Erbgut zu einer sogenannten Zygote. Im Laufe von etwa zwölf Stunden findet die erste Zellteilung statt. Es folgen weitere Zellteilungen, während der sich entwickelnde Ball aus embryonalen Zellen langsam in Richtung Gebärmutter wandert; etwa alle zwölf Stunden hat sich die Anzahl der Zellen verdoppelt. In diesem Stadium können zahlreiche gefährliche Umstände eintreten und die weitere Entwicklung des Embryos verhindern: Zum Beispiel weisen die Falten im Eileiter manchmal Narben von früheren Infektionen auf, die den wachsenden Zellhaufen aufhalten können. Der Zellhaufen wird als Morula bezeichnet, abgeleitet vom lateinischen Wort für Maulbeere, an die seine Form erinnert. Wenn die Morula an der Wand des Eileiters hängenbleibt und sich dort weiterentwickelt, spricht man von einer Eileiter- oder ektopischen Schwangerschaft – *ektopisch* bedeutet soviel wie »nicht am richtigen Ort«. Der Eileiter ist viel dünnwandiger als die Gebärmutter und viel weniger durchblutet. Eileiterschwangerschaften sterben schließlich ab, verursachen aber häufig erhebliche Beschwerden, weil

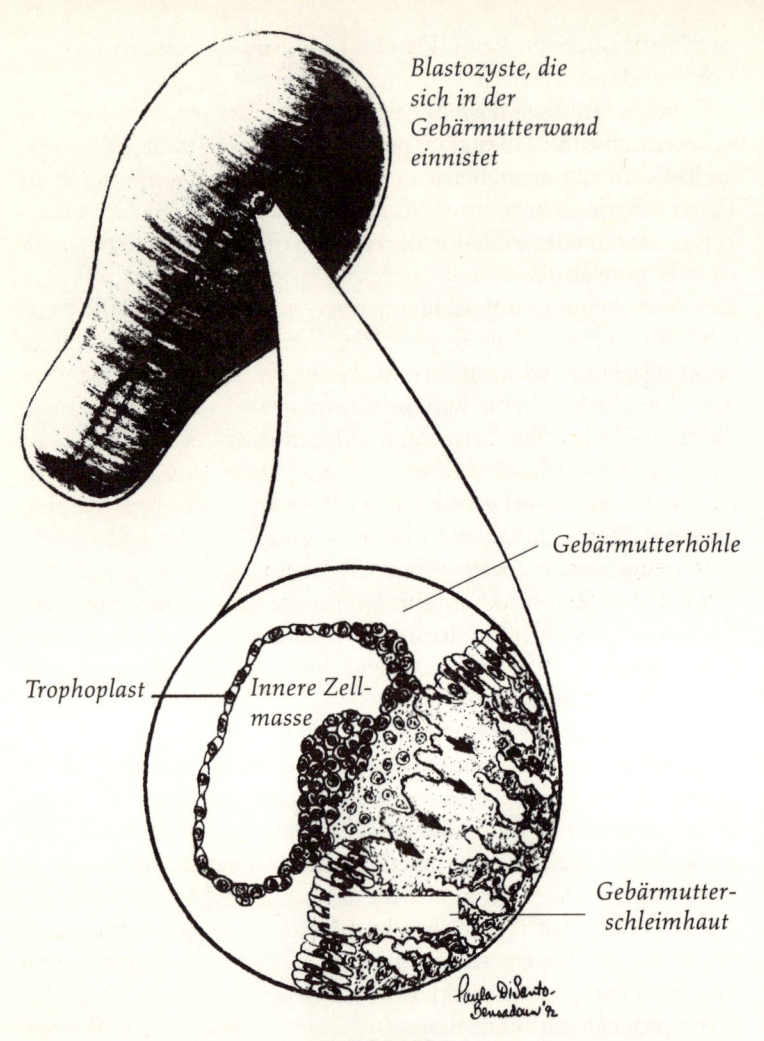

Blastozyste, die sich in der Gebärmutterwand einnistet

Gebärmutterhöhle

Trophoplast

Innere Zellmasse

Gebärmutterschleimhaut

**ABBILDUNG 2.3**
Ein Querschnitt durch eine Blastozyste. Die innere Zellmasse wird später den Fötus bilden; der Trophoblast wird später zu Plazenta und Amnion. Die Blastozyste beginnt sich in der Gebärmutterwand einzunisten.

der Eileiter bersten kann: Dann ist die Situation lebensbedrohlich.

Drei bis vier Tage nach der Befruchtung hat sich in der Morula bereits eine mit Flüssigkeit gefüllte Höhlung gebildet, und man spricht nun von einer Blastozyste. In diesem Stadium erfolgt der Eintritt in die Gebärmutter. Wir können bereits eine Differenzierung individueller Zellen erkennen, die alle von der ursprünglichen Zygote abstammen: unterschiedliche Typen mit verschiedenen Aufgaben und unterschiedlichem Schicksal. Die Außenwand der Blastozyste wird als Trophoblast bezeichnet und wird sich später zu Plazenta und Amnion entwickeln, der den Fötus umgebenden Zellschicht. Wenn wir die Blastozyste in diesem Stadium durch das Mikroskop betrachten, erkennen wir an der Unterseite einer Region des Trophoblasten eine sehr wichtige Zellgruppe, die als innere Zellmasse bezeichnet wird. Die Zellen der inneren Zellmasse werden sich bald zum Embryo, zum Fötus und schließlich zum neugeborenen Baby weiterentwickeln.

Zu diesem Zeitpunkt umgibt die äußere Schutzhülle, die zuvor die Eizelle umkleidet hat, auch noch die Blastozyste, wird aber bald schon abfallen. Dadurch kommt die sich entwickelnde Blastozyste direkt mit der Gebärmutterschleimhaut in Berührung. Noch vor dem Ende der zweiten Schwangerschaftswoche hat sich die Blastozyste vollständig in der Gebärmutterwand eingenistet.

Durch das Mikroskop kann der Embryologe die Zellteilung genau beobachten, durch die immer mehr Zellen für den heranwachsenden Embryo entstehen. Zwar sind auch die einzelnen Zellen in der Lage, bis zu einem gewissen Maß zu wachsen, das Zellwachstum ist jedoch beschränkt, denn mit zunehmender Zellgröße verlängert sich auch der Weg, den Sauerstoff und andere Nährstoffe zurücklegen müssen, um alle Zellteile zu erreichen. Der Substanzenaustausch innerhalb der Zelle und in ihrer Umgebung kann nur durch die Zellmembran rund um die Zelle erfolgen. Nachdem das Volumen rascher wächst als die Zellmembran, wird irgendwann die Oberfläche zu klein, um alle Aktivitäten für das vergrößerte Zellvolumen fassen zu können. Spätestens zu diesem Zeitpunkt muß die Zelle sich teilen, sofern sie weiterwächst: Die Teilung in eine größere Anzahl von Zellen ist unabdingbar für das weitere Wachstum.

Schon die aus einer einzigen Zelle bestehende Zygote enthält die gesamte kodierte Information, die sie benötigt, um jede einzelne einer großen Anzahl verschiedenartiger Körperzellen zu bilden. Diese Informationskodes sind der Computersoftware sehr ähnlich. Sie sind in den Genen auf den Chromosomen im Zellkern gespeichert. Zelldifferenzierung ist der Prozeß, mittels dessen jede Zelle sich spezialisieren kann und sich entscheidet, ihre Aktivitäten auf eine Auswahl von wenigen der vielen möglichen Funktionen zu konzentrieren, für die sie das erforderliche interne Programm besitzt.

Der menschliche Körper läßt sich mit der komplexen Gesellschaft vergleichen, in der wir leben. Eine Gesellschaft, die sich aus Individuen mit völlig identischen Fähigkeiten zusammensetzt, kann auch nur diese speziellen Aufgaben erfüllen. Je breiter die Fähigkeiten der Individuen gestreut sind, desto verschiedenartiger sind auch die Leistungen der Gesellschaft. Genauso verhält es sich mit dem menschlichen Körper: Um uns zu bewegen, brauchen wir Muskelzellen; um die Gegenstände in unserer Nähe zu fühlen, Geräusche zu hören und Dinge in einiger Entfernung zu sehen, brauchen wir unsere Sinneszellen; um Botschaften von den Sinneszellen an unseren Zentralcomputer, das Gehirn, oder ein anderes Ziel zu übermitteln, benötigen wir Nervenzellen; um Nahrung verdauen zu können, benötigen wir die Drüsenzellen im Verdauungssystem; um in Zeiten des Überflusses Speicher für eine eventuelle Nahrungsknappheit anlegen zu können, brauchen wir Fettzellen. Jeder Zelltyp ist ein Beispiel für die Spezialisierung, die zur Durchführung wesentlicher Aufgaben im Leben des gesamten Organismus unumgänglich ist. Der Körper benötigt eine Vielzahl von Zelltypen, um dem reichhaltigen Potential des menschlichen Lebens gerecht werden zu können. Hier ließe sich anmerken, daß Vielfalt und die Toleranz von Unterschieden für die Gesundheit der Gesellschaft oder, wie zu Recht auch gesagt wird, des Gesellschaftskörpers, nicht minder notwendig sind.

In gewisser Weise schließen sich Wachstum und Spezialisierung gegenseitig aus. Sobald eine Zelle sich spezialisiert hat, wächst sie in der Regel nicht mehr weiter, sondern konzentriert statt dessen ihre Aktivitäten auf die Durchführung ihrer speziellen Funktion, die sie zum Nutzen der anderen Körperzellen übernommen hat. Das extreme Beispiel ist die reife Nervenzelle, die ihre Fähigkeit zur weiteren Teilung vollkommen verloren hat. Bereits bei der Geburt besitzen wir sämtliche Nervenzellen, über die wir zeit unseres Lebens verfügen werden. Die Anzahl läßt sich nicht erhöhen, aber glücklicherweise lernt der Körper mit fortschreitendem Alter, sie für immer kompliziertere Zwecke einzusetzen. Hingegen erhalten sich andere Gewebe im Unterschied zum Nervensystem ein Reservoir an teilungsfähigen Urzellen, mit dessen Hilfe abgestorbene Zellen ersetzt werden können. Ein gutes Beispiel dafür sind die roten Blutkörperchen oder Erythrozyten. Ein Reservoir von Urzellen (Stammzellen genannt) ist beispielsweise im Knochenmark, in der Leber und an anderen Orten gespeichert, so daß jeden Tag, wenn rote Blutkörperchen absterben, bestimmte Reservezellen reifen, sich als Erythrozyten spezialisieren, ins Blut gelangen und Sauerstoff in alle Körperregionen befördern.

Ein weiterer wichtiger technischer Fortschritt bestand in der Entwicklung von Methoden zur Züchtung von Embryonenzellen in Kulturen, wodurch die Spezialisierung sich gut beobachten läßt. Nervenzellen entwickeln in der Kultur fingerähnliche Ausstülpungen, mit denen sie untereinander kommunizieren. Die zusätzliche elektrische Stimulation der Zellen bei Züchtungsexperimenten zeigt, daß die Kommunikation zwischen den Zellen tatsächlich deren Entwicklung beeinflußt. Wenn wir nebeneinander zwei Gruppen von Nervenzellen in einer Petrischale kultivieren und miteinander in Kontakt bringen, können wir durch Elektrostimulation der Zellen einer Gruppe, wodurch mehr Botschaften zur anderen Zellgruppe übermittelt werden, sowohl auf die Wachstumsgeschwindigkeit als auch auf die Art der Kommunikation zwischen den Zellen in den beiden Gruppen einwirken. Dieses Experiment hat weitreichende Folgen: Es zeigt, wie in allen Entwicklungsphasen sowohl vor als auch nach der Geburt eine interessante oder aber eine nichtssagende Umgebung die Gehirnentwicklung zu beeinflussen vermag. Die Bedeutung einer Stimulation von außen ist an sich ja nicht überraschend: Jedermann weiß, daß zum Beispiel Muskeln wachsen, wenn sie trainiert werden. In gleicher Weise beeinflußt der verstärkte Gebrauch der Verbindungen zwischen den Nervenzellen (Synapsen genannt) Wachstum und Entwicklung der aktiven Zellen.

Unser Verständnis von Wachstum und Teilung der Zellen stammt zum großen Teil aus dem Studium von Pflanzen- und Tierzellen: Dem Studium wachsender und sich spezialisierender Zellen in Froscheiern zum Beispiel verdankt die Wissenschaft der

Embryologie sehr viel. Als schlaksiger Zehnjähriger mit knochigen Knien unter der kurzen Hose fischte ich oft mit einem Netz Froschlaich aus dem Wasser, das sich in einem Bombentrichter aus dem Krieg gesammelt hatte: Die Beobachtung des gallertartigen Froschlaichs, der zu Kaulquappen heranwuchs, und die folgende Differenzierung der Kaulquappen zu richtigen Fröschen war eine wunderbare Entdeckung. Ich fragte mich, woher der Schwanz der Kaulquappe wohl wußte, wann er abfallen mußte, und wieso aus den Seiten der torpedoartigen Kaulquappen auf einmal Beine herauswuchsen. Das war im Jahr 1951. Damals wußte ich nicht, daß an der Universität von Cambridge, nur neunzig Kilometer nördlich des Ortes, an dem ich im Brackwasser der Bombentrichter fischte, Francis Crick und James Watson mit ihren Kollegen gerade den genetischen Kode entdeckten und nachwiesen, auf welche Weise die Zelle das Computerprogramm speichert, das die Aufgabe der Steuerung und Kontrolle der Zellspezialisierung übernimmt. Später revolutionierten die neuen Methoden der Molekularbiologie unsere Vorstellungen von der Hard- und Software im Zellkern.

In den letzten zehn Jahren war der molekulare Aufbau des genetischen Kodes Gegenstand intensiver Forschung, und die Menge der dabei gewonnenen Information ist überwältigend. Regierungen auf der ganzen Welt schlossen sich zusammen, um gemeinsam das sogenannte Humane Genome Project zu betreiben, ein Forschungsprogramm mit einem Budget von vielen Milliarden Dollar, bei dem zahlreiche Molekularbiologen an der Erstellung einer »Landkarte« aller Genstrukturen auf den Chromosomen und ihrer Verbindung untereinander arbeiten. Ziel des Projekts ist es, das menschliche Genom, die gesamte Zusammenstellung des Bauplans für den menschlichen Körper, im Lauf der nächsten zehn Jahre zu entschlüsseln. Mit der Zeit wird man anhand dieser riesigen Menge an Detailwissen präzise Vorstellungen vom Grundprinzip bestimmter Prozesse gewinnen, darunter auch von der Entwicklung des Fötus im Uterus.

Die Fülle der heute vorhandenen Information steht in krassem Gegensatz zum Grundwissen, das während der letzten zweitausend Jahre zur Verfügung stand. Trotzdem stolperte Aristoteles sozusagen über die richtige Idee, als er meinte, der Embryo entwickle sich aus mütterlichen und väterlichen Komponenten. Spätere Medizinphilosophen verloren diese Spur wieder und glaubten, das zukünftige Baby existiere bereits vorgeformt in der unbefruchteten Eizelle; die Frage nach dem Beitrag von Mutter und Vater zur nächsten Generation ignorierten sie. Genausowenig kümmerte sie die philosophische Notwendigkeit zu erklären, wo die Samen für die dritte, vierte, fünfte und folgenden Generationen eigentlich lokalisiert seien: Wenn das unbefruchtete Ei bereits die nächste Generation enthält, und zwar vollständig vorgeformt, dann muß auch die darauffolgende Generation in besagtem Ei enthalten sein und so weiter, *ad infinitum*. Diese Idee erinnert mich an die russischen Babuschkas, Puppen in der Puppe: In jeder steckt eine weitere, kleinere und so weiter. Das Hauptmerkmal der russischen Babuschkas besteht darin, daß sie bis auf die Größe völlig identisch miteinander sind. Menschen gleichen einander nie.

Die Theorie der unendlich kleinen russischen Babuschka weist zwei gravierende Mängel auf. Erstens stellt die Atomtheorie der Materie fest, daß wir zusammengesetzte Materie nur bis in ihre Atomkomponenten zerlegen können, danach müssen wir entweder aufhören oder das Atom spalten. Wann also sind wir bei der endgültig letzten Babuschka angelangt? Was noch wichtiger ist: Die Vorstellung von der unendlich kleinen Puppe gesteht den beiden Elternteilen keinen Anteil am Entstehen ihrer Nachkommen zu. Die moderne Genetik zeigt jedoch eindeutig, wie die Kombination unterschiedlicher Charakteristika von Mutter und Vater schließlich zu einzigartigen Individuen führt, die in gewisser Hinsicht ihren Eltern ähnlich sind und dennoch in ihren Fähigkeiten und Eigenschaften niemand anderem gleichen.

Ich denke an die Geschichte im ersten Kapitel von Stephen Hawkings wunderbarem Buch über den Ursprung des Universums. Dort geht es um eine Unmöglichkeit ähnlich der Theorie der unendlich kleinen Babuschka: die uralte Vorstellung, wonach eine Schildkröte das Universum auf dem Rücken trägt. In der Geschichte, wie Hawking sie erzählt, hielt ein namhafter Wissenschaftler einmal einen öffentlichen Vortrag über Astronomie. Er schilderte, wie die Erde um die Sonne kreist und die Sonne ihrerseits um den Mittelpunkt einer riesigen Ansammlung von Sternen kreist, die wir unsere Galaxie nennen. Am Ende des Vortrags stand eine kleine alte Dame auf und sagte: »Was Sie uns da erzählt haben, stimmt alles nicht. In Wirklichkeit ist die Welt eine flache Scheibe, die von einer Riesenschildkröte auf dem

Rücken getragen wird.« Mit einem überlegenen Lächeln hielt der Wissenschaftler ihr entgegen: »Und worauf steht die Schildkröte?« – »*Sehr* schlau, junger Mann«, parierte die alte Dame. »Ich werd's Ihnen sagen: Da stehen lauter Schildkröten aufeinander.«\*

Genauso ist auch die Vorstellung der unendlich kleinen Babuschka, in der noch unendlich kleinere Babuschkas stecken, eine unhaltbare Erklärung für die Mechanismen, nach denen das Programm des Lebens von einer Generation zur nächsten weitergegeben wird.

Es braucht Mut, um alten Irrlehren entgegenzutreten, denn man muß ja gegen die jeweils »richtigen« Theorien ankämpfen. Einen Wissensfortschritt kann es nur geben, wenn wir ohne Vorurteil an die vorhandenen Daten herangehen. Zu Kolumbus' Zeiten hieß es, die Welt sei eine Scheibe; der Physiker und Nobelpreisträger Lord Kelvin behauptete, es könne »keine fliegenden Maschinen geben, die schwerer als Luft sind«. Zahlreiche treffliche Beispiele echter Propheten der Wissenschaft, die den Mut hatten, sich dem System der jeweils geltenden »Wahrheit« zu widersetzen, finden sich in Julius Comroes ausgezeichnetem Buch *Retrospectroscope*\*\*. Das »Retrospektroskop« ist ein Instrument des Geistes; jeder, der eine Wiederholung der Geschichte zu vermeiden wünscht, sollte sein eigenes Retrospektroskop pflegen und entwickeln.

In den letzten Jahren hat die Embryologie mit einer noch genaueren Erforschung der Zellstrukturen im Detail erstaunliche Fortschritte gemacht. Neue Entdeckungen verblüffen uns immer wieder, wenn sie mit einemmal das Geheimnis eines Vorgangs enthüllen. Durch experimentelle Beobachtungen geraten Theorien ins Wanken, die sich teils auf Halbwissen, teils auf Vorurteile stützen, und ständig definieren wir neue Ziele für weitere Forschungen in unserem unablässigen Streben nach klarerem und präziserem Verständnis.

Zum Beispiel stellt unser Wissen, daß die aus dem Zusammentreffen von Ei- und Samenzelle entstandene Zelle alle erfor-

---

\* Stephen Hawking: *Eine kurze Geschichte der Zeit. Die Suche nach der Urkraft des Universums.* Rowohlt, Reinbek, 1988, S. 13.
\*\* Julius H. Comroe, Jr.: *Retrospectroscope.* Von Gehr Press/Alleinvertrieb: Perinatology Press, Ithaca, N.Y., 1978.

derlichen genetischen Informationen enthält, um einen Prozeß in Gang zu setzen, der zur Entwicklung eines einzigartigen menschlichen Wesens führt, eine Provokation für zahlreiche traditionelle Philosophien, Religionen und Volksmythologien dar. Wie wir sehen werden, hängt die Verwirklichung dieser einzigartigen Fähigkeit von Eizelle und Spermium von den Umständen der Umgebung innerhalb der Gebärmutter und Wechselwirkungen mit dem mütterlichen Organismus ab. Man könnte also argumentieren, daß ein Spermium und ein unbefruchtetes Ei kraft ihrer jeweiligen Fähigkeiten an sich schon Leben darstellten, nicht minder als das befruchtete Ei. Wir wissen aber auch, daß das befruchtete Ei zahlreiche Hürden zu nehmen hat, bevor es sich zu einem lebensfähigen Fötus entwickelt.

Der intellektuelle und philosophische Niederschlag dieses Wissens muß erst noch gebührend gewürdigt und verarbeitet werden. Unsere Ethik und Philosophie muß erst noch ein Gedankengebäude entwickeln, in dem das physische Sein des Menschen als ein unaufhörlicher und vorhersehbarer Prozeß von Zellwachstum und -spezialisierung vollkommen anerkannt ist.

## Kapitel 3
# Die Aufgaben der fötalen Organe

*Denn du hast mein Inneres geschaffen, mich gewoben im Schoß meiner Mutter. Ich danke dir, daß du mich so wunderbar gestaltet hast. Ich weiß: Staunenswert sind deine Werke.*

Psalm 139

Der dichte Zellhaufen, der die wachsende Morula bildet, ist nicht homogen: Schon bald sondert sich eine kleine Zellgruppe ab, innere Zellmasse genannt – das ist eine Zellscheibe, zuerst nur eine Zellschicht, nicht dicker als eine einzige Zelle. Aus der inneren Zellmasse entstehen schließlich die Zellen sämtlicher Organe des Fötus. Aber bis dahin ist es natürlich ein weiter Weg: Zahlreiche Zellteilungen und Diversifikationen sind erforderlich. Zu Beginn teilt sich die innere Zellmasse und bildet drei getrennte Schichten oder Keimblätter unter der Außenhülle der runden Blastozyste. Diese drei Schichten werden als Ektoderm (äußeres Keimblatt), Mesoderm (mittleres Keimblatt) und Entoderm (inneres Keimblatt) bezeichnet. Jede Schicht entwickelt sich zu einem anderen Gewebe. Biologen definieren »Gewebe« als eine Gruppe ähnlicher Zellen, die an einem bestimmten Ort versammelt und bereit sind, eine oder mehrere spezifische Funktionen für den gesamten Körper zu übernehmen.

Am Ende der zweiten Woche nach der Befruchtung erscheint eine kleine Blase in der Scheibe der inneren Zellmasse; sie trennt die inneren Zellen vom äußeren Trophoblast. Diese Blase ist mit Flüssigkeit gefüllt, sie wächst und bildet schließlich die sogenannte Amnionhöhle. Die Amnionhöhle wird während der ersten Schwangerschaftswochen immer größer, bis sie den Fötus vollständig umschließt; die darin befindliche Flüssigkeit ist das Fruchtwasser, das unmittelbar vor der Geburt austritt.

Zur selben Zeit wächst eine klar definierte Zellsäule entlang der Längsachse des Embryos, Rückgratstab oder mesodermales Neuralrohr genannt: die Anlage zur späteren Wirbelsäule. Die Zellen des Rückgratstabs senden Anweisungen aus, die zur Differenzierung anderer Gewebe, vor allem des Gehirns und der Wirbelsäule, führen. Am Ende der zweiten Woche weist der Embryo bereits eine klare Ausrichtung auf: Vorder- und Rückseite, rechte und linke Seite, Kopf- und Fußende sind erkennbar.

Während der dritten Woche nach der Befruchtung verdickt sich das Ektoderm über dem Rückgratstab und bildet eine Röhre, die den Ursprung des Rückenmarks darstellt. Das sind wesentliche Etappen in der Entstehung des Nervensystems, die erklären, weshalb der Embryo vor allem jetzt, in der dritten Woche, einer kritischen Phase seiner Entwicklung, sehr empfindlich auf toxische Substanzen reagiert, die das Gehirn nachteilig beeinflussen können. In diesem Stadium haben die Urzellen des Embryos sich noch nicht ihrer jeweils endgültigen Aufgabe zugewandt. Wenn irgend etwas sie dazu bewegt, eine falsche Entscheidung zu treffen, kann es zu größeren und irreversiblen Mißbildungen kommen. In Kapitel 12 werden wir sehen, daß bei Schafen eine dramatische Gehirnmißbildung entstehen kann, wenn das Muttertier am vierzehnten Tag der Trächtigkeit eine bestimmte Giftpflanze, eine Unterart des Aaronstabs\*, frißt. Die abnorme Entwicklung des Schafembryos rührt von einer spezifischen toxischen Verbindung in der Pflanze her und führt, obwohl sie in einem frühen Stadium der Trächtigkeit entsteht, zu einer Verlängerung der Tragzeit über den normalen Geburtstermin hinaus. Zahlreiche weitere Beispiele bei Tieren wie bei Menschen ließen sich anführen, die zeigen, wie anfällig für Schädigungen aller Art das heranwachsende Gehirn in dieser frühen Phase des embryonalen Lebens ist.

Aufgrund jüngster Erkenntnisse über die molekulare Wechselwirkung innerhalb der Zellen und zwischen ihnen gelangen wir allmählich zu einer Definition der Mechanismen, die für diese zielgerichteten Zellbewegungen von einem Ort zum anderen verantwortlich sind. Beispielsweise kennen wir heute die chemische Natur bestimmter Botschaften, die Zellen einander zusen-

---

\* *Skunk cabbage:* eine nur in Nordamerika vorkommende Unterart des Aaronstabs, *Symplocarpus foetidus;* entspricht etwa der europäischen Aasblume.

den, wenn sie die Absicht haben, sich zu spezifischen Gruppen zusammenzuschließen.

Am Ende der dritten Woche hat der Embryo eine Segmentierung erfahren, ähnlich wie ein Regenwurm, und besteht nun aus einzelnen Zonen wie übereinandergestapelte Reifen. Jedes Segment entwickelt sich zu einem anderen Teil der Körperlängsachse. Die Wiederholung von Strukturen in Form von Segmenten zeigt sich am deutlichsten in der Brust: Hier wird jeder Wirbel und die anschließende Rippe aus einem embryonalen Segment gebildet. Am Ende der dritten Woche beginnen sich die primitiven Verdauungsstrukturen zu entwickeln.

Ein wichtiges Kennzeichen der embryonalen und fötalen Entwicklung ist das Auftreten des Zelltodes. Beinahe vom Beginn des fötalen Lebens an sind manche Zellen für eine spezifische Funktion zu einem entscheidenden Entwicklungszeitpunkt programmiert; ist die Funktion erfüllt, sterben sie ab. Der Zelltod ist ein wesentliches Charakteristikum der Art und Weise, wie embryonale Gewebe und Organe sich entwickeln. Diese kurzlebigen, aber wichtigen Zellen funktionieren anscheinend so, wie es Andy Warhol – freilich in anderem Zusammenhang – formulierte: »In Zukunft wird jeder fünfzehn Minuten lang berühmt sein.« Sie spielen ihre Rolle eine kurze Zeit lang und verschwinden dann, ohne Nachkommen zu hinterlassen, die ihre Arbeit fortführen könnten. Aber ihre Anweisungen sind wie die aller Zellen für die nächste Generation im genetischen Kode der weiterlebenden Zellen gespeichert.

Mit Hilfe solcher »Wegwerfzellen« entwickelt der Fötus bestimmte Organe, die dem einzigartigen Umfeld, mit dem er im Uterus konfrontiert ist, spezifisch angepaßt sind und ihm in der Außenwelt, nach der Geburt, nicht mehr nützen. Dazu gehört natürlich vor allem die Plazenta mit dem Fruchtsack, der den Fötus umgibt.

Die Plazenta ist ein gemeinschaftliches Organ von Fötus und Mutter, mit dessen Hilfe die Blutsysteme der Mutter und des Fötus einander möglichst nahe kommen, ohne sich jedoch zu vermischen. Dieser Körperteil gestattet es zwei vollständig getrennten Organismen, miteinander in engster Verbindung zu bleiben.

Während der ersten vier Wochen seiner Existenz ist für den Embryo der Aufbau der Plazenta von höchster Priorität: Immerhin wird sie die Lebensader des Fötus während der nächsten acht

Monate sein. So macht sich der Embryo ab der zweiten Woche nach der Empfängnis an den Aufbau seiner Plazenta. Die äußere Embryonalschicht, die besonders geeignet ist, in andere Gewebe einzudringen, kämpft sich in die Gebärmutterschleimhaut der Mutter vor: Am Ende der zweiten Woche seines Lebens hat der Embryo sich vollständig in die Gebärmutterwand eingenistet. Während dieser zweiten Woche gräbt der Embryo sich tiefer und tiefer in die Gebärmutterwand und beginnt, in die Kapillargefäße seiner Mutter einzubrechen; in der Folge bildet das mütterliche Blut kleine Seen, in die sich Säulen von Trophoblastzellen und die Blutgefäße des Fötus vorarbeiten und fingerförmige Ausstülpungen bilden (Zotten genannt). So muß der Sauerstoff aus den mütterlichen Blutseen nur eine relativ geringe Distanz überwinden, um ins Blut des Fötus zu gelangen: Der Fötus ist auf dem Weg, seinen Zugang zum Blutsystem der Mutter sicherzustellen. Noch fließt das Blut des Fötus allerdings nicht aus den Zellen entlang den mütterlichen Blutseen in weiter entfernt liegende Gewebe; deshalb muß er rasch eigene Blutgefäße entwickeln. Das Blut in den mütterlichen Blutseen der Plazenta wird in den mütterlichen Kreislauf zurückgeleitet: Zu keinem Zeitpunkt sind die Blutsysteme der Mutter und des Fötus in direktem Kontakt miteinander; unter dem Mikroskop ist diese bemerkenswerte Trennung von mütterlichem und fötalem Blut deutlich zu erkennen. Die Plazenta bietet lediglich die Möglichkeit, daß mütterliches und fötales Blut einander extrem nahe kommen, eine Vermischung aber findet nie statt.

An einem Rand der sich entwickelnden embryonalen Scheibe befindet sich eine Zellverdickung, die den heranwachsenden Embryo mit dem Trophoblast verbindet; dieser Verbindungsstiel bildet die Nabelschnur, in der sich Nabelarterien und -venen bilden und so das Herz des Fötus mit den Blutgefäßen in den Zotten der Plazenta verbinden. Gleichzeitig mit der Entstehung der Nabelschnurgefäße werden Sauerstoff und Nährstoffe von der späteren Plazenta durch die Gefäße des Blutsystems zu den aktiven Zellen des Fötus befördert. Die wesentlichen Schritte in der Entwicklung der Plazenta haben in der vierten Woche bereits begonnen.

Bis die Gefäße der Nabelschnur vollständig ausgebildet sind, können Sauerstoff und Nährstoffe nur durch Diffusion zu den Zellen des Fötus gelangen: Diffusion ist das allmähliche Einsickern von Nährstoffen durch die Wände jeder Zelle in die jeweils nächste. Die Methode ist jedoch zu langsam – wäre der Embryo allein auf Diffusion angewiesen, würde er nicht mehr als ein bis zwei Millimeter wachsen. Daher ist die Plazenta unverzichtbar für die Entwicklung aller komplexen Lebensformen, die im Leib ihrer Mutter heranreifen.

Natürlich haben andere Organismen dasselbe Problem – das Hühnerei ist ein ausgezeichnetes Beispiel dafür. Die Henne produziert einen Dottersack für das Küken, in dem ausreichend Nährstoffe enthalten sind, um den Energiebedarf und das strukturelle Wachstum für die einundzwanzig Tage dauernde Brutzeit sicherzustellen. Sauerstoff bezieht das Küken im Ei über eine dünne Membran, die neben einer großen Luftblase, dem Luftsack, quer durch das Ei gespannt ist. Das Hühnerei ist gasdurchlässig, so daß Sauerstoff in den Luftsack eindringen und Kohlendioxid auf demselben Weg wieder ausgeschieden werden kann. Das Ei ist ein höchst bemerkenswertes autarkes Lebenspaket, in seinen Mechanismen vergleichsweise einfach. Denn gegenüber der unendlichen Komplexität des menschlichen Lebens ist das Küken ein relativ einfaches Wesen.

Beim Menschen besteht die Plazenta üblicherweise aus einer einfachen Scheibe. Gelegentlich kommt es vor, daß die Blutgefäße des Fötus sich in zwei getrennten Zonen des Trophoblasten mit den Gefäßen der Nabelschnur verbinden; in diesem Fall entstehen zwei Plazentascheiben. Bei zwei Plazentascheiben verbindet sich die Nabelschnur mit der größeren Plazenta, und nur einzelne Äste der Nabelarterie verlaufen von der ersten zur zweiten Plazentascheibe und versorgen sie mit fötalem arteriellem Blut aus der Nabelschnur. Von der zweiten Plazentascheibe führen Äste der Nabelvene zurück zu den Hauptvenen in der ersten Scheibe. Eine solche Zweischeibenplazenta tritt allerdings in nicht einmal zwei Prozent der Schwangerschaften auf.

Die Plazenta ist also ein komplexes Organ, bestehend aus sowohl mütterlichen als auch fötalen Geweben. Die fötale Komponente enthält mehrere unterschiedliche Zelltypen, wobei jeder Typ auf eine jeweils andere Funktion spezialisiert ist. Die wesentlichen Erkenntnisse über die Funktionen der Plazenta in den letzten zwanzig Jahren verdanken wir drei verschiedenen Forschungsansätzen: erstens der Entwicklung effizienter Mikroskopietechniken; zweitens der Möglichkeit, Plazentazellen in

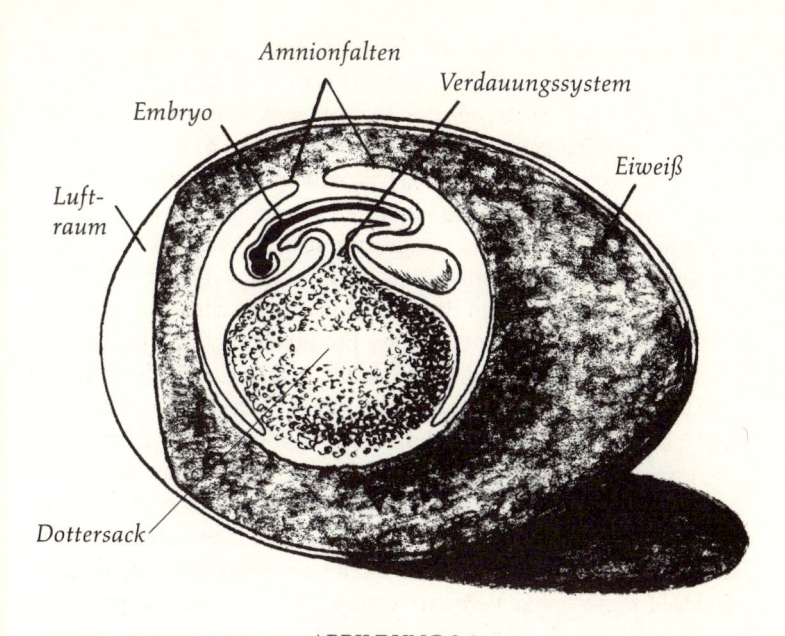

**ABBILDUNG 3.1**
*Schematische Darstellung des Hühnereis, die den Luftraum innerhalb der Schale zeigt.*

Kulturen zu züchten und drittens Untersuchungen an Tieren über die Faktoren, die den Durchgang von Sauerstoff und Nährstoffen durch die Plazenta steuern. Diese Funktionen werden wir später eingehender betrachten.

Der Laie mag die Plazenta als nebensächliches Organ von marginaler Bedeutung für das normale Wachstum und die zentrale Entwicklung des Fötus ansehen. Aber nichts könnte von der Wahrheit weiter entfernt sein! Denn nur wenn die Plazenta korrekt funktioniert, kann auch der Fötus sich entsprechend entwickeln. Die Beziehung zwischen den Zellen der Plazenta und den Zellen des Fötus ist ein faszinierendes Beispiel für die Zusammenarbeit der Vielzahl von Zelltypen, die sich aus einer einzigen befruchteten Eizelle entwickeln. Trotzdem kann manchmal etwas schiefgehen. In Zeiten der Knappheit etwa kann es vorkommen, daß Fötus und Plazenta miteinander in Konkurrenz treten. Reicht die Plazentafunktion für den Fötus nicht mehr aus, kann es zu retardiertem Wachstum kommen.

(Wesentliche Aspekte des Fötenwachstums werden noch in mehreren Kapiteln detailliert behandelt.) In den kommenden Jahren muß eines der Forschungsziele auf diesem Gebiet in der Entwicklung von Methoden bestehen, mit deren Hilfe wir herausfinden, wie wir die Plazenta bei ihrer entscheidenden Aufgabe, der Versorgung des Fötus, so gut wie möglich unterstützen können.

Etwa während der ersten zwanzig Lebenswochen wird der Fötus durch die Amnionhöhle geschützt, die einen flüssigkeitsgefüllten Puffer bildet – wie ein privates Schwimmbecken, in dem sich der Fötus entwickeln kann. Die Höhe ist von einer Membran umgeben, dem Amnion (»Schafshaut«), das zu den Eihäuten gehört. Zu dieser Zeit ist der Fötus vom Fruchtwasser, das ihn schützt, vollständig umschlossen. Wie wir später sehen werden, reicht nach zwanzig Wochen die Flüssigkeitsmenge nicht mehr aus, um den Fötus vollständig einzuhüllen, und er kommt an mehreren Stellen mit der Gebärmutterwand in Kontakt. Das heißt, er ist jedem Druck durch Uteruskontraktionen ausgesetzt, was für seine Entwicklung eine große Rolle spielen kann: Jeder Druck, der an den Fötus weitergegeben wird, stimuliert ihn und verursacht Veränderungen der Gehirnfunktion, wie wir im Kapitel über das fötale Gehirn näher erörtern werden.

Um die Membranen des Fötus ranken sich zahlreiche Legenden. In früherer Zeit galt es als Zeichen von besonderem Glück, wenn die Fruchtblase während der Geburt nicht zerriß. Ein vollständiges Amnion rund um das Baby, die sogenannte »Glückshaube«, verschone das Neugeborene vor dem Tod auf See – was in Seefahrergemeinschaften durchaus von Bedeutung war! Ob wahr oder nicht, jedenfalls gilt die Schafshaut heute nicht länger als das bloße »Einwickelpapier« für das Baby. Zu Beginn der Schwangerschaft drücken die Eihäute gegen die Uteruswand und sind ein wichtiges Medium zur Weitergabe von Nährstoffen von der Mutter an den Fötus, bevor die Plazenta sich bildet. Die zahlreichen aktiven Zellen in den Eihäuten gehen eine Vielzahl hochaktiver biologischer Verbindungen mit zahlreichen physiologischen Funktionen ein, die eine wichtige Rolle bei der Übermittlung von Botschaften vom Fötus an die Mutter spielen, vor allem während der Wehen und der Geburt.

In der vierten Lebenswoche können wir feststellen, wie der Embryo sein Blutkreislaufsystem ausbildet, in dessen Schutz das

Gehirn sich entwickeln kann. Das primitive Herz und Gefäßsystem des Fötus erkennen wir als eine einzige Röhre, die von oben nach unten verläuft. Lokale Verdickungen am Kopfende der Röhre führen zur Entstehung des Herzens und teilen es in einen Vorhofteil in Richtung Kopfende und einen Herzkammerteil näher am unteren Ende. Diese beiden Regionen teilen sich dann abermals in zwei Hälften, so daß die vier Herzkammern entstehen. In der Scheidewand zwischen rechtem und linkem Vorhof, dem Septum, befindet sich ein Loch mit einer Klappe auf der linken Seite, die als Einwegventil fungiert, so daß das Blut vom rechten zum linken Vorhof fließen kann. In die entgegengesetzte Richtung fließt nichts – vorausgesetzt, es treten keine Entwicklungsanomalien auf.

Anfangs führt eine einzige große Gefäßröhre vom Herzen fort, eine einzelne Arterienleitung, die sich durch die Bildung einer spiralförmigen Trennwand entlang ihrer Mitte teilt. Eine Hälfte bleibt mit dem rechten Ventrikel verbunden, wird zur Lungenarterie und versorgt fortan die Lunge mit Blut; die andere Hälfte verbindet sich mit dem linken Ventrikel und bildet die Aorta, die größte Arterie des Körpers. In einem Bogen läuft sie auf das Kopfende des sich entwickelnden Embryos zu, während unterwegs die großen Arterien zum Kopf und zu den Armen abzweigen; dann kehrt sie um und führt entlang der Wirbelsäule zum unteren Ende des Embryos, um die dort entstehenden Bauch- und Beinstrukturen zu versorgen. Am äußersten Ende der Aorta entspringen die Nabelschnurarterien, die Blut vom Fötus zur Plazenta leiten. Ein sehr wichtiger Kanal – der sogenannte Ductus arteriosus – verbindet Aorta und Lungenarterien nach der Abzweigung der Kopfarterien von der Aorta: Er schafft eine Verbindung zwischen der rechten und der linken Seite des Kreislaufsystems, über die das Blut um die nicht funktionsfähige Lunge des Fötus geleitet wird.

Arterien führen das Blut vom Herzen fort. Sie verzweigen sich nach und nach zu immer feineren Gefäßen, bis hin zu haarfeinen Blutkapillaren. Durch die dünnen Wände der Kapillaren können Sauerstoff und Nährstoffe in aktive Gewebe des Fötus diffundieren und versorgen so die Gewebezellen mit dem für die Energiegewinnung nötigen Material sowie mit den Baustoffen für Zellwachstum und -teilung. Zur Rückführung des Blutes zum Herzen müssen die Kapillaren sich wiederum zu größeren Bahnen zusammenschließen, kleinen Venen, die sich ihrerseits zu großen Venen verbinden. Zunächst entstehen zwei große Nabelvenen, die das Blut aus der Plazenta zum Fötus zurückleiten; eine der beiden bildet sich während der fünften Woche zurück. Die verbleibende Nabelvene leitet das Blut in die Vena cava inferior ab, die große Vene, die das Blut aus den Beinen und dem Bauchraum zum Herzen zurückführt. Dieses Blut, das aus der Plazenta kommt, strömt durch die Vena cava inferior und ist vom übrigen Blut in dieser großen Ader streng getrennt. Sobald das Blut aus der Vena cava inferior im rechten Vorhof eintrifft, wird das sauerstoffreiche Blut aus der Plazenta über eine Wölbung in der Wand des rechten Atriums durch ein kleines Loch in der Scheidewand zwischen rechtem und linkem Vorhof geleitet, das sogenannte Foramen ovale. Das mit Sauerstoff angereicherte Blut fließt nun direkt zum Gehirn. Die Fähigkeit, sauerstoffreiches Blut von sauerstoffarmem Blut in ein und derselben Vene (der Vena cava inferior) zu trennen, ist entscheidend für die normale Entwicklung des Gehirns. Unmittelbar nach der Geburt schließt sich das Foramen ovale.

Die wichtigste Konsequenz dieser Entwicklungen im primitiven kardiovaskulären System ist die Tatsache, daß das Blut zur Versorgung des Gehirns sich vom übrigen Blut, das zum Schwanzende des Fötus und zur Plazenta gelangt, qualitativ sehr stark unterscheidet. In Notzeiten setzt der Fötus bestimmte höchst intelligente Strategien ein, um dem heranwachsenden Gehirn, seinem bevorzugten und wichtigsten Organ, Sauerstoff- und Nahrungsreserven zu bewahren.

Bei der Geburt sollte das Foramen ovale sich vollständig und für immer schließen. Ist die Klappe über dem Foramen ovale zu klein, um das Loch abzudecken, kann zwischen dem rechten und linken Vorhof ein permanenter Defekt zurückbleiben: eine Lücke, durch die das Blut vom rechten in den linken Vorhof fließt, was nach der Geburt nicht mehr vorkommen sollte. Dieser Defekt in der Scheidewand zwischen den Vorhöfen, der häufig als »Loch im Herzen« bezeichnet wird, tritt in unterschiedlicher Größe auf – natürlich fließt um so mehr Blut durch das Loch, je größer es ist. Seltener bleibt nach der Geburt auch zwischen den beiden Ventrikeln oder Herzkammern ein Loch zurück; dies ist der Fall, wenn das Septum, die Scheidewand zwischen den beiden Seiten, nicht vollständig ist. Diese seltenen

Defekte lassen sich heute bereits im Fötalstadium mit Hilfe von Ultraschall erkennen und können zum bestmöglichen Zeitpunkt nach der Geburt chirurgisch geschlossen werden.

Auch die Anfänge des embryonalen Darmrohrs oder Verdauungstraktes sind in der vierten Woche bereits erkennbar. Der Verdauungstrakt wird von Entoderm und Mesoderm gebildet, von zwei der drei Zellschichten in der wachsenden inneren Zellmasse. Aus dem Entoderm entstehen die Schleimhautauskleidung des Verdauungssystems und die Verdauungsdrüsen wie der Pankreas, die sich als Sprossen aus der Darmschleimhaut entfalten. Das Mesoderm bildet die Muskulatur aus, mit der die Nahrung durch das Verdauungssystem befördert wird. In der vierten Woche des embryonalen Lebens besteht der primitive Verdauungstrakt aus Vorder-, Mittel- und Hinterdarm. Vorder- und Hinterdarm entwickeln sich direkt im Anschluß an die Amnionhöhle: Auf diese Weise kann der Fötus Fruchtwasser schlucken. Andererseits gelangen auch Substanzen aus seinem Schlund ins Fruchtwasser, ebenso wie sein Stuhl, der als Mekonium bezeichnet wird: Er besteht aus dickem Schleim aus den Verdauungsdrüsen sowie aus den Zellen, die während des Wachstums der Darmschleimhaut abgesondert werden.

Aus dem Darmrohr wachsen mehrere wichtige Strukturen. Wenn wir über diese Vorgänge Bescheid wissen, können wir daraus wichtige Hinweise über die Art zahlreicher Entwicklungsanomalien entnehmen, die häufig erst Jahre nach der Geburt auftreten. So bildet sich beispielsweise die Schilddrüse aus einer kleinen Tasche auf dem Grund des Mundes und wächst nach unten, bis sie an ihrem Bestimmungsort im Hals haltmacht. Sehr selten bleiben auf dem Weg kleine Stücke der Schilddrüse zurück. Wenn nun die Schilddrüse aus irgendeinem Grund überstimuliert wird, beispielsweise weil die Mutter und deshalb auch der Fötus unter Jodmangel leiden, können sich entlang des Weges kleine Schilddrüsenwucherungen bilden.

In der vierten Schwangerschaftswoche sind erstmals die Ursprünge vieler Organsysteme zu erkennen. Zu dieser Zeit erscheint im Vorderdarm unmittelbar hinter dem sich entwickelnden Rachen eine Tasche, die als Laryngotrachealdivertikel bezeichnet wird, weil sie sich zu Kehlkopf (Larynx), Luftröhre (Trachea) und Lunge entwickelt. Das Laryngotrachealdivertikel bildet sich rasch zur Luftröhre aus und teilt sich dann

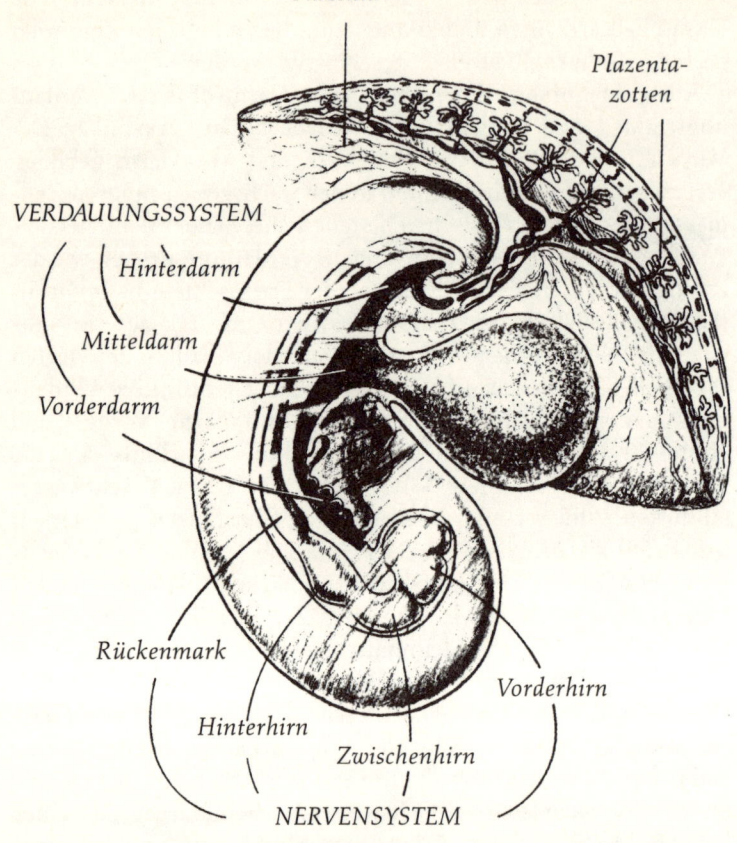

**ABBILDUNG 3.2**
*Der heranwachsende menschliche Embryo und die Plazenta.
Zotten von der fötalen Plazentaseite reichen in einen
mütterlichen Blutsee hinein.*

in den rechten und linken Lungenflügel. Die Teilung setzt sich fort, die Verzweigungen werden immer feiner und feiner, bis zuletzt die Lungenbläschen oder Alveolen in den Lungenflügeln entstehen. Über die dünnen Membranen, die Auskleidung der Lungenbläschen, werden nach der Geburt des Babys Gase ausgetauscht. Die Lungenblutgefäße verzweigen sich zu feinen Kapillaren, die über die Oberfläche der Lungenbläschen verlaufen und das Blut möglichst nahe an die Luft in den Bläschen heranführen. Freilich sind während des Lebens als Fötus die Lungenbläschen noch verschlossen und mit Flüssigkeit statt mit Luft gefüllt: Erst nach der Geburt erfüllen sie ihren eigentlichen Zweck.

Die strukturelle Entwicklung der Lungenbläschen ist etwa in der vierundzwanzigsten Schwangerschaftswoche vollständig abgeschlossen. Sobald die Bildung sowohl der Blutgefäße als auch der Lungenbläschen beendet ist, wären die Lungen ihrer Struktur nach in der Lage, das Leben außerhalb des Uterus aufrechtzuerhalten. Nach vierundzwanzig Wochen sind zwar die wesentlichen anatomischen Voraussetzungen für das Atmen bereits gegeben, doch die biochemische Reifung der Lungenflügel ist noch nicht vollständig abgeschlossen. Insbesondere ist die Lunge noch nicht imstande, die spezielle Luft-Wasser-Verbindung mit geringer Oberflächenspannung zu erzeugen, die nötig ist, damit die Lungenbläschen immer offen bleiben.

Wie bei vielen anderen Organsystemen können wir auch die Ursprünge des Nervensystems ab der vierten Woche beobachten. Das Nervensystem des Menschen war sein erster Computer – und es ist sicherlich der persönlichste aller Computer. Es verfügt über ein eigenes einzigartiges internes Programm, das verborgen im genetischen Material der Eizelle der Mutter und der Samenzelle des Vaters ruht. Neurologen und Neurophysiologen unterteilen das Nervensystem in das zentrale (Gehirn und Rückenmark) und das periphere Nervensystem, das über entsprechende Nerven Informationen ans Zentralnervensystem übermittelt und Botschaften des Zentralnervensystems über abzweigende Nervenbahnen an die Muskeln und Drüsen weitergibt: exakte Anweisungen für Aktivitäten aller Art.

In der vierten Woche besteht das Nervensystem aus einem langen Rohr, dem Neuralrohr, das beinahe über die gesamte Länge des Embryos verläuft, vom oberen bis zum unteren Ende. Entsprechend der Bedeutung seiner endgültigen Funktion entwickelt das Nervensystem sich langsamer als das kardiovaskuläre oder das Verdauungssystem. Die Bildung entscheidender Strukturen im Gehirn und im Rückenmark dauert bis mehrere Monate nach der Geburt an.

Das Nervensystem setzt sich aus Nerven- und Stützzellen mehrerer Typen zusammen, die kollektiv als Gliazellen oder

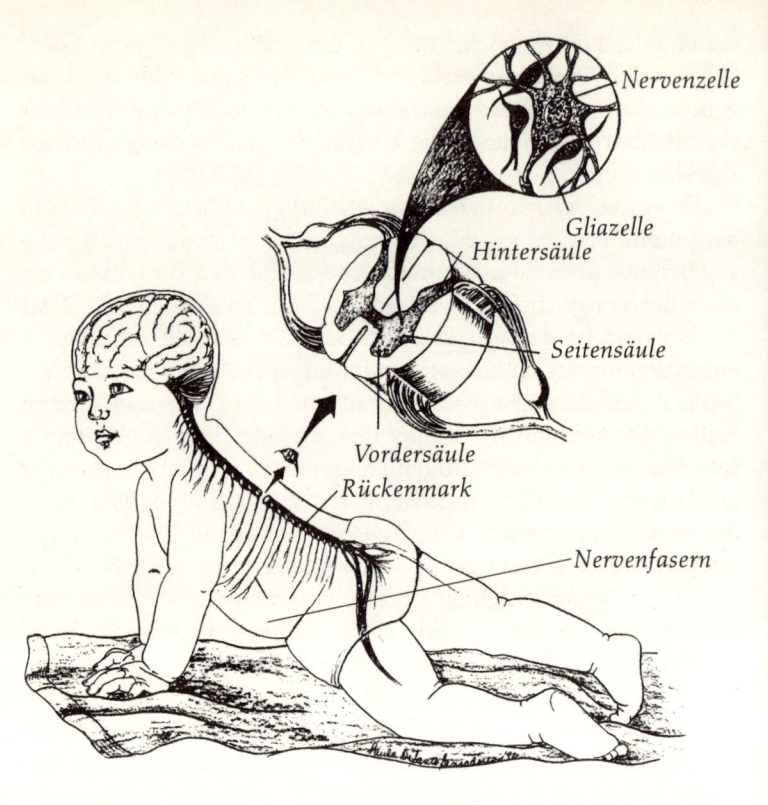

**ABBILDUNG 3.3**
*Schematische Darstellung des Zentralnervensystems (Gehirn und Rückenmark) und des peripheren Nervensystems*

Neuroglia bezeichnet werden. Die Nervenzelle ist ein »empfindlicher, feinfühliger« Zelltyp: Sie hat den ständigen Wunsch, mit ihren Geschwistern in Kontakt zu treten, und besitzt die besondere Fähigkeit, Fortsätze in alle Richtungen auszustrecken. Einige dieser Fortsätze sind sehr klein und werden als Dendriten bezeichnet. Aber neben einer großen Zahl von Dendriten verfügen viele Nervenzellen zudem über einen langen Fortsatz, der als Axon oder Achsenzylinder bezeichnet wird. Dendriten können mit anderen Nervenzellen in der unmittelbaren Umgebung in Verbindung treten, über das Axon jedoch sind sie in der Lage, auch mit Nervenzellen in größerer Entfernung Kontakt aufzunehmen. Die längsten Achsenzylinder im menschlichen Körper können eine Länge von etwa 1,20 Meter erreichen; sie verlaufen von der Basis des Rückenmarks bis hinauf ins Gehirn. Erst jetzt verstehen wir allmählich, welche Faktoren das Wachstum der Achsenzylinder bestimmen und wie sie die Richtung erkennen, in die sie wachsen müssen, damit die richtigen Verbindungen hergestellt werden.

Die frühe Organisation und Entwicklung des Nervensystems zu unterschiedlichen Regionen läßt sich am einfachsten am Rückenmark beobachten. In der zwölften Woche hat das primitive Rückenmark sich soweit entwickelt, daß die dünne innerste Schicht den flüssigkeitsgefüllten Zentralkanal umgibt. An der Außenseite befindet sich die sogenannte weiße Substanz, die im wesentlichen aus markhaltigen Nervenfasern besteht: Diese verlaufen in beiden Richtungen entlang dem Rückenmark, einige davon über die gesamte Länge des Rückenmarks, andere hingegen verbinden verschiedene Teile des Rückenmarks. Zwischen den Fasern befindet sich die sogenannte graue Substanz; sie enthält die Nervenzellen mit ihren Verzweigungen. Die graue Substanz unterteilt sich in drei gesonderte Zonen, die Hintersäule, Vordersäule und Seitensäule, sowie ein zentrales Verbindungsstück, die Kommissur, mit dem Zentralkanal. Die Hintersäule verarbeitet eintreffende Sinneswahrnehmungen, die Vordersäule übermittelt Botschaften an die Muskeln; die kleine Seitensäule schließlich tritt nur im Bereich der Brustwirbelsäule auf: in jenen Teilen des Rückenmarks, von wo aus Axone zu Organen abzweigen, die wir nicht willkürlich kontrollieren können, so etwa zu den Verdauungsdrüsen, den Herzmuskeln, den Blutgefäßen und dem Verdauungssystem. Dieser unwillkürliche Teil des Nervensystems wird als vegetatives Nervensystem bezeichnet.

Im ausgereiften Körper steuert das vegetative Nervensystem sämtliche automatischen, reflexartigen Reaktionen, die das kardiovaskuläre und das Verdauungssystem regeln. Beim Fötus hingegen ist das vegetative Nervensystem entscheidend für seine Fähigkeit zu komplexen kardiovaskulären Reaktionen, dank deren er sich vor lebensbedrohlichen Situationen schützt, wie zum Beispiel Sauerstoffmangel. Später werden wir sehen, welche erstaunlich effizienten Maßnahmen der Fötus trifft, um für Notzeiten vorhandene Sauerstoff- und Energieressourcen seinem Gehirn zu reservieren.

Außerhalb des Rückenmarks befindet sich die hochspezialisierte Gehirn-Rückenmark-Flüssigkeit, die man Liquor cerebrospinalis nennt; sie schützt das zentrale Nervensystem, das Rückenmark und die Nervenwurzeln, gegen Stoß und Druck von außen. Der Liquor wird hauptsächlich tief im Gehirn produziert, im selben Kanal, der auch das Rückenmark bildet. Dieser Zentralkanal verläuft über die gesamte Länge des Neuralrohrs. An einer Stelle in der Nähe der Verbindung zwischen Gehirn und Rückenmark befindet sich ein Loch, durch das der Liquor an die Außenseite des Gehirns und des Rückenmarks gelangt. Bei Infektionen des Gehirns, des Rückenmarks oder der umgebenden Zellschichten punktiert der Arzt mit einer dünnen Nadel den liquorgefüllten Raum: Er entnimmt eine Liquorprobe, die anschließend im Labor analysiert wird, wodurch sich feststellen läßt, welcher Art die Infektion oder ein damit in Zusammenhang stehendes Problem ist.

Das Gehirn entsteht am vorderen Ende des Neuralrohrs. Seine Entwicklung ist – was wohl kaum überrascht – bei weitem komplexer als die Reifung des Rückenmarks; dennoch erfolgt die Differenzierung der Nervenzellen und -fasern nach denselben Prinzipien. Das Gehirn entwickelt sich nach einer exakt programmierten Aufeinanderfolge von Faltungen, Vertiefungen und Ausbuchtungen, die mit atemberaubender Geschwindigkeit stattfinden. Schon am sehr rudimentären Embryo können wir drei grundlegende Teile des sich entwickelnden Gehirns feststellen: das Vorder-, Mittel- und Hinterhirn. Die mit Flüssigkeit gefüllte zentrale Kammer wird als Hirnventrikelsystem bezeichnet. In der Hauptentwicklungszeit in der späten Schwangerschaft produziert das Gehirn einhunderttausend Nervenzellen pro Minute – zum Zeitpunkt der Geburt enthält es zehn Milliarden Nervenzellen, gebildet entsprechend den Informationen aus dem genetischen Kode in den sich teilenden Zellen. Das Gehirn bezieht aber auch Informationen aus der Umgebung des Fötus und dessen Aktivitäten: Zum Beispiel hilft nach der Geburt der Vorgang des Gehens bei der Entwicklung der neuromuskulären Koordination, die ihrerseits eine Voraussetzung ist, um einem Krabbelkind das Gehen überhaupt zu ermöglichen; offenbar findet derselbe Prozeß, nämlich die aktivitätsabhängige Entwicklung, bereits vor der Geburt statt. Die moderne Neurologie hat eindeutig nachgewiesen, welche Rolle die Interaktion mit der

Umgebung für die Entwicklung des Gehirns spielt. Für ein zu früh geborenes Baby bedeutet dies, daß es sich in der fremden Umgebung einer Intensivstation (siehe Kapitel 15) entwickeln muß. Deshalb suchen Neonatologen derzeit intensiv nach der besten Methode, den frühen Verlust der intrauterinen Umgebung des Fötus im Fall einer Frühgeburt zu kompensieren.

Wie beim Rückenmark entstehen auch beim Gehirn während der Entwicklung aus der mittleren Zellschicht die Nervenzellen und aus der äußeren Schicht die Nervenfasern. Verschiedene Gruppen von Nervenzellen spezialisieren sich auf entsprechend unterschiedliche Funktionen. Die Nervenzellen im dorsalen (dem Rücken zugewandten) Teil der mittleren Schicht übernehmen die Funktion, Informationen zu sammeln, während die ventralen (vorderen) Nervenzellen generell ausführende Funktion haben. Während jedoch im Rückenmark die Nervenzellen von den Nervenfasern streng getrennt bleiben, ist die Anordnung im Gehirn sehr viel komplizierter. Nervenzellen wandern nach außen in die weiße Substanz und bewegen sich in weiten Zonen des Gehirns energisch zwischen den Nervenfasern hin und her. Vor allem in der Hirnrinde, der äußeren Schicht des vergrößerten vorderen Endes des Gehirns, findet eine verstärkte Wanderung von Nervenzellen statt, die für viele der höheren Nervenfunktionen verantwortlich ist, beispielsweise für das Sehen, für Bewegung und Denken. Folglich befindet sich die graue Substanz des Gehirns an der Außenseite über den Nervenfasern, nicht darunter wie beim Rückenmark. In manchen Regionen bleiben die Nervenzellen im Zentrum, in kleinen Ansammlungen zwischen den Fasern, und erfüllen spezifische Funktionen. Solche Ansammlungen von Nervenzellen nennt man Nuklei – Kerne. Die Bezeichnung Nukleus zur Beschreibung einer Gruppe von Nervenzellen mit bestimmter Funktion ist einigermaßen verwirrend, denn derselbe Begriff wird zugleich für den Kern jeder beliebigen Körperzelle verwendet; er spielt jedoch eine wichtige Rolle, wie wir noch feststellen werden, wenn wir uns mit dem Ursprung der Signale befassen, die der Fötus aussendet, um den Geburtsvorgang einzuleiten.

Die Gruppe von Nervenzellen in einem Nukleus stellt man sich am besten als kleine Kolonie vor, die eine bestimmte Funktion oder Funktionsgruppe zu erfüllen hat. So sehen wir, daß im Hypothalamus, einem durchaus primitiven Teil des Gehirns, den auch Tiere auf niedriger Entwicklungsstufe besitzen, zahlreiche Zellen das Hormon Oxytocin produzieren und ausschütten. Schwangere Frauen produzieren Oxytocin während der Wehen und der Geburt: ein Signal an die Uterusmuskeln, die auf diese Weise zur Kontraktion angeregt werden. Der supraoptische und der paraventrikuläre Nukleus sind die beiden wichtigsten Kerngebiete des Hypothalamus, die Oxytocin enthalten, aber zusätzlich noch zahlreiche weitere chemische Substanzen produzieren, die Aktivitäten in anderen Zellen hervorrufen. Die chemischen Substanzen, die Botschaften von einer Zelle zu einer nächsten weitergeben, sind die sogenannten Neurotransmitter: Jede einzelne Funktion, die sie auslösen, ist hochkompliziert und ein Kennzeichen für den Erfolg der höheren Säugetiere, die ein außergewöhnliches Spektrum komplexer Funktionen entwickelt haben. Jede Funktion ist an sich schon komplex, aber in der Wechselwirkung mit anderen ergibt sich ein wahrhaft respekteinflößendes Potential geistiger und motorischer Fähigkeiten.

Das Gehirn verdankt seine Fähigkeiten weitgehend der Entwicklung vieler verschiedener Nervenzellen mit spezifischen Funktionen; zusätzlich aber vermehrt die enorme Anzahl von Zellen, die durch Teilung der primitiven Nervenzellen entstehen, seine Fähigkeiten beträchtlich. Das menschliche Nervensystem besteht aus zweihundert Milliarden Zellen, was an sich schon höchst beachtlich ist; ehrfurchtgebietend aber erscheint uns die Komplexität des Nervensystems, wenn wir nicht nur die schiere Menge der Zellen, sondern auch die Vielzahl und Vielfalt ihrer synaptischen Verbindungen bedenken: In der Kombination ergibt sich eine wahrhaft astronomische Zahl – mit anderen Worten: eine ungeheure Bandbreite von Verbindungen, dank deren das Gehirn in der Lage ist, eine Myriade von Aufgaben kompetent auszuführen. Zudem erlauben diese unendlich vielen Verbindungen eine erstaunliche Feinabstimmung der Funktionen. Neurophysiologen konnten nachweisen, daß ein Impuls entlang einem Achsenzylinder entweder »an« oder »nicht an« bedeutet, wobei jede Nervenzelle als kleine Addiermaschine fungiert, die positive und negative Impulse von anderen Nervenzellen und die Informationen der im Blut zirkulierenden chemischen Substanzen summiert und aufgrund des Ergebnisses das Ausmaß der jeweils erforderlichen Aktivität bestimmt.

Jede Nervenzelle verfügt über die gesamte genetische Information, die auch alle anderen Zellen im Körper besitzen. Früher war man der Ansicht, jede Nervenzelle produziere und sende nur einen Transmitter aus, heute jedoch wissen wir, daß diese vereinfachte Vorstellung von der Wirkungsweise ungenau ist: Aufgrund neuerer Studien ist bekannt, daß Nervenzellen unter bestimmten Umständen in der Lage sind, mehr als einen Neurotransmitter zu produzieren und freizusetzen, und dank dieser Fähigkeit, über die jede einzelne Nervenzelle verfügt, erhöht sich die Komplexität sämtlicher potentieller Funktionen des Nervensystems erheblich. Wir wissen noch nicht genau, unter welchen Umständen Nervenzellen mehr als einen Transmitter gleichzeitig produzieren oder wann sie aufhören, einen bestimmten Transmitter zu produzieren und mit der Produktion eines anderen beginnen. Zweifellos wird die Forschung der nächsten Jahre darauf eine Antwort geben können. Wir leben in einer äußerst aufregenden Zeit – es ist genauso, als stellten wir plötzlich fest, daß eine Oboe, von der wir glaubten, sie könne immer nur eine Folge von Einzeltönen hervorbringen, in Wahrheit in der Lage ist, mehrstimmige Akkorde zu spielen.

Zusammenfassend ist zu sagen, daß das Nervensystem im Zug seiner Entwicklung Myriaden von Zellen an Tausenden verschiedener Orte bildet: Jeder Ort ist eine spezifische Mikroumgebung; jede Zelle entwickelt spezifische Fähigkeiten, die in Beziehung zu anderen Zellen in der Nähe stehen und von den Impulsen der Umgebung abhängig sind – und zwar sowohl im Fötus selbst als auch über Signale von der Mutter. Die Summe der Fähigkeiten aller Nervenzellen bedingt die unendliche Vielfalt des Potentials, die Kraft, das Talent sowie die körperlichen und geistigen Fähigkeiten, die jedes Individuum ausmachen. Keiner von uns ist jemals mit einem anderen Menschen völlig identisch. Sogar eineiige Zwillinge verfügen über unterschiedliche intrauterine Erfahrungen, die sich beispielsweise aus der jeweils anderen Position im Uterus und der individuellen Blutversorgung ergeben. Diese Unterschiede führen zu bleibenden Abwandlungen, die so subtil sein können, daß sie mit den derzeit verfügbaren Testmethoden wohl gar nicht meßbar sind und angesichts der gesellschaftlichen Erwartungen an das Individuum ohnehin nicht zum Tragen kommen. Ein sehr deutlicher Hinweis auf diese Unterschiede ist jedoch die Tatsache, daß bei eineiigen Zwillingen leichte Unterschiede im Geburtsgewicht beobachtet werden. Es ist sprachlich korrekt, jede Person als Individuum zu bezeichnen: Die absolute Individualität, ja Einzigartigkeit des Menschen liegt in der Natur seiner Spezies.

Unsere fünf Sinne sind Gesicht, Gehör, Geruch, Geschmack und Tastsinn. Sie alle entwickeln sich bereits während des fötalen Lebens. Die Organe und Nerven, die unsere Sinne steuern, sind die wesentliche Voraussetzung, damit wir mit unserer Umgebung in Beziehung treten können. Ohne die Informationen, die wir über unsere Sinnesorgane erhalten, wüßten wir nicht, was rund um uns vorgeht – wir nähmen unsere Umgebung nicht wahr. Nur durch unsere Sinneseindrücke sind wir in der Lage, auf lebensbedrohliche Situationen angemessen zu reagieren. Heute wissen wir zweifelsfrei, daß Qualität und Quantität der Informationen, die von den Sinnesorganen an das Nervensystem weitergeleitet werden, bei der Entwicklung und Reifung des gesamten Organismus eine entscheidende Rolle spielen.

Offensichtlich gelten bestimmte allgemeine Prinzipien für die Entwicklung aller Sinnesorgane, unabhängig vom jeweiligen Typus. Erstens beginnt die Entwicklung bereits sehr früh, etwa um die vierte Woche, aber die Vollendung der strukturellen Differenzierung, die Anbindung an das Nervensystem und die funktionale Ausreifung sind möglicherweise erst nach der Geburt abgeschlossen. Zweitens sind die Sinnesorgane, die tatsächlich stimuliert werden – also das Auge durch Licht, das Ohr durch Schallwellen, Tast- und Geruchssinn durch chemische Substanzen und die Haut durch Temperatur oder Druck – modifizierte Nervenzellen, die sich aus dem Nervensystem herausbilden. Drittens entwickelt der Fötus Strukturen rund um seine Sinnesorgane, die das jeweilige Organ schützen, so etwa die Einbettung des Auges, sowie Vorrichtungen zur Steigerung der Sinneswahrnehmung, beispielsweise die Trompetenform des Ohrs, die eine bessere Aufnahme des Schalls erlaubt, oder die Linsen im Auge zur Scharfstellung des Bildes auf der Netzhaut.

Bei der Entwicklung der Sinnesorgane während des vorgeburtlichen Lebens sollte ein allgemeiner Aspekt bedacht werden: Für den Fötus im Uterus spielen die Sinnesorgane zwar eine untergeordnete Rolle, im Augenblick der Geburt jedoch werden sie wichtig. Wäre das Neugeborene nicht in der Lage, Temperaturschwankungen wahrzunehmen, könnte es seine Körpertemperatur nicht regulieren. Im Uterus braucht es diese Fähigkeit nicht – die Mutter regelt ja ihre eigene Körpertemperatur und damit auch die Umgebungstemperatur des Fötus. Dies zeigt in ausgezeichneter Weise, wie der Fötus sich Fähigkeiten aneignen muß, um mit Anforderungen zurechtzukommen, auf die nichts ihn vorbereitet hat.

Wenn wir die Entwicklung des Auges betrachten, sehen wir in der vierten Lebenswoche, daß sich auf beiden Seiten des äußeren Gehirns ein Bläschen gebildet hat. In der fünften Woche verformt sich dieses gestielte Bläschen, Vesicula optica oder Augenbläschen, zu einem Becher. In dessen Innenfläche befinden sich die Nervenzellen, aus denen später die lichtempfindlichen Zellen der Retina entstehen, verbunden mit anderen Nervenzellen in dem Stiel, der aus dem Gehirn herausragt. Aus diesem Stiel bildet sich der Sehnerv, der die Aufgabe hat, die als Lichtinseln auf der Retina erzeugten Informationen an das Gehirn weiterzuleiten. Rund um das Auge bildet sich eine dicke Schicht starken Bindegewebes, die dem Augapfel seine charakteristische Form gibt und als Schutz für dieses wichtige Organ fungiert. In den Augapfel eingebettet befindet sich die Linse.

Die Differenzierung und Entwicklung der äußeren Zellschicht oder des Epithels, aus dem die Linse entsteht, folgt der Bildung des darunterliegenden Augenbechers und ist ein ausgezeichnetes Beispiel für die Kommunikation eines Gewebes mit einem anderen. Das Augenbläschen enthält bereits das Programm für die Bildung der Linse. Daraus ersehen wir, daß die richtig programmierte Entstehung eines Gewebes entscheidenden Einfluß auf die Differenzierung eines anderen ausübt. In der zehnten Woche der Schwangerschaft ist das Auge strukturell bereits vorhanden, doch die Nervenverbindungen müssen sich erst noch entwickeln. Mit anderen Worten: es existiert zwar bereits ein rudimentärer Augenansatz, doch die Verbindungen ins Gehirn haben sich noch nicht gebildet, so daß der Fötus in diesem Stadium noch nicht »sehen« kann.

Nervenfasern von der Retina sind der erste Schritt in der Entwicklung der Sehbahn, die Informationen aus dem Auge in eine spezifische Region des hinteren Teils der Hirnrinde, die sogenannte Sehrinde, leitet. In der Sehrinde erfolgt der Großteil unserer komplexen Analysen der visuellen Information. Wie wir aufgrund von Studien an erwachsenen Tieren wissen, ist die Sehrinde so ausgelegt, daß sie einer Abbildung der Welt entspricht, wie wir sie sehen: Wenn bei einem neugeborenen Tier ein Auge nicht richtig funktioniert, wirkt sich der Mangel an Informationen, die von dem betroffenen Auge zur Sehrinde gelangen, auf die Entwicklung der Sehrinde aus, und daraus können wir schließen, daß die normale Funktion des Auges ausschlaggebend ist für die normale Entwicklung der Funktion der Sehzentren im Gehirn. Alles deutet darauf hin, daß es sich beim Menschen genauso verhält.

Wenn die nächste Hauptsinnesfunktion, das Gehör, sich entwickelt, wächst zunächst der Hörnerv aus dem Hinterhirn. Er führt Fasern sowohl zu den Strukturen, die später beide Gehörorgane bilden, als auch zum Gleichgewichtsorgan im Ohr. Bis zum vierten Monat ist das Ohr nicht vollständig ausgebildet: Auch wenn das Ohr strukturell ausgereift erscheint, entwickeln sich die zentralen Verbindungen erst später. Elektrische Aufzeichnungen der Gehirnströme eines Fötus, der auf Geräusche reagiert, lassen darauf schließen, daß die Reifung des Ohrs sich über die gesamte Schwangerschaft hinzieht.

Wie bei vielen anderen Organen beginnt auch die Entstehung des fötalen Fortpflanzungstrakts und der Harnwege in der vierten Woche. Wie wir vom ausgereiften Körper wissen, stehen diese Strukturen offensichtlich in einer sehr engen Wechselbeziehung, und so ist es nicht verwunderlich, daß auch ihre Entwicklung im Embryonal- und Fötalstadium in sehr engem Zusammenhang steht. In der vierten Woche entwickelt der Embryo an der Rückwand des Bauches eine Reihe von Strukturen, die den Nieren von Fischen und Amphibien gleichen. Das erste Nierenpaar verschwindet spurlos. Das zweite Paar wird schließlich Teil des männlichen Fortpflanzungsapparates und verschwindet bei Mädchen ebenfalls nahezu spurlos. Das dritte Paar Urnieren wächst bei beiden Geschlechtern schließlich zu den bleibenden, eigentlichen Nieren heran, die beidseitig durch den Harnleiter mit der entstehenden Blase verbunden sind.

Im frühesten Stadium seines Lebens hat der Embryo sich noch nicht auf die Bildung männlicher oder weiblicher Geschlechtsorgane festgelegt. Die Strukturen, aus denen später entweder Hoden oder Eierstöcke entstehen, enthalten eine zentrale Zone, Medulla genannt, und eine äußere Zone, den Cortex. In der ersten oder zweiten Schwangerschaftswoche vermag auch ein Biologe mit großer Erfahrung im Mikroskopieren nicht mit Sicherheit festzustellen, ob die primitiven Fortpflanzungsstrukturen (Gonaden) eines Embryos später zu Hoden oder zu Eierstöcken werden. Die Gene können wir nicht sehen, doch die Information darüber, welche Wahl er schließlich treffen wird, ist im genetischen Kode des Embryos in den Chromosomen festgelegt.

Menschen besitzen dreiundzwanzig Chromosomenpaare, darunter ein Paar Geschlechtschromosomen. Bei Frauen ähneln sich die Geschlechtschromosomen in der Form und werden als X-Chromosomen bezeichnet, Männer hingegen besitzen ein X-Chromosom und ein Y-Chromosom. Im Jahr 1990 konnten mehrere britische Forscher nachweisen, daß nur ein einziges Gen auf dem männlichen Y-Chromosom die Anweisungen erteilt, die schließlich zur Ausbildung der Hoden aus den primitiven Gonaden führen. In den Hoden entwickelt sich die zentrale Medulla zu haarfeinen Kanälen, in denen sich dann Samenzellen bilden, und der äußere Cortex wird zu einer festen Schutzhülle.

Fehlt das Y-Chromosom und damit der männliche Einfluß, so entwickelt sich die Gonade zu einem Eierstock. Die generelle Regel der geschlechtsspezifischen Differenzierung lautet, daß stets die weibliche Ausprägung zum Durchbruch gelangt, falls kein männlicher Einfluß vorliegt: Einen speziell weiblichen Einfluß, der zur Bildung weiblicher Fortpflanzungsstrukturen führte, gibt es nicht. Strukturell verfügen die ursprünglichen Sexualorgane grundsätzlich über beide Möglichkeiten, sie können entweder zu männlichen oder zu weiblichen Fortpflanzungsorganen werden. Liegt ein männlicher Faktor vor, entwickelt sich das Urorgan zu männlichen Fortpflanzungsorganen; liegt kein männlicher Faktor vor, entsteht der weibliche Geschlechtsapparat.

Der frühe Embryo verfügt über zwei getrennte Gang- oder Röhrensysteme, aus denen er den Fortpflanzungstrakt bilden kann, ein männliches und ein weibliches. Entwickelt sich ein Hoden, so sondert er einen Hemmfaktor ab, ein bestimmtes Protein, das die unerwünschten weiblichen Gänge verschwinden oder verkümmern läßt. Bei Frauen, die ja keine Hoden haben, verschwindet die weibliche Anlage nicht, sondern entwickelt sich in der Folge zu Uterus und Vagina. Auch hier zeigt sich wieder die allgemeine Regel: Ein spezifischer Steuerungsfaktor ist nicht erforderlich, damit die im weiblichen Fortpflanzungssystem vorhandene genetische Kodierung sich schließlich manifestiert.

Die Formen und Regeln bei der Entwicklung des Fortpflanzungstraktes wurden erstmals von Professor Alfred Jost vom Collège de France in Paris erarbeitet. Er konnte nachweisen, daß sich bei Entfernung beider Hoden aus männlichen Kaninchenembryonen das weibliche Gangsystem nicht zurückbildet, sondern sich im Gegenteil normal entwickelt. Entfernte er nur einen Hoden des männlichen Tiers, bildete sich der weibliche Gang dort, wo der Hoden noch vorhanden war, zurück, entwickelte sich aber vollständig auf der anderen Seite, wo der Hoden entfernt worden war. Anhand dieser im Grunde simplen, aber höchst wirkungsvollen Studien wies er nach, daß der Faktor, der über die Rückbildung des Gangsystems entscheidet, lokal wirkt: ohne Umweg über den Blutkreislauf des Fötus. Derlei nennen wir einen parakrinen Regulator. Wir werden später noch sehen, daß ähnliche Mechanismen auch die geschlechtsspezifische Differenzierung der Gehirnentwicklung programmieren.

Somit haben wir nun gesehen, wie die großen Organsysteme des Fötus entstehen. Wir haben einige Zellen bei ihrer Teilung und Wanderung durch den Embryo begleitet. Unter all den Zellaktivitäten aber muß es Regelmechanismen geben, die über die angestrebte Form und die Beziehung der Organe untereinander entscheiden. Einen Hinweis fanden wir in der Art und Weise, wie die Augenlinse und die Retina miteinander in Verbindung stehen. Aber es gibt noch zahlreiche weitere erstaunliche Phänomene, von denen nicht die Rede war: Wie verwachsen zum Beispiel Muskeln und Sehnen miteinander, so daß sie sich in die entsprechenden kleinen Höcker der wachsenden Knochen einfügen und auf diese Weise das funktionsfähige Hebelsystem für Tätigkeiten wie Gehen, Stehen, Laufen, Singen und Atmen bilden? Muskeln und ihre jeweiligen Gegenspieler sind in ihrer Entwicklung so koordiniert, daß auch die jeweils entsprechenden Nerven zusammengeschlossen werden. Die Muskeln ziehen an Knochen, die sich in Gelenken bewegen können. Muskeln, Knochen und Gelenke stellen ein wunderbar konstruiertes Hebelwerk dar. Alle diese Fähigkeiten sind das Ergebnis dieses außergewöhnlichen Wachstumsvorgangs und der Beziehung zwischen Zellen, wie sie in der embryonalen Entwicklung stattfinden, gesteuert vom genetischen Kode.

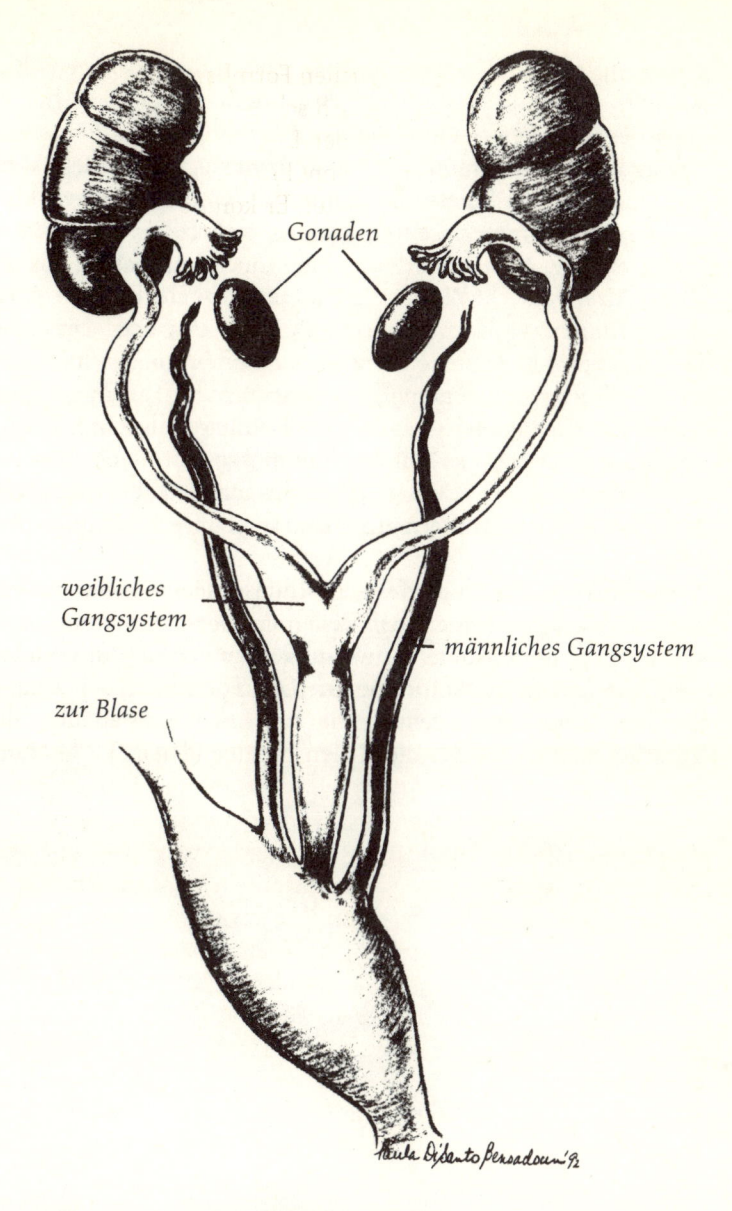

**ABBILDUNG 3.4**
*Geschlechtliche Differenzierung. Der frühe Embryo verfügt über die primitiven Strukturen, die sich sowohl zum männlichen als auch zum weiblichen Genitaltrakt entwickeln können.
Der Deutlichkeit halber wurde die Blase hier nicht abgebildet.*

Es sieht so aus, als wiederholte die Entwicklung des menschlichen Embryos und Fötus unsere gesamte Stammesgeschichte. In einem bestimmten Stadium besitzt der Embryo eine Reihe von Schlitzen im Rachenraum, die den Kiemen von Fischen sehr ähnlich sind. Während diese Strukturen in der menschlichen Entwicklung verkümmern, entwickeln sie sich bei Fischen weiter und dienen zur Sauerstoffaufnahme aus dem Wasser. Bis zu einem Alter von acht Wochen hat der menschliche Embryo einen rudimentären Schwanz, der schließlich verschwindet. Dies sind Beispiele einer allgemeinen Regel bei der embryonalen und fötalen Entwicklung, die erstmals im vergangenen Jahrhundert von Gavin De Baer dargelegt wurde: Die embryonale Entwicklung des Individuums wiederholt die Stammesgeschichte der Spezies. Der Dottersack, die Kiemen, der Schwanz und die primitiven Nierenstrukturen erinnern uns allesamt an unsere evolutionären Vorfahren.

Die korrekte Erfüllung des alles umfassenden Programms für die Entwicklung erfordert, daß Zellen miteinander kommunizieren können, um einander Anweisungen zu erteilen und sämtliche Fortschritte zu kontrollieren. Die Forschung der letzten zwanzig Jahre hat uns eine Fülle von Erkenntnissen über die Sprache beschert, in der die Zellen miteinander in Verbindung treten.

# Kapitel 4
# Zellengespräche

*Vergeßt nicht, Gutes zu tun und mit anderen zu teilen ...*

Brief des Paulus an die Hebräer, 13, 16.

*Gutes wächst um so üppiger, je mehr es geteilt wird.*

John Milton: *Das verlorene Paradies*

Die Eltern liefern den Bauplan für die Konstruktion eines neuen Wesens; die Umgebung ist es, die danach die Art und Weise seiner Realisierung modifiziert. Jede Zelle des Fötus enthält im Kern den vollständigen genetischen Kode, den seine Mutter und sein Vater an ihn weitergaben. Die Gene im Zellkern sind die molekulare Basis der Erbeigenschaften – sozusagen die Computersoftware, anhand derer der Fötus schließlich seinen eigenen Gesamtplan für sein Wachstum entwickelt. Die Software ist in den Genen in Form eines höchst präzisen und doch einfachen Kodes gespeichert. Jeder Mensch besitzt auf seinen sechsundvierzig Chromosomen etwa hunderttausend Gene. Die Chromosomen sind im Zellkern immer vorhanden, treten jedoch nur in Erscheinung, wenn die Zelle sich anschickt, sich in zwei Tochterzellen zu teilen. Jede Zelle enthält für jede einzelne Funktion des Organismus ein Gen von jedem Elternteil. Vor der Teilung wird jedes Gen kopiert: Folglich besitzt die sich teilende Zelle zwei Kopien der Gene, die sie von der Mutter, und zwei Kopien der Gene, die sie vom Vater erhalten hat. Wenn die Zelle sich dann teilt, werden eine Kopie des väterlichen und eine Kopie des mütterlichen Gens an den Kern jeder der beiden Tochterzellen verteilt.

Mit Hilfe guter Röntgengeräte lassen sich Bilder der Genstruktur aufnehmen. Francis Crick, James Watson und ihre Kollegen, die in den fünfziger Jahren in Cambridge in England arbeiteten, wiesen nach, daß die Gene aus einer Doppelhelix mit zwei Strängen Desoxyribonukleinsäure (DNS oder, gebräuchlicher, DNA: *desoxyribonucleid acid*) bestehen. Aufgrund ihrer genialen Struktur ist die DNA bei jedem Menschen einmalig. Die Identität der DNA ist damit in gewissem Sinn auch die Identität der Person.

Jedes DNA-Molekül besteht aus einem doppelten Strang von Baueinheiten, spiralförmig umeinander gewunden wie zwei Perlschnüre. Die Stränge setzen sich aus vier verschiedenen Molekültypen (Basen) zusammen: Adenin (A), Thymin (T), Guanin (G) und Zytosin (C), mehrere Hundert in jedem Strang. Die Einzelbestandteile sind einfach; erst ihre Aufeinanderfolge macht die Komplexität des Kodes aus.

Das grundlegende Problem bei der Teilung einer Zelle besteht darin, die im Kern enthaltene DNA so zu kopieren, daß die Tochterzelle die gesamte vererbte Software erhält – dieselbe DNA-Struktur. Bis vor kurzem war der Mechanismus, mittels dessen die Zelle eine perfekte Kopie der genetischen DNA herstellt, eines der größten Geheimnisse des Lebens. Dieses Geheimnis konnte nun innerhalb kurzer Zeit gelüftet werden. Das System, das die Natur zur Verdoppelung des DNA-Kodes entwickelt hat, ist verblüffend einfach. Die Bausteine in den beiden Strängen der DNA-Doppelhelix, die Basen, sind paarweise einander gegenüber angeordnet, und zwar immer exakt komplementär: das heißt, A steht immer gegenüber T, und C paart sich immer mit G. Dies deshalb, weil T und C gleich kurz und A und G gleich lang sind. Wenn also ein T auf einem Strang der DNA dem A auf der anderen Seite gegenübersteht, halten die beiden Stränge dieselbe Distanz zueinander ein wie das Paar C-G. Deshalb bilden die Stränge eine perfekt in sich verdrehte Doppelhelix mit stets konstantem Abstand zwischen den Strängen.

Die Anordnung in Paaren hat zwei Vorteile. Erstens stellt sie sicher, daß jeder Strang der Doppelhelix sich korrekt um den anderen windet: Die beiden Stränge sind zueinander komplementär und fügen sich zusammen wie zwei Teile eines Puzzles – es ist, als »wisse« das Gen, daß gegenüber einem A ein T und gegenüber einem G ein C stehen muß. Zweitens bietet die exakte Verpaarung des einen mit dem anderen Strang ein sehr einfaches System zur Reproduktion der Doppelhelix. Zum Zeitpunkt der Zellteilung lockert sich die Verbindung zwischen den Basenpaaren, die beiden Stränge entflechten und trennen sich. Die Basen A, T, C und G sind nun frei, ohne Partner, und damit gibt es zwei getrennte Stränge, Strang 1 und Strang 2, die zueinander genau komplementär sind: Wo sich auf 1 ein A befindet, steht auf 2 ein T. Die Reihenfolge der Bauteile auf der nun freien Oberfläche ist ein Muster, das exakt vorschreibt, wie die neuen Kopien der Doppelhelix aussehen müssen. Auf jedem Strang verbindet sich ein A mit einem neuen T und ein C mit einem neuen G: So entstehen zwei neue Doppelhelices – ein Kopiersystem, das großartig ist in seiner Einfachheit und Effizienz. Durch die erneute Verpaarung der Bausteine drehen sich die Stränge wieder umeinander, wenn sich eine neue Doppelhelix bildet.

Gelegentlich auftretende Fehler im Verdoppelungsprozeß führen zu Mutationen, und Mutationen bewirken veränderte Anweisungen. Die veränderte Aufeinanderfolge der Bausteine kann für die Zelle sinnvoll sein oder nicht. Weitreichende Mutationen sind häufig tödlich: Es ist, als würde in die Kodesprache ein neues, unverständliches Wort eingefügt.

Im wesentlichen liefert der genetische DNA-Kode eine Herstellungsschablone, eine Art Musterbuch, mit dem Proteine erzeugt oder reproduziert werden können. Proteine sind eine der drei wichtigsten Molekülarten, die im menschlichen Körper vorkommen; die beiden anderen sind Fette und Kohlenhydrate. Moleküle sind das Grundmaterial, aus denen die Tiere bestehen: ihre Konstruktionseinheiten. Proteine spielen eine Schlüsselrolle als Bauteile, die das Gerüst sowohl für Zellen als auch für Enzyme bilden, die entscheidenden Regulatoren der verschiedenen Produktionslinien der Zelle. Enzyme sind hochspezialisierte Proteine, die in der Lage sind, die Anzahl der chemischen Reaktionen im Körper zu erhöhen, ohne selbst aufgebraucht zu werden oder sich zu verändern.

Jedes Gen trägt den Kode für ein bestimmtes Protein (Eiweiß) in sich. Jedes Protein besteht aus einem Strang von Aminosäuren – Aminosäuren sind die Bausteine der Proteine. Diese relativ kleinen Moleküle enthalten bis zu drei Stickstoffatome, elf Kohlenstoffatome und fünfzehn Wasserstoffatome. Im menschlichen Körper sind zwanzig Aminosäuren bekannt. Jede Aminosäure trägt einen speziellen Namen, beispielsweise Tyrosin und Phenylalanin. Es ist erstaunlich, daß ein genetischer Kode mit

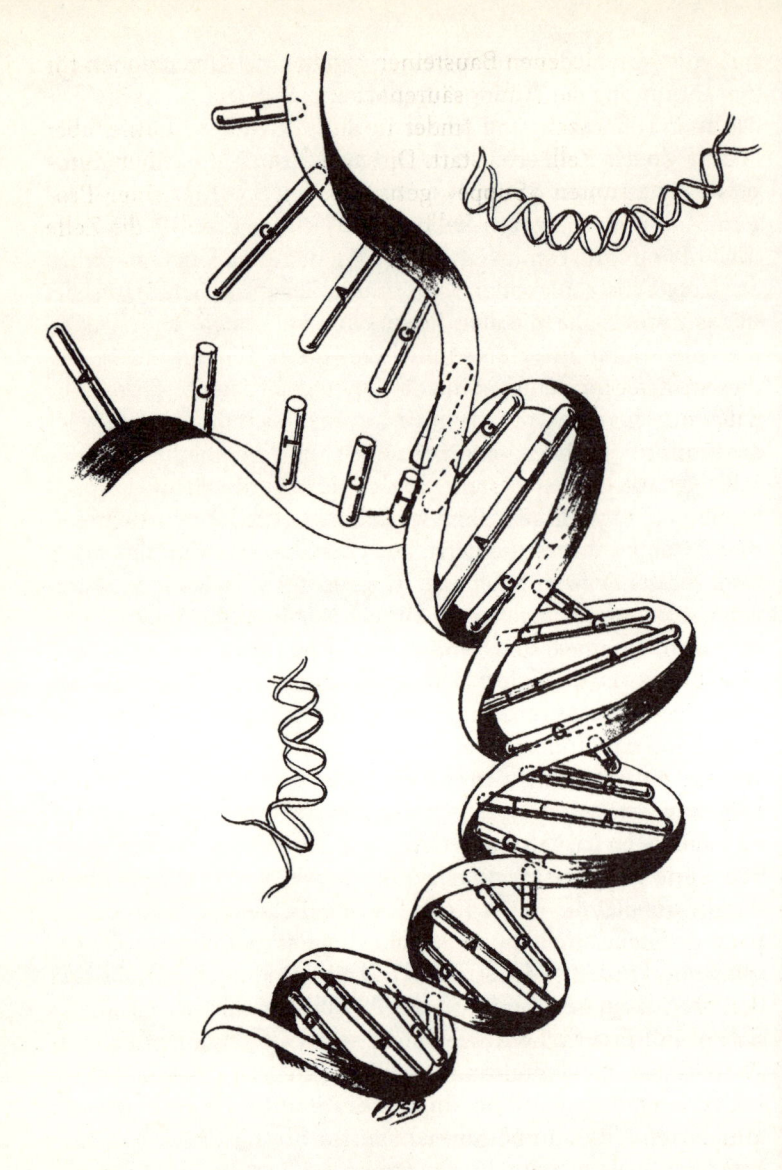

ABBILDUNG 4.1
*Das Entflechten der DNA-Doppelhelix*

nur vier verschiedenen Bausteinen genügend Informationen für die Anordnung der Aminosäurenkette liefern kann.

Die Proteinerzeugung findet in der äußeren Zellhülle, aber außerhalb des Zellkerns statt. Dieser Raum ist mit einer Zytoplasma genannten »Suppe« gefüllt, bestehend aus einer Proteinlösung mit kleineren Zelleinschlüssen – als wollte die Zelle ihr Softwareprogramm schützen, indem sie es im Kern sicher abschottet. So schickt der Kern eine präzise kodierte Botschaft in das Zytoplasma, die dem Produktionsapparat im Zytoplasma die Anweisung zur Herstellung von mehr Protein erteilt. Zu diesem Zweck wird ebenfalls die DNA kopiert, jedoch entsteht dabei nur ein einzelner Strang eines verwandten Moleküls, der sogenannten Ribonukleinsäure (RNA), die wie die DNA ebenfalls aus vier Basen besteht, allerdings tritt Uracil (U) an die Stelle von Thymin (T). Eine spezifische Aufeinanderfolge von drei Basen im Strang – ein Triplett – stellt eine Aminosäure dar. Weil jeder der vier Bausteine an jeder der drei Stellen stehen kann, gibt es vier mal vier mal vier Kombinationsmöglichkeiten, also vierundsechzig mögliche Triplettgruppierungen der vier Basen. Das ist der Grund, weshalb zur Erzeugung der zwanzig Aminosäuren eine ohne weiteres ausreichende Anzahl von Triplettkombinationen zur Verfügung steht. Tatsächlich werden einige Aminosäuren von mehr als nur einem Dreierkode hergestellt. So erteilen beispielsweise sowohl UAU (Uracil-Adenin-Uracil) als auch UAC (Uracil-Adenin-Cytosin) dem Produktionsapparat der Zelle den Befehl zur Erzeugung der Aminosäure Tyrosin; der Kode UAU weist den Produktionsapparat der Zelle an, Phenylalanin herzustellen. Wenn zur Erzeugung eines Proteins der aus dem Zellkern stammende Kode von der RNA abgelesen wird, bedeutet jede Sequenz aus drei RNA-Basen eine spezifische Anweisung für die jeweils entsprechende Aminosäure, die daraufhin in die Kette, die das Proteinmolekül bildet, eingesetzt wird. So entstehen komplizierte Proteine aus Hunderten von Aminosäuren. Da der DNA-Strang mehrere hundert Tripletts enthält, ist deren Aufeinanderfolge nahezu unbegrenzt vielfältig. Jedes Protein erhält eine individuelle Anordnung und Form. Der gesamte Vorgang der Proteinproduktion ist ein ausgeklügeltes Erweiterungssystem, immer nach demselben präzisen Kode. Ein einzelnes DNA-Molekül wird zur Herstellung zahlreicher RNA-Moleküle verwendet, allesamt gebildet nach dem Muster der DNA-Anweisung. Jedes RNA-Molekül kann daraufhin als Schablone zur Erzeugung Hunderter von Molekülen eines einzigartigen Proteins benützt werden, das aus einer Kette von Aminosäuren in spezifischer Reihenfolge besteht. Auf diese Weise fungiert ein DNA-Molekül als Speicher der Zelle, aufgrund dessen sie täglich die Tausende von Proteinmolekülen herstellt, die sie als Enzyme oder Baumaterial benötigt.

Das Entwicklungsprogramm der Zelle zeichnet sich durch zwei unterschiedliche und bis zu einem gewissen Grad widersprüchliche Merkmale aus: Wachstum und Differenzierung.

Gewebe wächst, indem einzelne Zellen im Gewebe wachsen und sich teilen, um mehr Zellen zu produzieren. Das Wachstum jeder einzelnen Zelle hängt von ihrer Fähigkeit ab, von sämtlichen Bauteilen, aus denen sie besteht, weitere herzustellen. Durch Anhäufung von Bauteilen wird die Zelle größer.

Schließlich aber muß die Zelle zu wachsen aufhören oder sich in zwei Zellen teilen, denn während des Wachsens wird ihre Oberfläche im Verhältnis zum Volumen kleiner: Die Oberflächengröße spielt deshalb eine entscheidende Rolle, weil die Zelle durch ihre Oberfläche Nährstoffe erhält. Sobald eine gewisse Größe überschritten ist, kann die relativ kleine Oberfläche einerseits dem Nahrungsbedarf der Zelle nicht mehr gerecht werden und andererseits auch die Abfallprodukte nicht mehr ausreichend abtransportieren.

Wachstum und Teilung der Zelle bis zur Entstehung zweier neuer Zellen desselben Typs folgen einem grundlegenden Zyklus. An Froscheiern und jungen Froschembryonen wurden Wachstum und erste Zellteilungen nach der Befruchtung eingehend untersucht. Froschlaich enthält so viele Energiereserven, daß rasch aufeinanderfolgende Teilungen ohne Erzeugung (Synthese) neuer Zellbaustoffe stattfinden können. Das einzige Material, das zwischen den ersten Teilungen synthetisiert werden muß, sind die DNA-Moleküle mit den Bauplänen für jede neue Zelle. In dem entstehenden Froschembryo teilen sich die Zellen etwa alle dreißig Minuten: Aus einer ersten Zelle entstehen nach dreißig Minuten zwei, nach einer Stunde vier, nach zwei Stunden sechzehn. Nach nur sechs Stunden existieren bereits viertausendsechsundneunzig! Trotz aller dieser Aktivitäten wird der Frosch jedoch nicht größer! – Es wurde kein neues Gewebe erzeugt, das vorhandene Material hat sich nur in viel mehr Zellen geteilt. Aber jede einzelne Zelle enthält denselben Bauplan in Originalform, sicher verwahrt im Datenspeicher und einsatzbereit für den richtigen Zeitpunkt.

Der eigentliche Zweck bei diesen frühen Teilungen besteht darin, die Anzahl der Zellen zu erhöhen, damit der entstehende Organismus auf das Wachstum aller Körpergewebe vorbereitet ist: Haut, Muskeln, Gehirn und so weiter. Jede Zellteilung ist so rasch vor sich gegangen, daß für ein Wachstum kaum Zeit war. Schließlich aber beginnen die Zellen in allen Geweben, die wachsen müssen, mehr Zeit in die Wachstumsphase als in die Teilungsphase des Zellzyklus zu investieren. Die jeweilige Aktivität während der Wachstums- und Teilungsphasen des Zyklus variiert stark von einer Situation zur anderen, je nach der Art der Zelle. Die Dauer eines Zellzyklus bei menschlichen Embryonen kann nur eine Stunde betragen, in der Leber des Erwachsenen hingegen dauert ein Zellzyklus ein Jahr, und manche Zellen, beispielsweise Nervenzellen, verlieren die Fähigkeit zur Teilung ganz.

Wenn im Labor Extrakte von Zellen kurz vor der Teilung in andere Zellen injiziert werden, die sich in der Ruhephase zwischen zwei Teilungen befinden, werden die ruhenden Zellen zur Teilung angeregt. Das deutet darauf hin, daß der Anstoß zur Zellteilung durch Botenmoleküle in der Zelle erfolgt. Die Erzeugung solcher Zellteilungsregulatoren wird vom Bauplan im Zellkern gesteuert, den Mechanismus aber, der die Produktion der Regulatoren auslöst, kennen wir noch nicht.

Ebenso mysteriös ist die Frage, weshalb Zellen sich differenzieren und auf verschiedene Funktionen spezialisieren, nachdem sie doch alle von einer einzigen befruchteten Eizelle abstammen. Auch wenn die ersten Tochterzellen der Eizelle alle sehr ähnlich aussehen, lassen sich bereits sehr früh Unterschiede in ihren Fähigkeiten feststellen. Nach drei Teilungen besitzt der Embryo eines Säugetiers acht Zellen. Wenn wir eine dieser acht Zellen isolieren und allein weiterwachsen lassen, entwickelt sie sich anderes als die übrigen sieben. Im Prozeß der Differenzierung konzentriert sich eine Zelle auf die Entwicklung bestimmter Fähigkeiten, unter Ausschluß anderer. So legt eine Zelle sich darauf fest, eine Nervenzelle zu werden, eine andere wird zur Muskelzelle – und dies für den Rest ihrer Lebenszeit. Die Urzellen jedes Typs nennt man Stammzellen. Durch Differenzierung der

Stammzellen bildet sich neues oder Ersatzgewebe mit spezifischen Funktionen. Sobald die Entscheidung gefallen und die Differenzierung abgeschlossen ist, gibt es meistens kein Zurück mehr.

Wir wissen auch noch nicht, wie es dem Bauplan in der ersten, der befruchteten Eizelle gelingt, mit all den unterschiedlichen Aufgaben zurechtzukommen. Aber es wurden bereits zahlreiche Techniken entwickelt, die uns bei der Beantwortung dieser Frage helfen werden – überall auf der Welt arbeiten Forschungsteams angestrengt an der Lösung dieses Problems. Ein Forschungsthema ist das Kartographieren aller Segmente eines kleinen Wurms, der aus nur neunhundertneunundfünfzig Zellen besteht. Aber sogar die Erforschung eines Organismus mit nur wenigen Zellen ist eine höchst komplizierte Aufgabe. Dieser Wurm nämlich muß dieselbe komplexe Bandbreite unterschiedlicher Gewebe produzieren wie die Organismen von Säugetieren, und er verfügt über die ganze Palette von Zelltypen: Muskel-, Gehirn- und Hautzellen. Es ist lediglich die relativ geringe Zahl seiner Zellen, die ihn zum vergleichsweise einfachen Forschungsgegenstand macht. Natürlich werden wir schließlich auch prüfen müssen, wie die bei den Kontrollsystemen von Nichtsäugetieren entdeckten Prinzipien auf Säugetiere anwendbar sind, natürlich auch auf den Menschen – und dies ist wieder ein ganz neues und eigenständiges Forschungsgebiet.

Anscheinend spielen bei der Zelldifferenzierung nicht nur die Anweisungen aus dem Bauplan eine Rolle, sondern auch Informationen und Befehle von Nachbarzellen. Daß eine Zelle auch von ihren Nachbarinnen Instruktionen entgegennimmt, ist gar nicht so überraschend, denn diese sind wegen ihres eigenen Bauplans dorthin gelangt, wo sie sind, und sie alle haben ihren Nachbarzellen über das angestrebte endgültige Ergebnis etwas mitzuteilen. Die endgültige Körperform des Erwachsenen und ihr richtiges Funktionieren hängen davon ab, daß sämtliche Zellen die jeweils richtige Entscheidung getroffen haben. Die Wissenschaft der Zellbiologie untersucht die sozialen Zwänge, die Zellen sich selbst und einander auferlegen: Nichts existiert im Vakuum, jede Zelle übt durch ihre bloße Existenz eine Wirkung auf ihre Nachbarzellen aus. Der Körper ist wie eine Gesellschaft, bestehend aus einer großen Anzahl verschiedenartiger Zellen, die sich schließlich verschiedenen Geweben zuordnen, wo sie bestimmte Spezialaufgaben erledigen. Die erfolgreiche Entwicklung des Embryos hängt davon ab, wie gut die Zellen während ihrer Entwicklung miteinander kommunizieren.

Zellen haben ihre eigene, einzigartige Kommunikationsform. Menschen kommunizieren auf verschiedene Weise miteinander, und jede Methode richtet sich an die Sinnesorgane des jeweiligen Partners: Wir gestikulieren, verwenden eine Mimik und Körpersprache, die unser Gegenüber sehen kann, wir berühren und fühlen einander, auch über Körpergerüche senden wir Signale aus. Wenn Zellen miteinander kommunizieren, verwenden sie hauptsächlich zwei Mechanismen, nämlich Nervenimpulse und chemische Botenstoffe. Die Informationen von anderen Zellen erfolgen über Moleküle, die sich an spezifische Rezeptoren an der Außenwand der Zelle anlagern und deren Aktivität beeinflussen.

Nervenimpulse werden über Nervenfasern weitergegeben. Eine wesentliche Funktion der Nervenfasern besteht darin, Muskelzellen den Befehl zur Kontraktion und Ausführung der Aufgabe, für die sie vorgesehen sind, zu erteilen. Elektrische Impulse laufen durch die ganze Nervenfaser bis zu ihrem Ende. Dort sondert die Nervenfaser eine spezifische Übertragersubstanz ab, einen Neurotransmitter, der über eine sehr schmale Verbindung, Synapse genannt, diffundiert. Die Synapse trennt die Nervenfaser von der Muskelzelle. Wie alle Moleküle hat das Transmittermolekül eine besondere, einzigartige Form, aufgrund deren der Überträger – und nur er – wie ein Schlüssel in das »Schloß«, den sogenannten Rezeptor auf der Muskelzellmembran paßt. Wenn der Schlüssel paßt, löst die Interaktion der beiden eine Kettenreaktion innerhalb der Muskelzelle aus, und die Muskelfaser zieht sich daraufhin zusammen.

Nervenfasern sind ein ausgezeichneter und über weite Distanzen wirkender Signalmechanismus, aber auch sie haben ihre Grenzen. Man könnte sie mit dem Telefonnetz vor der Einführung der Satellitenkommunikation vergleichen: Sie können keine Botschaften an Zellen senden, mit denen sie nicht direkt verbunden sind. Der große Vorteil des Nervensystems besteht jedoch in der Geschwindigkeit, mit der es Anweisungen überträgt: Manche erreichen eine Geschwindigkeit von bis zu hundert Metern pro Sekunde. Wenn der Körper auf Notsituationen reagieren muß, siegt der Vorteil der Geschwindigkeit über den Nachteil der eingeschränkten Zugriffsmöglichkeit.

Der zweite Mechanismus der Zellkommunikation erfordert keine Nervenfasern. Manche Zellen in Organen, die kollektiv als endokrine Drüsen bezeichnet werden, produzieren spezifische Botenstoffe, die Hormone (abgeleitet vom griechischen Wort *hormao*, »anregen«). Die Funktion der endokrinen Drüsen besteht in der Erzeugung und Ausschüttung ihres jeweiligen Hormonprodukts zu bestimmten Zeiten und in bestimmten Situationen. Hormonmoleküle werden von den endokrinen Zellen direkt in den Blutstrom abgegeben und zirkulieren folglich im Körper. Endokrine Drüsen sind immer besonders gut mit Blutgefäßen versorgt, so daß sie ihre Botschaften problemlos ins Blut absetzen können. Verglichen mit dem Nervensystem funktioniert diese Methode der Signalgebung eher langsam, ihr Vorteil besteht jedoch darin, daß die Hormonbotschaft überallhin gelangen kann, wo Blut fließt.

Hormonbotenstoffe zirkulieren im Blut durch den ganzen Körper. Wenn sie das Gewebe erreichen, dessen Aktivitäten sie beeinflussen sollen, lagert sich das Hormonmolekül an die Oberfläche der anvisierten Zellen an: Nur diese verfügen über die entsprechenden Rezeptoren, um das Hormon zu binden. So finden die Hormone exakt die Zellen, mit denen sie kommunizieren wollen. Wie im Fall der Transmitter und Synapsenverbindungen zwischen Nerven und Muskelzellen setzt die Interaktion zwischen dem Hormon und dem Rezeptor eine komplexe Reihe von Reaktionen in der betreffenden Zelle in Gang. Hormonmoleküle können Anweisungen zur Verstärkung oder Hemmung einer bestimmten Zellfunktion geben – ein Beispiel dafür ist Progesteron, ein von der Plazenta produziertes Hormon, das in der Regel hemmend auf die Kontraktionsfähigkeit der Uterusmuskelzellen wirkt; im Gegensatz dazu haben die Östrogene, die ebenfalls von der Plazenta produziert werden, eine stimulierende Wirkung auf die Kontraktilität der Uterusmuskulatur. Wie wir in den Kapiteln 11 und 12 sehen werden, spielen diese beiden Hormone eine wichtige Rolle beim Geburtsvorgang.

Die Zellen sind aber nicht nur in der Lage, über Nervenfasern oder Hormone Botschaften über weite Distanzen zu übermitteln, sondern »plaudern« auch vor Ort miteinander. Bei Untersuchungen während der letzten zwanzig Jahre konnten regulatorische Signalstoffe nachgewiesen werden, die nicht erst in den Blutstrom zu gelangen brauchen, um die Vorgänge in angrenzenden

Zellen zu beeinflussen, sondern die Zellen geben Moleküle in ihre unmittelbare Nachbarschaft ab. Sie lagern sich an die Rezeptoren nahegelegener Zellen an und verändern deren Funktion. Es heißt, diese lokalen Moleküle agierten auf parakrine Weise, während die endokrinen Hormonbotenstoffe sich über den Blutkreislauf fortbewegen. Die parakrine Regelung ist sozusagen ein »Ortsgespräch« – eine Zelle kommuniziert mit benachbarten Zellen und übermittelt ihnen Informationen und Anweisungen. Im Gegensatz dazu führen die endokrinen Hormonbotenstoffe »Ferngespräche«. Die chemische Struktur der parakrinen Regulatoren ist ebenso veränderlich wie die Struktur der Hormone. Beide Gruppen beeinflussen die Aktivitäten der jeweils anvisierten Zelle durch Anlagerung an die Zelloberfläche. Die meisten Zellen besitzen an der Oberfläche Rezeptoren für zahlreiche Hormone sowie für die parakrinen Regelmoleküle angrenzender Zellen aus der die Zelle umgebenden Flüssigkeit. Das endgültige Ausmaß der Aktivität jeder Zelle hängt vom Gleichgewicht aller auf sie einwirkenden anregenden und hemmenden Regulatoren ab.

Ein wichtiges Kennzeichen der Entwicklung der Zellenkommunikation weist in der Tat eine Parallele zum Menschen auf: Es ist sinnlos, etwas mitzuteilen, wenn keiner zuhört, und ebenso sinnlos ist es, in einer Sprache zu sprechen, die der Zuhörer nicht versteht. Damit die Kommunikation zwischen Zellen erfolgreich ist, muß die Empfängerzelle über die richtigen Rezeptoren verfügen, und deshalb wird die Kommunikation von Faktoren beeinflußt, die Art und Anzahl der Rezeptoren auf der Zellmembran regulieren. Wie wir in Kapitel 12 sehen werden, verändern manche Hormone die Anzahl der Rezeptoren einer anvisierten Zelle, so daß sie weitere, andersartige Hormone aufnehmen kann. So weist eine Zelle zu einer bestimmten Zeit ihres Lebens nur wenige Rezeptoren beispielsweise für Adrenalin auf; in einem späteren Stadium ihrer Entwicklung aber kann es sein, daß Steroidhormone die Entstehung von Adrenalinrezeptoren auf der Zelloberfläche anregen, so daß die Zelle fortan auf Botschaften reagieren kann, die als Adrenalinpakete angeliefert werden. Das ist, als hätte das Steroidhormon der betreffenden Zelle eine neue Sprache beigebracht oder – um ein anderes Bild zu verwenden – eine neue Leitung für eintreffende »Gespräche« gelegt.

Wie sich ein Transmitter, ein Hormon oder ein anderes Regelmolekül an die Zellmembran anlagert und die Funktionsweise der Zelle verändert, ist eine weitere sehr interessante Frage. Es gibt mehrere Mechanismen, die aber bei allen Zelltypen sehr ähnlich sind. Meistens ändert sich die elektrische Spannung an der Zelloberfläche. Bei Nerven und Muskeln kann dadurch ein elektrischer Impuls die Zelloberfläche durchdringen; im Fall von Nerven läuft der Impuls bis hinunter zur Verbindung mit der nächsten Zelle, löst die Freisetzung eines Transmitters aus und verändert die Aktivität der betreffenden Zelle. Die Kommunikation dauert an: Im Namen des gesamten Körpers haben zwei Zellen miteinander interagiert. Sofern es eine Muskelzelle war, deren Zellwandspannung verändert wurde, zieht der Muskel sich zusammen.

Bei anderen Zellen zieht die Aktivierung des Rezeptors eine ganze Reihe von Konsequenzen nach sich. Bei manchen Zellen werden Gene aktiviert, wodurch sich die Funktion der DNA ändert; folglich verändert auch die Zelle ihre Funktion. In anderen Fällen werden Enzyme aktiviert, spezifische Steuerungsproteine innerhalb der Zelle, die den in der Zelle stattfindenden Produktionsvorgang stimulieren.

Die Mechanismen der Wechselwirkung zwischen Zellen sind entwicklungsgeschichtlich sehr alt. Ein sehr verbreiteter Mechanismus zur Regulierung der Zellfunktion ist ein kleines Molekül namens zyklisches Adenosinmonophosphat, kurz zyklisches AMP. Bei mehreren verschiedenen Zelltypen führt die Wechselwirkung zwischen der Botschaft und dem Rezeptor an der Zelloberfläche zur Erzeugung des Regulators zyklisches AMP innerhalb der Zelle. Zyklisches AMP existiert bereits seit Urzeiten; zum Beispiel benutzen es die Zellen eines niederen Lebewesens an der Grenze zwischen Tier- und Pflanzenreich, eines Schimmelpilzes, der am Boden dunkler, dichter Wälder lebt, zum Austausch von Signalen. Normalerweise leben diese Schimmelpilze als Einzelzellen, versorgen sich mit den Nährstoffen im feuchten Boden und teilen sich alle paar Stunden. Wenn an einer Stelle die Nahrung knapp wird, beginnt jede Zelle, zyklisches AMP abzusondern: Das ist das Signal an alle, weitere Teilungen einzustellen und sich zu einem wurmartigen Gebilde zusammenzufinden, das in der Lage ist, sich auf dem Boden fortzubewegen und nach einer besseren Nahrungsquelle umzusehen. Der Wurm hinterläßt eine schleimige Spur, was diesen Wesen ihren Namen eingetragen hat: Schleimpilze (Myxomyzeten). Zyklisches AMP ist ein sehr altes »Wort« in der Sprache, in der Zellen ihre Anweisungen zur Änderung der Aktivität erteilen.

Der menschliche Embryo besitzt zu Beginn seines Lebens kein Nerven- oder Blutsystem, das Hormone von endokrinen Zellen zu Geweben befördern könnte; deshalb erfolgen alle Wechselwirkungen zwischen Zellen auf parakrinem Weg. Trotzdem ist der Kommunikationsmechanismus derselbe und beruht weitgehend auf denselben Regulatoren. In jedem Stadium des Wachstums und der Differenzierung benötigen die Zellen Informationen und Anweisungen, um auf ihre Umgebung angemessen reagieren zu können: Jede Zelle muß wissen, wo sie sich befindet und welche Funktion sie hat. Beim jungen Embryo ist die einzige Information an eine Zelle von sehr allgemeiner Art, wie etwa: »Wo ist das Kopf- und wo das Schwanzende?« Später müssen die Zellen ihre Position genauer kennen. Befinden sie sich beispielsweise im Herzen oder in der Leber? Auch hier lassen sich Vergleiche mit der menschlichen Gesellschaft ziehen: Im frühen Leben des Embryos müssen alle Zellen in der Lage sein, über weitreichende Distanzen zu agieren und jede erdenkliche Funktion zu erfüllen, vergleichbar etwa den erfinderischen und vielseitig begabten Pionieren in einem neuen Land. Später, wenn eine Gesellschaft entstanden ist und komplexer wird, müssen sich auch die Fähigkeiten spezialisieren und diversifizieren. So optimiert jede Zelle manche ihrer Fähigkeiten, verliert andere und sucht sich in der Regel einen bestimmten Ort, um sich niederzulassen.

Das Computerprogramm, das den Entwicklungsprozeß steuert, muß dafür sorgen, daß die Faktoren, die für Zellteilung (Wachstum) und Zellspezialisierung (Differenzierung) verantwortlich sind, im richtigen Zeitrahmen arbeiten und den Nachdruck jeweils auf die eine oder andere dieser gegensätzlichen und dennoch komplementären Aktivitäten legen. Äußerste Präzision ist nötig. Der Körper muß das Programm richtig einsetzen und sämtliche erforderlichen Zelltypen in der richtigen Anzahl und am richtigen Ort hervorbringen. Jede Zelle beeinflußt die Entwicklung der angrenzenden Zellen: Diese Tatsache läßt sich im Labor nachweisen, indem man in kritischen Entwicklungsphasen einzelne Zellen mit einem fokussierten Laserstrahl zerstört, der so dünn ist, daß er eine Zelle mit einem Durchmesser von zwei tausendstel Millimetern zu treffen vermag. Die angrenzenden Zellen entwickeln sich daraufhin häufig anders.

Eine wichtige Gruppe parakriner Regulatoren sind die Wachstumsfaktoren. Eine endokrine Drüse ist die Hypophyse, die unter dem Gehirn hinter den Augen sitzt. Schon seit Jahren ist bekannt, daß die Hypophyse ein Proteinhormon, und zwar das Wachstumshormon, ins Blut freisetzt. Wird zu Beginn des Lebens zuviel Wachstumshormon ins Blut abgegeben, wächst der Mensch zum Riesen heran; ist die hormonelle Überschußproduktion jedoch die Folge eines Tumors, der nach dem Wachstumsalter entstanden ist, wenn die Röhrenknochen bereits ihre volle Länge erreicht haben, bietet sich ein anderes Bild: Nur die Hände, Füße und Gesichtsweichteile und -knochen, insbesondere der Unterkiefer, reagieren durch übermäßiges Wachstum, während die Körpergröße normal bleibt – ein klinischer Zustand, der als Akromegalie bekannt ist.

Das Wachstumshormon wirkt nur indirekt. Wenn man jungen Mäusen Wachstumshormone injiziert, wachsen die noch knorpeligen Teile ihrer Gliedmaßen rasch, es kommt zu Riesenwuchs (Gigantismus). Werden jedoch die Knorpelzellen dem Körper entnommen und in einer Petrischale mit Wachstumshormon kultiviert, wachsen die Zellen keineswegs rascher als normal. Wir wissen heute, daß das Wachstumshormon auf nahezu jeden Zelltyp wirkt und die Produktion spezifischer Wachstumsfaktoren auslöst, die dann ihrerseits andere Zellen im Körper zum Wachstum anregen. So vermag das Blut einer Maus, der Wachstumshormon injiziert wurde, die Knorpelzellen in der Petrischale zu verstärktem Wachstum zu bringen. Dies deshalb, weil das Wachstumshormon auf verschiedene Zellen im Körper eingewirkt und sie dazu veranlaßt hat, Wachstumsfaktoren zu erzeugen, die ins Blut abgegeben wurden: Daher kann das Blut der hormonell behandelten Tiere ein Wachstum der Knorpelzellen in der Schale bewirken.

Mit anderen Worten, das Wachstumshormon erzeugt Wachstum nur über die Vermittlung spezifischer Faktoren, und diese wirken sowohl endokrin als auch parakrin. Wachstumsfaktoren beschleunigen den Zellzyklus, die Zellen reagieren mit verstärkten Wachstums- und Teilungsphasen. Neuere Studien legen nahe, daß die Ursache von Zwergwuchs darin liegt, daß viele Körperzellen auf das Wachstumshormon nicht durch die Erzeugung eines bestimmten wichtigen Wachstumsfaktors in der richtigen Menge reagieren.

Bereits mehr als zwanzig verschiedene Wachstumsfaktoren konnten nachgewiesen werden. Einer, der als Nervenwachstumsfaktor bezeichnet wird, wurde rein zufällig entdeckt. Man hat beobachtet, daß bei experimenteller Verpflanzung eines bestimmten Tumors die Wucherung innerhalb kürzester Zeit von Nervenzellen unterwandert war. Es zeigte sich, daß Extrakte des Tumors die Nervenzellen in der Kultur dazu brachten, Fortsätze auszubilden. Der Nervenwachstumsfaktor stimuliert die Bildung von Fortsätzen bei manchen, allerdings nicht allen Typen von Nervenfasern: Nur die Nervenzellen, die Sinneswahrnehmungen ans Zentralnervensystem leiten, reagieren auf den Nervenwachstumsfaktor.

Ein weiterer interessanter und wichtiger Wachstumsfaktor stammt von den Blutplättchen oder Thrombozyten. Das sind kleine scheibchenförmige Zellen, die im Blut zirkulieren und bei Verletzungen der Haut das Blut gerinnen lassen. Dieser Wachstumsfaktor, der durchaus treffend, aber einigermaßen phantasielos PDGF genannt wurde (*platelet derived growth factor*, »plättchenderivierter Wachstumsfaktor«), wird bei Blutungen und Blutgerinnung in Geweben ausgeschüttet. PDGF regt die Bindegewebszellen zu vermehrtem Wachstum und Teilung an, damit die verletzten Stellen repariert werden. Föten und Neugeborene verfügen über weitaus größere Wundheilungsfähigkeiten als Erwachsene und vor allem ältere Menschen. Gelänge es uns, die Ursache der ausgezeichneten Wundheilungsqualitäten fötaler Zellen herauszufinden, so ließe sich einiges zur Verbesserung der Regeneration von Gewebe nach Verletzungen oder Verbrennungen in allen Altersgruppen unternehmen. Die Entdeckung der Wachstumsfaktoren im letzten Jahrzehnt hat immerhin zu neuen Denkansätzen hinsichtlich der Wechselwirkung zwischen Zellen geführt. Aus praktischer Sicht eröffnet uns die bessere Kenntnis der Wachstumsfaktoren völlig neue Möglichkeiten bei der Behandlung von Rückenmarksverletzungen, verschiedenen Arten von Minderwuchs und zahlreichen anderen Krankheitsbildern.

Das Nervensystem ist das einzige große Körpersystem, das nach einer Verletzung nicht wiederhergestellt oder ersetzt werden kann. Allerdings müssen wir noch mehr über die Funktion der Wachstumsfaktoren herausfinden, um unser Wissen auch auf Rückenmarksverletzungen, Vernarbungen im Gehirn nach neurochirurgischen Eingriffen und angeborene Behinderungen ausdehnen zu können.

Die Zellen im Körper sind von einer Art Gerüst, einer Matrix aus Molekülen umgeben, die sie selbst und ihre Nachbarzellen absondern. Diese Matrix ist keine permanente Struktur, auch sind die Zellen nicht nach dem Zufallsprinzip darauf angeordnet. Die Matrix ist ein sich ständig ändernder, funktional wichtiger Teil aller Gewebe und spielt eine große Rolle; besonders während der embryonalen und fötalen Entwicklung ist der Aufbau eines solchen Gerüsts von großer Bedeutung. Die Matrix enthält chemische Substanzen, die die Zellentwicklung beeinflussen, die Zellwanderung von einem Ort zum anderen anregen oder hemmen, die Zellform festlegen und die Form der Organe bestimmen sowie die Aktivität der in ihr enthaltenen Zellen beschleunigen oder verlangsamen. Ihre Menge ist je nach Gewebe sehr unterschiedlich. Zum Beispiel bildet die Matrix einen großen Teil der Knochenmasse, im Gehirn hingegen ist ihre Masse zwischen den Nervenzellen gering und erfüllt dennoch eine äußerst wichtige Funktion: Im Gehirn und in den Nervengeweben bildet die Matrix deutlich abgegrenzte Bahnen, über die sich die Nervenfortsätze bewegen. So hilft die Matrix bei der Orientierung der Nervenfasern hin zu ihrem jeweiligen Bestimmungsort.

Zellen werden von spezialisierten Molekülen zusammengehalten, den sogenannten Adhäsionsmolekülen, die über die Bildung der Gewebe mitentscheiden. So bestimmt der genaue Zeitpunkt in der Entwicklung, zu dem die für die Produktion der Adhäsionsmoleküle zuständigen Gene erstmals ins Spiel kommen, ob die Zellen weiterwandern oder an Ort und Stelle bleiben. Sobald die Zellen sich niedergelassen haben, gehen sie miteinander Verbindungen unterschiedlichen Typs ein, die dazu beitragen, sowohl funktionelle wie auch strukturelle Beziehungen zwischen den Zellen zu festigen. In der Matrix befinden sich lange gewundene Verbindungsmoleküle, die sich umeinander drehen und kabelartige Bindegewebsstrukturen bilden, die bei der Festlegung der Form von Geweben und Organen eine wichtige Rolle spielen.

Ebenso wie Individuen und Gesellschaften haben auch die Zellen zahlreiche Kommunikationsmethoden entwickelt. Unsere

Vorfahren hinterließen uns komplexe Anweisungen im DNA-Kode. Im frühen Stadium sondern Embryonalzellen parakrine Regulatoren ab, die Informationen und Anweisungen an nahegelegene Zellen enthalten. Später, wenn das Blutsystem sich gebildet hat, können Hormonbotenstoffe im Körper zirkulieren, die Instruktionen weitergeben. Nervenfasern entwickeln sich, die eine Kommunikation von Ort zu Ort gewährleisten.

Die Kommunikation zwischen Individuen war schon immer von großer Bedeutung für den Erfolg unserer menschlichen Gesellschaft. Analog trifft dies auf die korrekte Entwicklung von Form und Funktion des heranwachsenden Embryos und Fötus zu. Einmal abgesehen von der intellektuellen Begeisterung über das umfangreiche Wissen um die embryonale und fötale Entwicklung, lohnt es sich auch für die Gesellschaft, wenn wir die Steuerung von Zellwachstum und -differenzierung besser verstehen. Der Alterungsprozeß beispielsweise verschont niemanden; Krebserkrankungen sind eine sehr häufige Tragödie, von der zahlreiche Menschen betroffen sind: Altern und Krebs sind das Ergebnis normaler und abnormer Funktionen innerhalb der Zelle. Das Instruktionsprogramm in der Zelle kann entweder wegen interner Defekte oder infolge schädlicher Umwelteinflüsse fehlerhaft sein. Wenn wir über das Regulationsprogramm der Zellen besser Bescheid wissen, wird die medizinische Forschung zweifellos hilfreiche Techniken entwickeln, um Krebszellen angemessen zu behandeln. Natürlich läßt sich dieses Wissen nicht so rasch erwerben, wie man es gern hätte, aber es ist immerhin ermutigend, wenn wir uns erinnern, daß noch vor dreißig Jahren Leukämie im Kindesalter praktisch immer tödlich war: Heute sind viele Formen der Leukämie heilbar. Neues Wissen über die Zellbiologie bietet neue Hoffnung für diese und zukünftige Generationen.

# KAPITEL 5
# Die Plazenta

Die Plazenta ist das Bindeglied zwischen Mutter und Fötus, eine separate Einheit, die teils aus Zellen der Mutter, teils aus Zellen des Fötus besteht. Sie ist ein selbständiges Element, das bei der Geburt mit dem Baby aus der Gebärmutter ausgestoßen und, nachdem es seine Aufgabe erfüllt hat, beseitigt wird. Sie ist das einzige Wegwerforgan des Körpers.

Die Plazenta ist etwas Besonderes. Sie unterscheidet sich auf zweierlei Weise von allen anderen Organen der Säugetiere: Als einziges Organ, das von zwei Individuen geteilt wird, besitzt die Plazenta eine fötale und eine mütterliche Komponente. Nirgendwo sonst in der Biologie gibt es ein Gegenstück zu diesem Organ, das zwei unterschiedliche Personen mit unterschiedlichem genetischem Material gemeinsam hervorbringen. Im Labor lassen sich sogenannte Chimären herstellen – Tiere, für die Zellen von zwei verschiedenen Embryonen in einem frühen Entwicklungsstadium zusammengebracht wurden und die dann zu einem selbständigen Tier heranreifen. Daß sich zwei verschiedene Organismen an der Produktion eines einzigen Organs beteiligen, kommt in der Natur nur bei der Plazenta vor.

Die Plazenta scheint gegen alle Regeln der Individualität zu verstoßen. Denn jedes Individuum hat ein Konzept seiner selbst, das in seinen Zellen verankert ist, und wenn fremde Zellen in engen Kontakt mit einem Individuum kommen, sind sie in der Regel eine Bedrohung für die weitere unabhängige Funktionsweise des Wirts – das ist zum Beispiel der Fall, wenn bei Infektionen Bakterien in den Körper eindringen. Die Bakterien sind Konkurrenten um die Nährstoffe, die im Blut zirkulieren: Wenn der Körper auf die Invasion nicht reagiert, vermehren sich die Bakterien und schädigen den Wirt immer weiter. Im Lauf der Evolution haben alle Säugetiere Verteidigungsmechanismen entwickelt, um fremde Zellen, die im eigenen Körper angetroffen werden, zurückzudrängen und zu vernichten. Zusammen bilden diese Verteidigungsmechanismen das Immunsystem. Über die Plazenta jedoch können verschiedene Organismen – der Fötus und die Mutter – unter Umgehung des Immunsystems in enge Beziehung zueinander treten.

Die Immuntoleranz der Mutter gegenüber dem Fötus ist eines der vielen außergewöhnlichen Phänomene der Schwangerschaft, und sie ist für Überleben und Wachstum der Plazenta wesentlich. Heute ist man der Ansicht, viele Fehlgeburten würden dadurch ausgelöst, daß das Immunsystem der Mutter das fötale Gewebe in der Plazenta abstößt. Bei solchen frühen Fehlgeburten verliert der Körper der Mutter seine normalerweise übliche Toleranz gegenüber dem Embryo: Die Mutter mobilisiert ihre Verteidungsmechanismen, die sie sonst gegen Eindringlinge von außen anwendet, behandelt ihr embryonales Kind also als »Fremdkörper« und stößt es ab. Diese Erklärung wird ferner durch die Tatsache untermauert, daß bei manchen Frauen immer wieder Fehlgeburten in frühem Stadium auftreten, wenn die Embryonen, die sich in ihrem Uterus einzunisten versuchen, von einem bestimmten Vater gezeugt wurden; wenn jedoch dieselbe Frau von einem anderen Partner schwanger wird, kann es sein, daß der Fötus ohne Probleme bis zur Geburt überlebt. Jeder Partner gibt eine bestimmte genetische Information weiter, und es ist denkbar, daß eine Frau eine Immuntoleranz gegen Föten von einem bestimmten Vater, nicht aber gegen die eines anderen Vaters entwickelt – über dieses faszinierende Forschungsgebiet ließe sich allein ein ganzes Buch verfassen. Im Prinzip jedenfalls besitzt die Plazenta die einzigartige Fähigkeit, das Immunsystem zu umgehen, und es wird viel auf diesem Gebiet geforscht, um mehr über die Mechanismen der Gewebeabstoßung herauszufinden, denn je mehr wir über diese Vorgänge wissen, desto höher wird die Erfolgsquote bei Organtransplantationen sein.

Der zweite Unterschied zwischen der Plazenta und den meisten anderen Organen der Säugetiere besteht darin, daß sie nach einer gewissen Zeit vollkommen entbehrlich ist. Während einer begrenzten, aber entscheidenden Zeitspanne im Leben zweier Menschen hat sie eine spezifische Kombination von Funktionen zu erfüllen und kann anschließend ohne nachteilige Folgen einfach weggeworfen werden. Das heißt, daß die Funktionen, die sie erfüllt, nur über einen bestimmten Zeitraum benötigt werden dürfen – während der Wachstums- und Entwicklungsphase des Fötus im Uterus ist die Plazenta lebenswichtig; wenn die Geburt termingerecht erfolgt, benötigt das Neugeborene sie nicht mehr.

Geht jedoch die Plazenta, wie dies bei einer Frühgeburt der Fall ist, dem Baby zu früh verloren, ist das Neugeborene von den Möglichkeiten der Intensivstation der neonatologischen Abteilung abhängig, den modernen technischen Hilfsmitteln, die als Ersatz für die Gebärmutter und die Plazenta entwickelt wurden. Leider wissen wir noch nicht genügend darüber, um dem unreifen Baby die Funktion der Plazenta tatsächlich ersetzen zu können: Brutkästen sind kein ausreichender Ersatz für die intrauterine Umgebung – in erster Linie deshalb, weil die Plazentafunktion fehlt. Die Neonatologen auf Frühgeborenenstationen können lediglich versuchen, dem prämaturen Baby eine Situation wie im Uterus des Mutter zu simulieren. Über die Wirkung des frühen Verlustes der Plazenta ist noch wenig bekannt – wir müßten dringend mehr darüber wissen.

Die primäre Aufgabe der Plazenta ist ihre Funktion als Lunge des Fötus. Die Lunge ist das Organ, mit dem der Körper Gase absorbiert und austauscht: In den Lungenflügeln wird Sauerstoff aufgenommen und Kohlendioxid aus dem Körper ausgeschieden. Da der Fötus jedoch mit der Luft der Außenwelt nicht in Kontakt kommt, muß er seinen Sauerstoff aus dem Blut der Mutter beziehen und auch seine Abfallprodukte auf diesem Weg wieder loswerden. Die Plazenta ist also der Ort, an dem der Austausch stattfindet. Wenn der Embryo noch klein ist, benötigt er dazu keine besondere Vorrichtung, der Gasaustausch kann einfach durch Diffusion erfolgen, weil die Gase rasch die Zellschichten, die ja nur einige wenige Zellen dick sind, durchdringen können. Primitive Organismen, die nur aus ein paar hundert Zellen bestehen, brauchen keine Lunge, und auch der Embryo braucht so lange keine, bis er mehr Zellen hat, als durch Diffusion versorgt werden können. Wenn der Embryo heranwächst und die kritische Größe überschreitet, ist ein Transportsystem erforderlich, das alle Gewebe seines Körpers, die durch Diffusion nicht mehr zu erreichen sind, mit Sauerstoff und anderen lebenswichtigen Verbindungen aus der Plazenta beliefert. Dasselbe Transportsystem, die Blutzirkulation, dient auch dazu, sämtliche Ausscheidungsprodukte vom Ort ihrer Entstehung zur Plazenta zurückzubefördern, wo sie vom Kreislauf der Mutter entsorgt werden.

Die Plazenta fungiert außerdem als Niere des Fötus. Der Organismus von Säugetieren erfordert eine präzise Kontrolle der chemischen Beschaffenheit ihrer inneren Umgebung, damit sie ihre komplexen Funktionen wahrnehmen können. Denken Sie beispielsweise daran, welche Funktionen der Körper eines Adlers nacheinander absolvieren muß, damit der Vogel einen Fisch im See erspähen und fangen kann. In größter Höhe muß der Adler zuerst die Information empfangen, daß unter ihm ein Fisch im See schwimmt: Dies erfährt er dank seines außerordentlichen Sehvermögens. Die erhaltene Information leitet er über die Nerven ins Gehirn, während er gleichzeitig Faktoren wie Windgeschwindigkeit und Geschwindigkeit des schwimmenden Fisches prüft. Dann setzt er zum Sturzflug entlang der passenden Flugroute an. Diese komplexe Kombination von Funktionen erfordert elektrische und andere Signale, die präzise funktionieren müssen – genau wie bei einem Kampfflugzeug: Die »Regeltechnik« eines Adlers muß genauso perfekt einsatzbereit sein wie die elektrischen Schaltkreise eines Kampfflugzeuges; und die komplexe Technik des Adlers funktioniert nur dann reibungslos, wenn die chemische Zusammensetzung seiner Körperflüssigkeiten präzise geregelt ist, so daß die elektrischen Impulse rasch und in koordinierter Reihenfolge aus den Steuerzonen des Gehirns in die entsprechenden Muskeln und Drüsen weitergeleitet werden. Was für den Adler eine einfache und alltägliche Sache ist, stellt in Wahrheit ein großartiges, physiologisch äußerst komplexes Geschehen dar.

Auf dieselbe Weise wird unsere innere Umgebung hinsichtlich der Konzentration bestimmter Ionen, die zur Übertragung elektrischer Signale durch den Körper nötig sind, präzise gesteuert. Freilich enthält die Nahrung, die wir aufnehmen, nicht genau die Zusammensetzung an Ionen und anderen Verbindungen, die der Körper braucht; deshalb fungieren die Nieren als Regulatoren für die Zusammensetzung und Konzentration der Ionen sowie anderer Moleküle, indem sie bestimmte Ionen ausscheiden und andere in ausreichenden Mengen zurückhalten: Damit bleibt die innere Umgebung konstant. Beim Erwachsenen sondern die Nieren viele toxische Produkte – die gesundheitsschädlich wären, falls sich größere Konzentrationen im Körper ansammelten – aus dem Blut ab und scheiden sie über den Urin aus. Die Nieren regulieren auch den Abtransport von Wasser aus dem Körper und dessen Ausscheidung durch den Urin, aber auch der Wasserverlust ist genau geregelt, so daß die Ionenkonzentration in den Körperflüssigkeiten nur geringen Schwankungen unterworfen ist. Wenn die Zellen, aus denen unser Körper besteht, unter Wassermangel leiden, halten die Nieren Wasser zurück, und wir scheiden nur geringe Mengen hochkonzentrierten Urins aus, bei großer Flüssigkeitsaufnahme hingegen ist der Urin stark verdünnt. Die Plazenta muß auch diese Funktionen für den Fötus wahrnehmen.

Die Nieren sind ein wesentlicher Regelfaktor der inneren Umgebung des Körpers. Sie halten eine Vielzahl verschiedenartiger Mineralien zurück oder scheiden sie aus, je nach dem Bedarf, der zur Aufrechterhaltung des chemischen Gleichgewichts erforderlich ist. Ein vorzügliches Beispiel stellt das Natriumion dar, dessen Konzentration im Blut und in den Gewebeflüssigkeiten für vielfältige elektrische Ladungen in den Nerven, den Muskeln (einschließlich des Herzens) und zahlreichen anderen hochkomplexen Zellfunktionen ausschlaggebend ist. Ein Hormon namens Aldosteron regelt die Natriummenge, die von den Nieren zurückgehalten wird. Wie wir in Kapitel 4 gesehen haben, ist ein komplexes System von Rezeptoren an der Zelloberfläche und Botenstoffen zwischen den Zellen erforderlich, damit die Hormone wirksam werden können. Diese zellulären Vorgänge reifen nach und nach, während der Fötus sich entwickelt. Sogar bei der Geburt, vor allem, wenn sie vorzeitig eintritt, sind viele Funktionen der Nieren noch nicht vollständig entwickelt. So ist beispielsweise eine unreife Babyniere nicht in der Lage, Wasser auszuscheiden, wenn das Baby zuviel Flüssigkeit erhält; selbst wenn das Baby zum richtigen Zeitpunkt geboren wird, muß die Ernährung genau auf seine Bedürfnisse abgestimmt sein, um eine »konstante innere Umgebung« zu erhalten und die noch relativ unreifen Nieren nicht zu überfordern. Muttermilch ist die bestmögliche Ernährung und auf die Erfordernisse des Babys optimal abgestimmt.

Wir wissen nicht genau, wie die Plazenta ihren Beitrag zur Steuerung der Zusammensetzung der Körperflüssigkeiten leistet. Der größte Schutz, den die Mutter bieten kann, besteht darin, daß sie selbst ihre jeweiligen Werte innerhalb der normalen Grenzen hält, die ähnlich sind wie beim Fötus, so daß die Plazenta nicht allzuviel Ausgleichsarbeit leisten muß. Aufgrund von Untersuchungen weiß man jedoch, daß der Fötus über kompensatorische Mechanismen verfügt, falls der Körperhaushalt der Mutter sich aus irgendeinem Grund verändert, beispielsweise durch die Aufnahme großer Mengen von Wasser oder Salz. Zu solchen Zeiten hat die Plazenta eine besonders wichtige Funktion: sie muß die Umgebung des Babys schützen.

Nur über die Plazenta kann der Fötus die nötigen Nährstoffe – sein Essen sozusagen – aufnehmen: Sie dient ihm also auch als Verdauungssystem. Sofern die Mutter sich gesund ernährt, enthält ihr Blut alle essentiellen Komponenten, die der Fötus braucht, um Gewebe aufzubauen und mit Energie zu versorgen. Mütterliches und fötales Blut kommen jedoch nie direkt miteinander in Kontakt, und deshalb müssen alle diese Verbindungen die Zellen der Plazenta passieren, um das fötale Blut zu erreichen. Die Plazenta erfüllt somit zumindest die absorptive Funktion eines fötalen Verdauungssystems: Für den heranwachsenden Fötus ist dies der einzige Weg, die wichtigsten Substanzen für den Aufbau seiner Gewebe aufzunehmen, zum Beispiel Nährstoffe wie Glukose (einen wichtigen Zucker). Gleichzeitig fungiert die Plazenta aber auch als Barriere und hält zahlreiche Toxine und Infektionserreger vom Fötus fern. Leider funktioniert diese Barriere nicht hundertprozentig, wie die Contergan-Tragödie gezeigt hat. In Kapitel 10 werden wir sehen, wie Contergan – ein Medikament gegen die Übelkeit in der frühen Schwangerschaft, das den Frauen in den sechziger Jahren großzügig verabreicht wurde – über die Plazenta den Fötus erreichte und Mißbildungen bewirkte. Auch die Giftstoffe, die durch Drogenmißbrauch über die Plazenta zum Fötus gelangen, wirken sehr schädlich auf ihn ein, wie wir später noch erörtern werden.

In den vergangenen zwanzig Jahren führten etliche Forschungsteams sehr aussagekräftige Studien an trächtigen Schafen durch, mittels deren eine präzise Mengenabstimmung der von den Schafsföten aufgenommenen Nährstoffe im letzten Drittel der Tragzeit möglich war: Es ist faszinierend, die Kalorien zu zählen, die ein normal heranwachsender Fötus in seinen verschiedenen Entwicklungsstadien im Uterus zu sich nimmt. Heute läßt sich sehr genau ermitteln, wie viele der über die Plazenta aufgenommenen Nährstoffe zum Gewebeaufbau dienen und wie viele für die Energie zum Atmen und für die Bewegung der Muskeln in den Gliedmaßen.

Um solche Informationen über den Energiehaushalt des Fötus zu gewinnen, müssen wir in der Lage sein, die spezifischen Verbindungen exakt zu messen, die über die Plazenta zum Fötus gelangen, und gleichzeitig müssen wir herausfinden, wieviel und ob überhaupt etwas vom Fötus zur Mutter zurückfließt. Für den Fötus ebenso wie für das erwachsene Säugetier ist Glukose die Hauptenergiequelle. Wir wissen, daß Glukosemoleküle in beide Richtungen über die Plazenta transportiert werden, aber es wandern sehr viel mehr Moleküle von der Mutter zum Fötus als vom Fötus zur Mutter. Um den Nettodurchfluß errechnen zu können, müssen wir die Durchflußmenge in beide Richtungen kennen. Bei Schafen konnten die jeweiligen Glukosemengen durch Blutentnahme an vier Stellen (Blut, das auf beiden Seiten in die und aus der Plazenta fließt) und durch die Messung des Blutflusses auf beiden Seiten der Plazenta ermittelt werden. Ähnliche Berechnungen können hinsichtlich der Nutzung anderer wichtiger Moleküle angestellt werden, beispielsweise von Sauerstoff. Wir können feststellen, wieviel vom Uterus und wieviel vom Fötus verbraucht wird.

Im Experiment kann rund um die normale Nabelarterie eines Schafsfötus ein Ultraschalldetektor angebracht werden, mit dem sich der Durchfluß arteriellen Blutes vom Fötus zur Plazenta kontinuierlich messen läßt. Dieser Test funktioniert nach dem Doppler-Effekt, der bei allen Wellenvorgängen zu beobachten ist, wenn Quelle und Beobachter sich relativ zueinander bewegen. Ein Kristall in der Durchflußprobe sendet eine Ultraschallwelle mit bekannter Frequenz aus; sie wird langsamer, wenn sie auf die roten Blutkörperchen trifft, die durch das Gefäß fließen, und die veränderte Geschwindigkeit der Ultraschallwelle bewirkt eine Veränderung der Schallwellenfrequenz. Dasselbe Prinzip kennen wir zum Beispiel von den Huptönen eines vorbeifahrenden Wagens: Beim Herannahen des Wagens klingen sie höher und werden tiefer, sobald er am Beobachter vorbeifährt und sich von ihm entfernt. Verkleinert sich der Abstand zwischen Quelle und Beobachter, treffen – abhängig von der Geschwindigkeit – pro Zeiteinheit meßbar mehr Wellen ein, als wenn der Abstand gleichbliebe, und umgekehrt weniger Wellen, wenn der Abstand sich vergrößert. Wie sehr sich bei dem Versuch an Schafen die Schallfrequenz ändert, hängt von der Geschwindigkeit des fließenden Blutes ab. Ein zweiter Kristall empfängt die Schallwelle, und ein Computer errechnet schließlich die Frequenzveränderung des vom fließenden Blut erzeugten Schalls.

Mit jeder Mahlzeit nehmen wir eine Vielzahl von Nahrungsmittelmolekülen in unser Verdauungssystem auf. Das Verdauungssystem ist eine Röhre, die mehrmals ihren Durchschnitt ändert und aus mehreren hochspezialisierten Abschnitten besteht. Aus dem Mund wird die Nahrung durch die Speiseröhre in den Magen transportiert, der als Nahrungsspeicher dem eigentlichen Verdauungstrakt vorangeschaltet ist: Dort findet bereits eine erste Verwertung statt. Vom Magen wird die Nahrung langsam in den Darm abgegeben. Der erste Teil des Darmsystems ist der Dünndarm, denn hier ist die Röhre schmaler als im tieferen Teil des Verdauungssystems, wo der Darm breiter wird und deshalb Dickdarm heißt. Der Dickdarm geht in den Anus über, durch den Reste unverdauter Nahrung, Zellsubstanzen, die von der Schleimhaut des Verdauungstrakts abgestoßen werden, sowie die ins Verdauungssystem eingeflossenen Sekrete als Stuhl ausgeschieden werden.

Der Dünndarm ist funktionell hochaktiv: Hier wird der im Magen begonnene Verdauungsvorgang fortgesetzt. Die Nahrung, die wir essen, sei sie tierischen oder pflanzlichen Ursprungs, besteht vor allem aus Proteinen, Kohlenhydraten und Fetten, die sich je nach ihrer Herkunft strukturell unterscheiden. Während des Verdauungsvorgangs werden die drei wichtigsten Nährstoffgruppen in ihre wesentlichen Bestandteile zerlegt: Glukose aus Kohlenhydraten, Aminosäuren aus Proteinen und Fettsäuren aus Fetten, also das Grundmaterial, aus dem der Körper seine Zellen erzeugt oder das er zur Energiegewinnung verbrennt. Die Nahrungsbestandteile werden anschließend vom Blutstrom absorbiert, so daß sie zum Aufbau spezialisierter Moleküle oder zur Energiegewinnung zur Verfügung stehen. Diese beiden Prozesse, Verdauung und Absorption, erfolgen zum Großteil im Dünndarm, aber auch im Dickdarm werden noch Nährstoffe absorbiert.

Die wesentlichen Bestandteile in der Nahrung des Fötus sind Glukose, Aminosäuren, Fette, Wasser, mineralische Ionen und Vitamine; jede dieser Verbindungen wird auf jeweils leicht unterschiedliche Weise durch die Plazenta befördert. Die Plazenta besteht aus mehreren Zellschichten zwischen dem mütterlichen und dem fötalen Blut: Diese Barriere müssen alle Moleküle überwinden, die von der Mutter zum Fötus oder vom Fötus zur Mutter übergehen. Der Transport erfolgt entweder durch aktive Prozesse, also durch Energieaufwand seitens der Plazentazellen, die das Molekül auf die andere Seite pumpen, oder durch passive Diffusion, für die keine Energie erforderlich ist: Diffusion kann ausreichend sein, um die Bedürfnisse des Fötus zu befriedigen, sofern zwei Voraussetzungen erfüllt sind. Erstens muß die Konzentration der Substanz im mütterlichen Blut höher sein als im fötalen Blut, so daß die Moleküle nach dem Konzentrationsgefälle diffundieren können, also sozusagen ein Ausgleich von oben nach unten stattfindet. Zweitens darf keine Zell- oder Gewebebarriere bestehen, die den freien Transport der Moleküle durch die Plazenta behindern könnte. Treffen beide Bedingungen zu, so bewegen sich die gelösten Moleküle passiv von Orten hoher Konzentration zu Orten niedriger Konzentration, ohne daß dazu ein Energieaufwand nötig ist. Wenn Sie einen Tropfen schwarzer Tinte in ein Glas Wasser fallen lassen, werden Sie feststellen, daß sich die Färbung vom ursprünglich hochkonzentrierten Tintentropfen nach außen verteilt, bis überall im Glas dieselbe Konzentration erreicht ist: Es ist derselbe Vorgang wie die Diffusion entlang dem Konzentrationsgefälle auf dem Weg durch die Plazenta. Sauerstoff zum Beispiel ist ein Molekül, das passiv durch die Plazenta in einen Bereich mit niedriger Konzentration diffundiert.

Glukose ist im mütterlichen Blut in höherer Konzentration vorhanden als im fötalen Blut und kann daher durch die Plazenta ins fötale Blut diffundieren. Das Konzentrationsgefälle wird dabei stets aufrechterhalten, weil der Fötus die Glukose, die in sein Blut diffundiert, sofort entfernt: Sie wird entweder zur Energiegewinnung verbrannt oder gespeichert. Heute wissen wir jedoch, daß Glukose die Plazenta leichter durchquert, als daß sich dies durch einfache Diffusion erklären ließe. Vielmehr enthalten die Plazentazellen eine spezielle Trägersubstanz, die als Carrier bezeichnet wird; sie erleichtert den Transport der Glukose von der Mutter zum Fötus. Der Glukosetransport durch die Plazenta erfolgt daher durch sogenannte erleichterte Diffusion. Der Carrier verhält sich wie ein Fährmann, der Fahrgäste zum anderen Ufer übersetzt, aber weil das mütterliche Blut sehr viel mehr Glukosemoleküle enthält, hat er immer mehr »Fahrgäste«, die von der Mutter zum Fötus wollen, als in umgekehrter Richtung.

Deshalb verläuft der Glukosetransport durch die Plazenta von der Mutter zum Fötus.

Die Plazenta ist ein lebendes Organ und muß daher selbst Glukose verbrennen, um Energie für ihre täglichen Aktivitäten zu gewinnen. Im Rahmen von Studien an Versuchstieren konnte der Glukosebedarf der Plazenta gemessen werden. Bei Schafen verbrauchen Uterus und Plazenta bis zu zwei Drittel der gesamten Glukose, die über die Uterusarterie aus dem mütterlichen Blut abgezogen wird, und lassen nur ein Drittel durch die Plazenta zum Fötus passieren. Diese Entdeckung ist nicht sehr erstaunlich – schließlich ist die Plazenta ein sehr aktives Gewebe und benötigt eine Energiequelle –, doch dürfen wir dabei nicht vergessen, was das bedeutet, wenn die Glukoseversorgung des Uterus aus irgendwelchen Gründen eingeschränkt ist. Denn um leben zu können, muß die Plazenta genauso ernährt werden wie der Fötus. Bei Glukoseknappheit kann es vorkommen, daß die Plazenta die gesamte Glukose auf deren Weg zum Fötus verbraucht und dem Fötus nicht mehr genug Glukose zur Energiegewinnung zur Verfügung steht. In diesem Fall hat der Fötus womöglich keine andere Alternative, als seine eigenen mageren Energiereserven zu plündern (siehe Kapitel 10).

Mineralstoffe wie Kalzium, Natrium und Kalium kommen in Flüssigkeiten in Form von Ionen vor, positiv oder negativ geladenen Teilchen, die in einem elektrischen Feld wandern. Verschiedene geladene Ionenmoleküle werden aktiv durch die Plazenta transportiert – ein gutes Beispiel ist Jodid, das die Schilddrüse benötigt, um das wichtige Hormon Thyroxin zu produzieren. Jodide sind im mütterlichen Blut in geringerer Konzentration vorhanden als im Blut des Fötus und werden daher von der Mutter »aufwärts« durch die Plazenta gepumpt, also gegen das Konzentrationsgefälle. Die Fähigkeit der Plazenta zum aktiven Transport von Jodiden schützt den Fötus im Fall eines ernährungsbedingten Jodmangels, wie er in Berggegenden weltweit vorkommt. Unbehandelter Jodmangel führt zu Hypothyreose (Schilddrüsenunterfunktion), wodurch sich alle Körperfunktionen verlangsamen. Beim Erwachsenen sind die Folgen einer Schilddrüsenunterfunktion normalerweise reversibel, auch wenn sie erst in fortgeschrittenem Stadium festgestellt werden. Die Behandlung besteht in der Verabreichung des Schilddrüsenhormons, um dem körperlichen Mangel abzuhelfen; notfalls kann auch Jodid verabreicht werden, um die ernährungsbedingte Unterversorgung auszugleichen. Wenn jedoch beim Fötus in entscheidenden Phasen seiner Entwicklung ein Jodmangel auftritt, kann dies zu irreversiblen Schäden im fötalen Gehirn und auch in der Knochenentwicklung führen. Es ist daher überaus wichtig, daß der Fötus seinen gesamten Jodbedarf aus dem mütterlichen Blutkreislauf auch dann decken kann, wenn im Blut der Mutter nicht genügend Jod vorhanden ist.

Sauerstoff diffundiert wiederum passiv von der hohen Konzentration im mütterlichen Blut über die Plazenta ins fötale Blut. Im Blut der Mutter ist Sauerstoff an Hämoglobin gebunden, ein kleines Molekül, das vier Sauerstoffmoleküle binden kann und für den Transport von Sauerstoff daher sehr geeignet ist. Welche Sauerstoffmenge das Hämoglobin im Blut der Mutter transportiert, hängt zu jedem Zeitpunkt von mehreren Faktoren ab:
- dem Sauerstoffgehalt in der Atemluft der Mutter,
- der Gesamtmenge Hämoglobin im Blut der Mutter,
- dem Kohlendioxidgehalt im Blut der Mutter und
- dem pH-Wert (Säure) des mütterlichen Blutes.

Die Mutter bezieht den Sauerstoff aus der Atmosphäre: Während ihr Blut durch die Lunge zirkuliert, reichert es sich mit Sauerstoff an; das Gewebe ihrer Lungenflügel muß daher gesund sein. Wenn sich die für den Gasaustausch verfügbare Lungenoberfläche infolge einer Krankheit verringert hat, ist die Sauerstoffaufnahme beeinträchtigt. Der Luftdruck in der Atmosphäre schwankt von Tag zu Tag nur geringfügig. Unsere Atemluft besteht aus mehreren Gasen – Sauerstoff macht etwa ein Fünftel aus, der größte Teil ist Stickstoff. Jedes Gas trägt mit seinem sogenannten Partialdruck zum Gesamtdruck der uns umgebenden Luft bei. Wenn unsere Atemluft zusätzlich noch weitere Gase enthält, verringern diese den Anteil oder partiellen Druck des Sauerstoffs. Der Partialdruck des Sauerstoffs im Blut der mütterlichen Arterien verhält sich direkt proportional zum Partialdruck in der von der Mutter eingeatmeten Luft; wenn daher aus irgendeinem Grund der Partialdruck des Sauerstoffs im Blut der Mutter herabgesetzt ist, verringert sich auch dessen Menge. Zigarettenrauch enthält sehr viel Kohlenmonoxid und Kohlendioxid, und in rauchgeschwängerter Luft kann der Partialdruck des Sauerstoffs in der Luft signifikant verringert sein. In vielen Entwicklungsländern verbringen schwangere Frauen einen Großteil ihrer Zeit in schlecht gelüfteten, engen Räumen, in denen die Atemluft häufig durch offene Feuerstellen, die sehr viel Kohlenmonoxid und Kohlendioxid freisetzen, zusätzlich beeinträchtigt ist; deshalb ist auch die Hämoglobinsättigung im Blut der Mutter schlecht. Kohlenmonoxid bindet sich irreversibel an Hämoglobin, wodurch sich die absolute Menge des Hämoglobins im Blut der Mutter, das für den Sauerstofftransport zur Verfügung steht, verringert: eine gesundheitsschädliche Situation, die häufig dazu führt, daß die Plazenta, also auch der Fötus, nicht mit ausreichend Sauerstoff versorgt wird, und mangelhafter Sauerstofftransport durch die Plazenta führt zu Wachstumsstörungen. Wenn die Mutter zudem noch selbst raucht, verschlimmert sich die Situation natürlich, aber auch starkes passives Mitrauchen über die Raumluft verringert die Transportkapazität des mütterlichen Blutes.

Hämoglobin ist ein Protein in den Erythrozyten, den roten Blutkörperchen; es nimmt Sauerstoff auf und transportiert ihn durch den Körper. Hämoglobin enthält Eisen. Wenn die roten Blutkörperchen der Mutter einen Hämoglobinmangel aufweisen (der Zustand wird als Anämie bezeichnet), sind sie nicht mehr uneingeschränkt in der Lage, alle Körpergewebe mit Sauerstoff zu versorgen. Auch der Sauerstoffzufluß in die Plazenta verringert sich. Die Hämoglobinkonzentration im mütterlichen Blut muß daher ausreichend hoch sein. Unglücklicherweise ist die Gesundheit der Mutter – und damit auch die Gesundheit des Fötus – häufig durch schlechte Ernährung beeinträchtigt, es kommt zu Eisenmangel und daher zu Anämie. Die einfachste Methode, den Gesundheitszustand des Fötus einer mangelernährten Mutter zu verbessern, ist die Verabreichung der entsprechenden Nährstoffe, so daß sich die Hämoglobinkonzentration im Blut der Mutter wieder normalisiert – eine durchaus einfache Therapie mangelhaft oder falsch ernährter Frauen, die außerordentlich erfolgreich ist und ein ausgezeichnetes Beispiel dafür, was man durch Intensivierung der allgemeinen pränatalen Versorgung, vor allem in unterprivilegierten Gesellschaftsschichten, für die Mutter und ihr ungeborenes Kind tun kann.

Genauso, wie Holz oder Kohle ohne Sauerstoff nicht verbrennen kann, brauchen auch die chemischen Reaktionen zur Energiegewinnung im Körper Sauerstoff. Kohlendioxid ist eine stark saure Verbindung, die von allen aktiven Geweben produziert wird und durch Zirkulation den Säuregrad im Blut erhöht. Dank der Arbeit des dänischen Physiologen Christian Bohr über die Änderung des Sauerstoffbindungsvermögens eines Eiweißkörpers unter dem Einfluß des Säuregrades (ph-Wertes) wissen wir heute, daß Hämoglobin mehr Sauerstoff freisetzt, wenn das Blut saurer wird – ein Phänomen, das in Anerkennung seiner Arbeit als Bohr-Effekt bezeichnet wird. Auf diese Weise steht mehr Sauerstoff zur Verfügung, der in die aktiven Gewebe diffundieren kann: je aktiver das Gewebe, desto größer die Sauerstoffmenge, die vom Hämoglobin abgegeben wird. Folglich werden aktive Gewebe mit mehr Sauerstoff versorgt als inaktive – ein einfaches und klares System. Wenn der Sauerstoff sein Trägermolekül verläßt, wird dadurch wieder Hämoglobin frei, das sich nun mit Kohlendioxid verbinden kann. Beim Erwachsenen wird das Kohlendioxid wieder in den Blutkreislauf und in die Lunge geleitet. Nachdem Kohlendioxid im arteriellen Blut der Mutter, das in ihre Lunge fließt, in größerer Konzentration vorhanden ist als in der Atemluft ihrer Lungenbläschen, kann das Gas in die Zone geringerer Konzentration diffundieren und auf diesem Weg den Körper verlassen. Beim Fötus wird Kohlendioxid über die Plazenta in den Kreislauf der Mutter abtransportiert.

Ist nicht ausreichend Sauerstoff vorhanden, um die Energiegewinnung in den Zellen des Fötus zu unterstützen, findet der Verbrennungsvorgang nur unvollständig statt; es entstehen Säureprodukte, wie zum Beispiel Milchsäure, die nicht über die Lunge abgegeben werden können. Bei Säuren ist der Transport schwieriger als bei Gasen wie etwa Kohlendioxid: Sie müssen langwierig über die Plazenta abgebaut und vom Kreislauf der Mutter aufgenommen werden. Bei einem Fötus, der unter Sauerstoffmangel leidet, bilden sich die Säuremoleküle unter Umständen rascher, als die Plazenta verkraften kann, und es kommt nach und nach zu einer Akkumulation, was eine potentiell gefährliche Situation bewirkt, denn in einer sauren Umgebung sind die Zellen nicht in der Lage, optimal zu arbeiten. Deshalb ist eine ständige und verläßliche Zufuhr von qualitativ gutem Sauerstoff lebenswichtig für das Wohlbefinden des Fötus.

Es ist ein äußerst zweckmäßiger Ansatz, die Plazenta als Lunge des Fötus anzusehen. Mit seiner eigenen Lunge kann der Fötus nicht atmen, obwohl er Atembewegungen vollführt, wie in Kapitel 6 beschrieben wird. Alle Faktoren, die den Sauerstofftransfer über die mütterliche Lunge beeinflussen, gelten auch für den Sauerstoffaustausch über die Plazenta; hier haben wir es freilich mit zwei Blutsystemen zu tun. Auf der mütterlichen Seite wird die Plazenta durch Blutzufuhr über die Uterusarterien und Blutabtransport über die Uterusvenen versorgt, auf seiten des Fötus durch dessen Nabelarterien beziehungsweise -venen. Das heißt, der Sauerstofftransfer über die Plazenta ist sogar noch besser geregelt als durch die einschichtige Funktionsweise der mütterlichen Lunge.

Die roten Blutkörperchen des Fötus nehmen Sauerstoff rascher auf als die Erythrozyten der Mutter, denn sie enthalten eine spezielle Form von Hämoglobin, das besser in der Lage ist, Sauerstoff zu binden und zu transportieren. Dieser Unterschied ist ein weiterer der kleinen Vorteile, mit denen die Natur den Fötus ausgestattet hat. Außerdem findet in der Plazenta ein raffinierter Austausch statt: Beim Eintritt in die Plazenta gibt das Blut des Fötus Kohlendioxid ab, das in den Kreislauf der Mutter diffundiert. Deshalb ist das fötale Blut weniger sauer und kann entsprechend dem Bohr-Effekt mehr Sauerstoff aufnehmen. Im Gegensatz dazu wird das Blut der Mutter saurer, weil sie ja zusätzliches Kohlendioxid aufnehmen muß. Deshalb gibt das mütterliche Hämoglobin mehr Sauerstoff ab und erhält so das Konzentrationsgefälle aufrecht, das einen kontinuierlichen Sauerstofffluß zum Fötus gewährleistet. Die Plazenta ist ein höchst intelligentes Organ: Sie verfügt über einen doppelten Bohr-Effekt, der dem Fötus doppelt zugute kommt.

Kein Säugetier kann Sauerstoff speichern; deshalb nimmt der Fötus unter normalen Umständen auch nur die benötigte Sauerstoffmenge aus der Plazenta auf. Um während des Heranwachsens sein Sauerstoffgleichgewicht aufrechtzuerhalten, braucht er einen speziellen Mechanismus. Wachstum ist eine natürliche physiologische Aufgabe, zu der die fortwährende Anpassung aller fötalen Systeme gehört. Wenn der Fötus wächst, vergrößert sich die Menge des Blutes, das er pro Minute zur Plazenta pumpt, um mehr Sauerstoff zu bekommen. Solange die Blutversorgung der Plazenta von seiten der Mutter wie auch des Fötus parallel zu seinem Sauerstoffbedarf zunimmt, reicht die Sauerstoffmenge weiterhin aus, und der Fötus befindet sich im Gleichgewicht. Sollte aus irgendeinem Grund der Kreislauf der Mutter die Plazenta weniger gut mit Blut versorgen – beispielsweise auf-

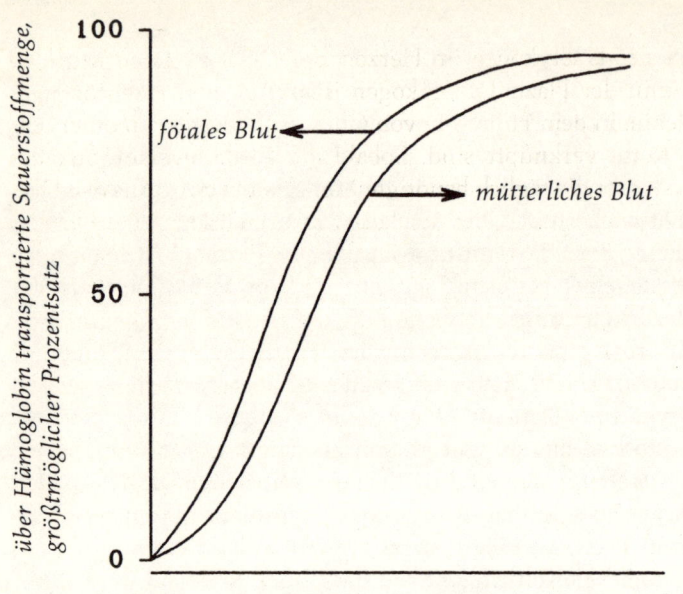

*y-axis:* über Hämoglobin transportierte Sauerstoffmenge, größtmöglicher Prozentsatz

*x-axis:* verfügbarer Sauerstoff für den Transport über Hämoglobin

*Kurven:* fötales Blut, mütterliches Blut

**ABBILDUNG 5.1**
*Sauerstoff-Dissoziationskurven von fötalem und mütterlichem Hämoglobin. Die Pfeile zeigen den doppelten Bohr-Effekt im Fall der Plazenta; fötales Blut gibt Kohlendioxid ab, deshalb nimmt der Fötus mehr Sauerstoff auf, das mütterliche Blut gibt mehr Sauerstoff ab.*

grund einer Arterienkrankheit –, muß der Fötus der Plazenta einen größeren Prozentsatz des angelieferten Sauerstoffs entnehmen. Dazu stehen ihm mehrere wirkungsvolle Strategien zur Verfügung. Seine erste und unmittelbare Reaktion besteht darin, mehr Blut in die Plazenta zu pumpen. Außerdem beginnt er, mehr Hämoglobin zu erzeugen, so daß seine Kapazität zur Sauerstoffaufnahme aus der Plazenta zunimmt. Dieser zweite Mechanismus funktioniert weniger rasch: Es dauert einige Tage, bis das Hämoglobin im Körper des Fötus sich signifikant vermehrt hat. Die Methoden, die der Fötus anwendet, um sich gegen Sauerstoffmangel abzusichern, sind in Kapitel 7 beschrieben.

Sauerstoff kann der Fötus zwar nicht speichern, doch er ist in der Lage, sich ein Glukosedepot als Brennstoff für magere Zeiten anzulegen, wenn die Zufuhr von der Mutter knapp wird: Er speichert sie als Glykogen im Herzen, der Leber und den Muskeln sowie in der Plazenta. Glykogen ist ein großes, fadenförmiges Molekül, in dem Hunderte von Glukosemolekülen zu einer langen Kette verknüpft sind. Sobald die Glukoseversorgung des Fötus unter die täglich benötigte Menge sinkt, wird aus den Glykogenspeichermolekülen Glukose herausgelöst und ins Blut des Fötus freigesetzt. Allerdings sind seine Vorräte nicht üppig, und bereits nach etwa einem Tag tritt ein Mangel ein. Sind sämtliche Glukosevorräte aufgebraucht, muß der Fötus seine eigenen kostbaren, eben erst gebildeten Gewebe zur Energiegewinnung heranziehen. Das Problem unzureichender Energiezufuhr zum heranwachsenden Fötus wird in Kapitel 10 erörtert.

Die letzte Hauptfunktion der Plazenta besteht in der Erzeugung der Hormone, die bei den Reproduktionsprozessen eine wichtige Rolle spielen. Zum Beispiel synthetisieren Plazentazellen und das Amnion bestimmte Hormone, die Proteinstrukturen sind; andere Plazentahormone mit einer anderen Molekularstruktur, die Steroide, eine umfangreiche Gruppe von Verbindungen, werden aus Fett erzeugt. Plazenta und Amnion stellen Steroidhormone aber nicht nur her, sondern verändern auch die Struktur von Steroiden, die in anderen Geweben der Mutter und des Fötus synthetisiert werden: Die wichtigsten Plazentasteroide, die uns hier interessieren, sind Östrogene und Progesteron. Die Fähigkeit der Plazentazellen, Steroide selbst herzustellen und die Struktur von anderswo erzeugten Steroiden zu verändern, konnte an trächtigen Schafen, an allen Primatenspezies – einschließlich des Menschen –, die bisher untersucht wurden, sowie der Paviane und Rhesusaffen gezeigt werden.

Die Rolle der Östrogene und des Progesterons für die Erhaltung der Schwangerschaft und den Geburtsvorgang ist in den Kapiteln 12 und 13 eingehend dargestellt; sie spielen aber auch in zahlreichen anderen Zellprozessen während der Schwangerschaft eine Rolle. So sorgen Östrogene zum Beispiel für die verstärkte Durchblutung der Gebärmutter während der Schwangerschaft: Während der Uterus und sein Inhalt wachsen, nimmt die Blutzufuhr zum Uterus um das Fünfzigfache zu, und diese Zunahme ist wahrscheinlich ein Ergebnis der vermehrten Östrogenproduktion durch die Plazenta. So ist es offensichtlich die Plazenta, die der Mutter die Anweisung erteilt, die Blutzufuhr zum Uterus zu erhöhen, damit die Plazenta und der

Fötus wachsen können – die Plazenta sorgt sehr gut für den Fötus!

Die von der Mutter produzierten Steroidhormone sind in ihrer Struktur mit den vom Fötus produzierten Hormonen identisch: Das Steroid Kortisol, das von der mütterlichen Nebennierenrinde erzeugt wird, hat exakt dieselbe Struktur wie das von der fötalen Nebennierenrinde erzeugte Kortisol, denn um je in der Lage zu sein, seine eigene Kortisolsekretion zu regeln, muß der Fötus gegen plötzliche Kortisolausschüttungen von seiten der Mutter geschützt sein. Verschiedene Spezies verwenden unterschiedliche Methoden, um ihre Föten zu schützen. Bei Schafen ist die Plazenta für Kortisol relativ schwer zu durchdringen, und deshalb gelangt nur wenig Kortisol aus dem mütterlichen Kreislauf in den Kreislauf des Fötus. Im Gegensatz dazu kann bei schwangeren Frauen das Kortisol die Plazenta leicht durchdringen und im Fötus wirksam werden; zum Ausgleich verfügt die menschliche Plazenta über Enzyme, die den Großteil des mütterlichen Kortisols in ein inaktives Steroid verwandeln und praktisch eliminieren, sobald es versucht, die Plazenta zu durchqueren.

Die Plazenta synthetisiert eine Vielzahl von Hormonen mit Proteinstruktur. Die am besten bekannten sind Choriongonadotropin (HCG) und Plazentalaktogen (HPL). In der frühen Schwangerschaft erhält Choriongonadotropin den Eierstöcken die Fähigkeit, über die übliche Zeit hinaus – also länger als im normalen Zyklus ohne Empfängnis – Progesteron auszuschütten. Nach dem Eisprung bricht der Follikel, der die Eizelle hervorbringt, auf und verändert Aussehen und Funktion: Er wird zu einer gelblichen Struktur, dem sogenannten Gelbkörper oder Corpus luteum, der das für die Erhaltung einer Schwangerschaft erforderliche Progesteron erzeugt. Tritt keine Schwangerschaft ein, stirbt der Gelbkörper nach etwa zwei Wochen ab, und die Menstruation setzt ein. Kommt es jedoch zu einer Schwangerschaft, muß der Gelbkörper erhalten bleiben und weiterhin Progesteron erzeugen, bis die Plazenta soweit gewachsen ist, daß sie die Aufgabe selbst übernehmen kann. Für die Erhaltung des Gelbkörpers während dieser kritischen ersten Schwangerschaftswochen sorgt das Hormon Choriongonadotropin aus der Plazenta. Choriongonadotropin ist ein Hormon im wahrsten Sinn des Wortes. Es gelangt ins Blut der Mutter, wird über das mütterliche Blut in die Eierstöcke transportiert und weist den Gelbkörper an, seine Funktion aufrechtzuerhalten. Die Besonderheit gegenüber der Funktionsweise der meisten Hormone besteht darin, daß in dieser Situation in der frühen Schwangerschaft ein Organismus, der Fötus, ein Hormon aus seinen Plazentazellen in einen anderen Organismus, die Mutter, ausschüttet. So beginnt die Beziehung zwischen Mutter und Fötus sehr früh mit einer zweiseitigen Kommunikation, einer Art Dialog, in dem der Embryo seiner Mutter bereits mitteilt, was sie zu tun hat.

Ein weiteres wichtiges von der Plazenta erzeugtes Hormon ist Plazentalaktogen, das seiner Struktur nach dem Wachstumshormon sehr ähnlich ist. In der Tat sind viele Forscher der Ansicht, daß Plazentalaktogen eine wichtige, wenn auch bisher nicht genau zu definierende Rolle bei der Regulierung des fötalen Wachstums spielt. Es scheint auf die Gewebe der Mutter derart einzuwirken, daß diese für die ausreichende Ernährung des Fötus sorgen. Möglicherweise hat es auch direkte Auswirkungen auf das Wachstum des Fötus und der Plazenta. Eine seiner Funktionen ist natürlich die Vorbereitung der mütterlichen Brüste auf die Milchsekretion für die Zeit nach der Geburt. Zwar ist noch viel Forschungsarbeit nötig, um die vielfältige Wirkungsweise von Plazentalaktogen festzustellen, aber bereits jetzt sehen wir, daß es wie viele andere Hormone an zahlreichen Stellen im Fötus, in der Plazenta und in den mütterlichen Geweben zum Einsatz kommt.

Das Wissen um die Funktionen der Plazenta und des Amnions hat die Möglichkeiten der Gynäkologen, das Befinden des Fötus zu ermessen, sehr verbessert. Die bisher wichtigste Konsequenz betrifft die Diagnostik: Fälle unzureichender Plazentafunktion lassen sich heute bereits frühzeitig erkennen, und die Gynäkologen und Neonatologen können leichter entscheiden, ob es für das Baby sicherer ist, noch längere Zeit im Uterus heranzureifen, oder ob es vorzuziehen ist, das Baby vorzeitig auf die Welt zu bringen und in der Frühgeborenenstation zu betreuen. Mit anderen Worten: Wenn der Fötus allein nicht gut zurechtkommt, ist es unter Umständen besser, die vorgeburtliche Phase seines Lebens abzukürzen, um dem Kind bessere Chancen für sein Leben nach der Geburt einzuräumen.

Wie wir gesehen haben, ist die Plazenta eine äußerst komplexe und faszinierende Struktur – zumal wenn man bedenkt, wie kurz ihre Lebenszeit als Körperorgan ist. Zum Teil von der Mutter, zum Teil vom Fötus stammend, hat sie alle Eigenschaften einer Lunge, eines Verdauungstraktes, einer Niere und eines Nährstoffspeichers, und die Komplexität der Hormone, die in der Plazenta gebildet werden, entspricht der aller anderen endokrinen Drüsen im Körper zusammen. Kein Wunder also, daß die Pharaonen im alten Ägypten sie verehrten und aufbewahrten und in Prozessionen vor sich hertrugen.

Ein Großteil der in diesem Kapitel dargestellten Forschungsergebnisse wurden durch Untersuchungen trächtiger Schafe gewonnen. Unter allen Tieren gehören Schafe zu den effizientesten und hilfreichsten Modellen, die Forscher zum Studium sowohl der normalen als auch der normabweichenden Schwangerschaft benutzen. Wenn wir je verstehen wollen, welche Entwicklungsprozesse im Leben des Fötus fehlgehen können, müssen wir zumindest manche Studien am ganzen Individuum – Mensch oder Tier – durchführen. Reagenzglas und Computer sind sehr nützliche Hilfsmittel, aber in letzter Analyse geht es um das Verständnis für die Funktionsweise des gesamten Organismus. Ein Argument von Tierversuchsgegnern lautet häufig, es ließe sich nichts Nützliches daraus lernen, das auch auf den Menschen anwendbar wäre. Wer aber die Geschichte der medizinischen Forschung studiert hat, weiß, daß wir ohne Tierversuche beispielsweise in der Behandlung des Atemnotsyndroms (ARDS, *acute respiratory distress syndrome*) bei Neugeborenen noch lange nicht so weit wären, wie wir tatsächlich sind. Dank den Untersuchungen an trächtigen Schafen wissen wir heute, wie die Steroide die Durchblutung der Plazenta verändern, wie Aminosäuren vom Fötus zur Mutter transportiert werden, wie die Plazentazellen lebenswichtige Hormone zum Fötus und zur Mutter ausschütten. Mit einigen Abwandlungen, bedingt durch artspezifische Unterschiede, lassen sich die in diesem Buch dargestellten Kenntnisse sowohl auf menschliche wie auch auf tierische Föten anwenden. Sogar aus den Unterschieden können wir lernen: Wenn wir in der Lage sind, die Unterschiede zwischen zwei Strukturen oder Mechanismen zu erkennen und zu erklären, verstehen wir *beide* Strukturen besser – was schließlich Mensch und Tier zugute kommt.

# Kapitel 6
# Atemübungen

Die in der Luft enthaltenen Gase gelangen durch die Lunge in den Körper. Die Lunge ermöglicht den Austausch von Sauerstoff und Kohlendioxid zwischen dem Blut und der Atmosphäre außerhalb des Körpers. In der Luft ist die Sauerstoffkonzentration höher als im Blut – es besteht also immer die Tendenz, daß Sauerstoff nach dem Konzentrationsgefälle von der höheren Konzentration in der Atmosphäre zur niedrigeren Konzentration im Blut diffundiert. Im Gegensatz dazu ist die Konzentration von Kohlendioxid (dem Abfallprodukt der Zellaktivitäten im Körper) im Blut höher als in der Atmosphäre. In den Lungenflügeln kann der Gasaustausch deshalb erfolgen, weil nur eine sehr dünne Membran das Blut in den Kapillargefäßen der Lunge von der Luft in den Lungenbläschen trennt.

Sauerstoff brauchen die Zellen während ihres gesamten Lebens. Viele biochemische Reaktionen, die den Zellen die nötige Energie liefern, damit sie ihre zahlreichen Funktionen erfüllen können, wären ohne Sauerstoff nicht oder nur unvollständig möglich. Das Abbauprodukt der biochemischen Reaktionen aber ist Kohlendioxid. So, wie der Körper über keinen Mechanismus verfügt, um Sauerstoff zu speichern, ist er auch nur sehr beschränkt in der Lage, eine Kohlendioxidanreicherung zu tolerieren. Kohlendioxid ist eine saure Verbindung, und wenn sie im Körper auch in nur relativ geringem Maß akkumuliert, beeinträchtigt die Säure die Funktionsfähigkeit des Körpers. Aus diesen Gründen muß die Lunge dauernd funktionieren, damit der Körper Sauerstoff aufnehmen und Kohlendioxid abgeben kann.

Die erwachsene Lunge besteht aus etwa dreihundert Millionen kleiner Alveolen oder Lungenbläschen. Jedes Lungenbläschen weist einen Durchmesser von etwa einem Viertelmillimeter auf, wenn es ganz mit Luft gefüllt ist. Die feine Auskleidung dieser Bläschen schafft eine nur sehr geringfügige Barriere zwischen der Luft in den Lungenbläschen und dem Blut in den Kapillargefäßen, und dank der großen Anzahl von Lungenbläschen steht für die Diffusion von Sauerstoff und Kohlendioxid eine riesige Oberfläche zur Verfügung.

Die dünne Zellschicht, mit der die Lungenbläschen ausgekleidet sind, besteht zumeist aus unregelmäßig geformten Zellen, den sogenannten Pneumozyten I (oder Deckzellen), die den Hauptteil der Barriere zwischen der Luft in den Lungenbläschen und den Körperflüssigkeiten ausmachen. Der zweite Zelltyp in der Hülle um die Lungenbläschen sind spezialisierte Zellen, die Pneumozyten II (oder Nischenzellen) genannt werden. Die Zellen vom Typ II bilden ein komplexes Material, das die Lungenbläschen umgibt und dazu dient, ihre Oberflächenspannung zu verringern. Dieses Material, Surfactant genannt (*surface active agent:* oberflächenaktive Substanz), ist eine Mischung aus hochspezialisierten Lipiden (der biochemische Name für Fette) und spezialisierten Proteinen. Die Oberflächenspannung in jedem kleinen Bläschen ist umgekehrt proportional zur Größe des Bläschens, mit anderen Worten: je kleiner das Bläschen, desto größer die Oberflächenspannung seiner Wand. Durch die Oberflächenspannung ziehen sich die Wände des Bläschens zusammen, und das Bläschen neigt dazu, sich zu verschließen; die Alveolen müssen aber offengehalten werden, damit ein Gasaustausch stattfinden kann. Hier tritt der Surfactant in Kraft und verhindert durch Verringerung der Oberflächenspannung in den Bläschen deren Kollaps, so daß die Lunge normal funktionieren kann. Die Produktion einer angemessenen Menge Surfactant ist für das neugeborene Baby lebenswichtig, damit es seine Lungenbläschen nach der Geburt offenhalten und atmen kann.

Wir werden später noch sehen, daß bei Schafen das von der Nebennierenrinde des Fötus produzierte Kortisol eine Schlüsselrolle bei der Einleitung jener hormonellen Veränderungen spielt, die zur Geburt führen (Kapitel 12). Wird einem Lammfötus Kortisol infundiert, kommt es zur Frühgeburt. Neugeborene Lämmer, die nach zwei- oder dreitägiger Kortisolinfusion zu früh geboren wurden, sind in der Lage, zu atmen und folglich zu überleben, während Lämmer im selben Entwicklungsstadium, die ohne vorherige Kortisolinfusion durch Kaiserschnitt entbunden werden, ihre Lungenbläschen noch nicht offenhalten können. Wir wissen heute, daß Kortisol die Enzymaktivität in den Pneumozyten vom Typ II stimuliert, und diese wiederum steigert die Produktion von Surfactant. Die hier gewonnenen Erkenntnisse lassen sich ausgezeichnet in der Behandlung unreifer Babys anwenden, deren Lunge noch nicht über ausreichend Surfactant verfügt. Bei einer drohenden Frühgeburt erhält die schwangere Frau eine Dosis Betamethason, ein synthetisches Hormon mit denselben Wirkungen wie Kortisol, das durch die Plazenta dringt und die Produktion von Surfactant in der Lunge des Fötus stimuliert. Wird das Baby dann tatsächlich zu früh geboren, verfügt es höchstwahrscheinlich über eine ausreichende Menge Surfactant, so daß seine Lungenbläschen offen bleiben und das Neugeborene atmen kann. Eine neuere Therapieform besteht in der Verabreichung von Surfactant durch direktes Einsprühen in die Lungen von Frühgeborenen unmittelbar nach der Geburt. Der für diese Behandlung gewonnene Surfactant wurde ursprünglich aus den Lungen geschlachteter Rinder gewonnen, vor kurzen aber haben einige Pharmaunternehmen auf der Grundlage der Erkenntnisse über Zusammensetzung und die Eigenschaften von natürlichem Surfactant mit der Herstellung von synthetischem Surfactant begonnen. Die in letzter Zeit recht erfolgreiche Behandlung der schwerwiegenden Probleme bei Frühgeburten – das heißt unreifer Lungen – vermag heutzutage zahlreichen Neugeborenen das Leben zu retten, die in früheren Zeiten sicher gestorben wären. Dies ist ein exzellentes Beispiel dafür, wie Grundlagenforschung uns allen zugute kommt.

Die Lungenarterie transportiert Blut von der rechten Seite des Herzens zur Lunge; es ist dasselbe Blut, das von den Körpergeweben in den großen Venen zum Herzen zurücktransportiert wurde. Ihrer Struktur nach sind Arterien und Venen völlig verschieden: Arterien, die das Blut vom Herzen in den Körper pumpen, haben dicke Muskelwände, Venen hingegen, in denen das Blut von den Geweben zum Herzen zurückkehrt, sind dünnwandig. Auf dem Weg durch die verschiedenen Gewebe wird der Sauerstoff im Blut verbraucht: Das Blut in den großen Venen und der Lungenarterie ist daher sauerstoffarm – die Lungenarterie ist die einzige Arterie im erwachsenen Körper, die sauerstoffarmes Blut führt. Sie ist dennoch eine echte Arterie, nicht nur wegen ihrer Lokalisierung – sie entspringt der rechten Herzkammer –, sondern auch, weil sie hinsichtlich ihrer Wandstruktur und ihrer Herkunft der Aorta ähnlich ist, der großen Arterie, die von der linken Herzkammer aus sich in alle größeren Arterien des Körpers (mit Ausnahme der Lungenarterie) verzweigt.

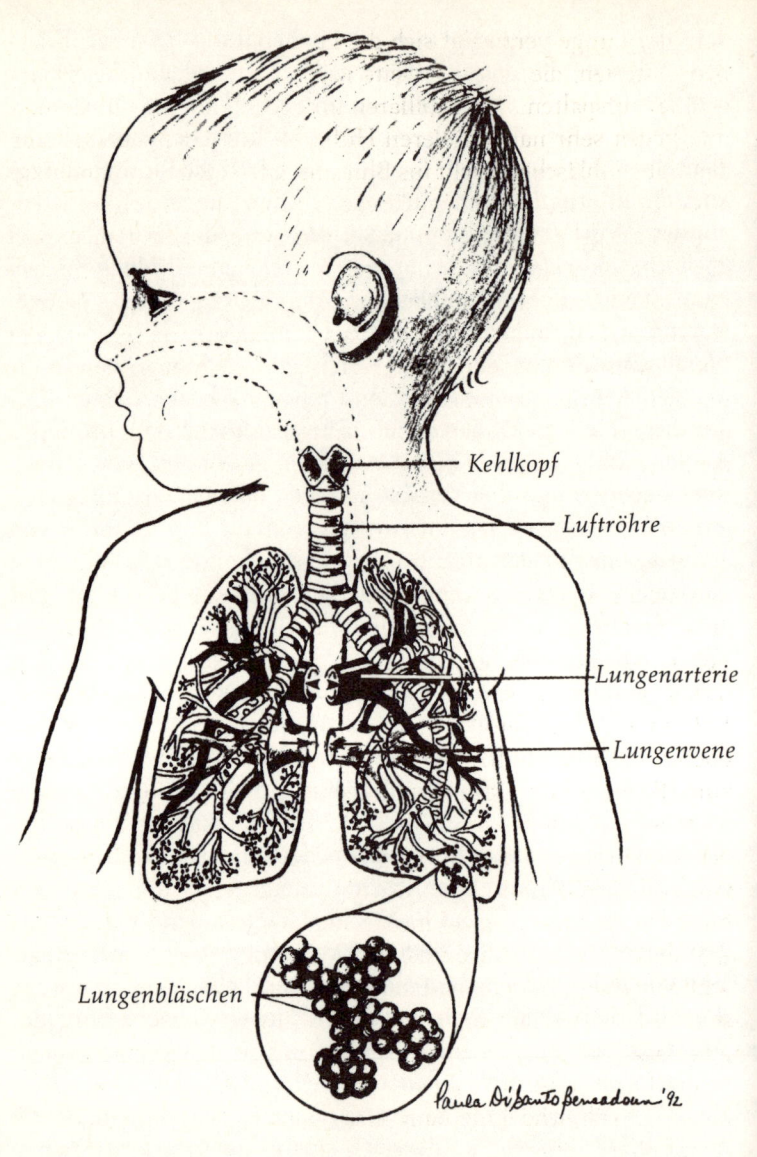

ABBILDUNG 6.1
*Diagramm der Luftwege von den Lungenbläschen bis zur Außenwelt*

In der Lunge verzweigt sich die Lungenarterie in immer kleinere Arterien, die sich ihrerseits wieder in Blutkapillare (Haargefäße) aufspalten. Die Kapillaren umgeben die Lungenbläschen und liegen sehr nahe an deren Hülle, so daß der Sauerstoff aus den Lungenbläschen leicht ins Blut und umgekehrt Kohlendioxid aus dem Blut in die Lungenbläschen diffundieren kann.

Die Haargefäße in der Lunge verbinden sich zu kleinen Venen, die sich nach und nach zur Lungenvene vereinigen. Wie die anderen großen Venen im Körper führt die Lungenvene das Blut zum Herzen zurück, und nicht anders als die übrigen Venen ist auch die Lungenvene dünnwandig. Trotzdem ist das Blut, das in ihr fließt, infolge der Luftaufnahme aus den Lungenbläschen reich an Sauerstoff und arm an Kohlendioxid, denn das Abbauprodukt Kohlendioxid wurde durch die Lungenbläschen ausgeschieden. Im ausgereiften Körper nach der Geburt wird dieses sauerstoffreiche Blut zur linken Seite des Herzens zurückgeführt.

Lassen Sie uns den Weg verfolgen, auf dem mit einem Atemzug die Luft aus den Lungenbläschen ins Freie entweicht. Die Austrittsöffnungen aller Lungenbläschen laufen zusammen und bilden in beiden Lungenflügeln eine dünne Röhre, die schließlich dicker und zu je einer größeren Röhre wird. Diese beiden Röhren, die Hauptbronchien, verbinden sich zur Luftröhre. Am oberen Ende der Luftröhre befindet sich der Kehlkopf, der sich zum Rachenraum öffnet, und dieser wiederum verfügt über mehrere Ausgänge: zum Mund, zur Nase und zum oberen Teil des Verdauungstraktes, der Speiseröhre. Der Weg der Atemluft läßt sich auch in die andere Richtung verfolgen, also beim Einatmen: Durch Nase oder Mund gelangt die Luft in den Kehlkopf und durch die Luftröhre und ihre Verzweigungen in Bronchien schließlich bis hinab in die Lungenbläschen. Hier findet der Gasaustausch statt: Die sauerstoffreiche Luft aus der Atmosphäre gibt einen Teil ihres Sauerstoffs ab, und Kohlendioxid diffundiert in die Lungenbläschen. Mit dem nächsten Ausatmen folgt die kohlendioxidreiche Luft dem umgekehrten Weg hinaus in die Atmosphäre.

Beim Fötus sind die ersten Anzeichen einer Lunge bereits am Ende der vierten Woche sichtbar: Eine kleine Knospe entwickelt sich am vorderen Ende der Verdauungsröhre. Das Verdauungssystem ist nach wie vor nur ein primitives Rohr, das in Längsrichtung durch die embryonale Zellmasse verläuft. Die Knospe entwickelt sich schließlich zu den Lungenflügeln. Sie wird länger und bildet die Luftröhre, teilt sich in die beiden Hauptbronchien, die sich in immer kleinere Bronchien und Bronchiolen verzweigen, bis sie schließlich in den Lungenbläschen enden. Während der embryonalen Entwicklung werden zunächst alle Bronchien als feste Zellstränge gebildet; die Luftwege entstehen auf dieselbe Weise. Erst in der zwanzigsten bis vierundzwanzigsten Woche der fötalen Entwicklung bilden die Stränge die endgültigen Luftwege aus: Es entsteht ein Lumen (so nennt man die lichte Weite von röhrenförmigen Körpern und Hohlorganen), so daß die Stränge durchlässig werden. Natürlich bleibt das Lumen während der gesamten Fötalentwicklung mit Flüssigkeit gefüllt. Entscheidend ist der Zeitpunkt, zu dem die Lunge sich weitet und hohl wird: Ein Fötus, der zu früh geboren wird, kann unmöglich außerhalb des Uterus unabhängig überleben, bevor sich in den Bronchiolen und Lungenbläschen ein Lumen gebildet hat und seine Lungen strukturell in der Lage sind, sich mit Luft zu füllen – das Kind müßte, solange seine Lungen noch unausgereift sind, eine künstliche Plazenta erhalten, die anstelle der natürlichen Plazenta für den Gasaustausch sorgt. Dementsprechend gilt diese Phase (also nach Abschluß der ersten zwanzig bis vierundzwanzig Wochen) in der Regel als der frühestmögliche Zeitpunkt, zu dem man den Fötus als vollständige funktionale Einheit betrachten kann.

Beim atmenden Menschen ist die mechanische Funktionsweise der Lungen relativ einfach. Damit durch die Lungenflügel Luft transportiert werden kann, muß hier ein Unterdruck gegenüber dem Druck der Atmosphäre erzeugt werden: dann füllt die Lunge sich mit Luft. Sind die Lungenbläschen offen, gelangt die Luft zur Austauschfläche nahe den Blutkapillaren. Der Unterdruck in der Brust wird durch Muskelaktivität des Zwerchfells und des Brustkorbs erzeugt; das Zwerchfell ist ein großer flacher Muskel, der sich quer durch den Körper spannt und die Brust vom Bauch trennt. Wenn sich das Zwerchfell zusammenzieht, drückt es den Bauch nach unten und bewirkt in der Brust einen Unterdruck, der das Einatmen ermöglicht. Unterstützt wird das Zwerchfell in seiner Aktivität durch die Muskeln des Brustkorbs: Wenn wir einatmen, bewegen sich die Muskeln entlang der Rippen aufwärts und nach außen, wodurch sich sowohl der Brustraum als auch der Unterdruck vergrößern, so daß Luft aus dem höheren Druck der Atmosphäre in die Lungenflügel einströmen kann.

Im Ruhezustand atmen Erwachsene etwa einmal alle fünf Sekunden ein. Das Ausatmen im Ruhezustand ist einfach. Wenn sich das Zwerchfell und die Atemmuskeln entspannen, drückt der elastische Rücklauf infolge des Brustkorbgewichts Luft aus der Lunge. Wenn wir allerdings rascher atmen müssen, kontrahiert eine zweite Muskelgruppe im Brustkorb und drückt die Brust rascher zusammen.

Die Nervenzellen, die die Atmung steuern, befinden sich in der Mitte des ältesten und tiefstgelegenen Gehirnbereichs, des Hirnstamms, und durchqueren ihn der Länge nach: Sie bilden das Atemzentrum, das die Aktivität der Atemmuskeln koordiniert und die Atemfrequenz an den Sauerstoffbedarf anpaßt. Von hier aus werden Signale über das Rückenmark geschickt und weiter über die vom Rückenmark abzweigenden Nerven, um die Aktivität der Brustmuskulatur für das Ein- und Ausatmen zu steuern: Es sind komplexe Kontrollsysteme, die auf Herausforderungen wie zum Beispiel körperliche Anstrengung und relativen Sauerstoffmangel in großer Höhe rasch reagieren können. Der Fötus entwickelt diese Atemkontrollsysteme im Uterus, so daß sie zum Zeitpunkt der Geburt bereitstehen, wenn seine weitere Existenz von der ausreichenden und richtigen Atmung abhängt.

Die meisten Erkenntnisse über die Atmung des Fötus wurden während der letzten zwanzig Jahre durch Experimente an Schafen gewonnen. Natürlich muß man sich zuerst fragen, ob Daten aufgrund von Tierversuchen auch für die menschliche Schwangerschaft relevant sein können. In diesem Zusammenhang ist hervorzuheben, daß dieselben Forscher, denen wir die Grundlagen unseres heutigen Wissens über die Atmung bei Schafsföten verdanken, insbesondere Dr. Geoffrey Dawes und seine Mitarbeiter an der Oxford University und der bereits verstorbene Dr. John Patrick in London in der kanadischen Provinz Ontario, zugleich unter den ersten Wissenschaftlern waren, die mit Hilfe von Ultraschalluntersuchungen an schwangeren Frauen umfangreiche Studien über die Atmung des menschlichen Fötus durchführten. Diese Forscher und Ärzte stellten eine auffallend große Ähnlichkeit zwischen Schafs- und Menschenföten fest, die bei weitem die Unterschiede überwiegt. Wir können Schafsföten Sensoren implantieren, mit deren Hilfe wir in der Lage sind, die fötale Atmung sehr genau zu messen und quantitativ zu bestimmen. Wir können außerdem beobachten und messen, welche Veränderungen in der Atmung des Schafsfötus bei Sauerstoff- oder Glukosemangel im Blut eintreten. Das sind Informationen, die man von schwangeren Frauen nicht direkt erhalten könnte: Es war das Vorbild des Schafs, das dem Kliniker gezeigt hat, worauf er beim menschlichen Fötus zu achten hat.

Bereits nach vierzig Tagen beginnt der Schafsfötus mit Atembewegungen. Schafe haben eine Tragzeit von etwa einhundertfünfzig Tagen. In diesem Stadium der ersten fötalen Atembewegungen, entsprechend der elften Schwangerschaftswoche beim menschlichen Fötus, sind die Atembewegungen beinahe ununterbrochen während des ganzen Tages festzustellen. Der Fötus atmet natürlich keine Luft, denn er ist von Fruchtwasser umgeben; aber er zieht ein wenig Fruchtwasser in die Luftröhre und stößt es wieder aus. Nach etwa zwei Dritteln der Tragzeit treten die Atembewegungen in Abständen von etwa zwanzig Minuten auf, unterbrochen von Phasen ohne irgendeine Atemtätigkeit. Während der aktiven Phase atmet der Fötus mit einer Frequenz von etwa einem Atemzug pro Sekunde. Das ruhende erwachsene Schaf atmet etwa einmal alle fünf Sekunden.

Wir wissen, daß mehrere Faktoren die fötale Atmung beeinflussen: Manche wirken stimulierend, andere hemmen die Atembewegungen. Wieviel Zeit der Schafsfötus mit der Atmung zubringt, hängt vom Verhältnis zwischen positiver Stimulierung und negativer Hemmung im Atemzentrum des fötalen Gehirns ab.

Fötale Atembewegungen lassen sich an Versuchstieren studieren, denen Elektroden ins Zwerchfell und in die Muskelgruppen des Brustkorbs, die für das Ein- und Ausatmen verantwortlich sind, eingesetzt wurden: Jedesmal, wenn der Muskel sich zusammenzieht, erzeugt er einen elektrischen Impuls, der über die Elektroden gemessen werden kann. Diese Methode, Muskelkontraktionen aufzuzeichnen, wird als Elektromyographie bezeichnet. Eine weitere innovative Technik besteht darin, an der Brust der Versuchstiere kleine Sender in Form von Ultraschallkristallen anzubringen. Ein Kristall wird so programmiert, daß er Signale als Schallwellen aussendet, die der zweite Kristall empfängt. Auf beiden Seiten der Brust kann je ein Kristall plaziert werden. Die Zeit, die der Schall benötigt, um vom Sender- zum Empfängerkristall auf der anderen Seite der Brust zu gelangen, läßt sich sehr genau messen. Nachdem also die Schallgeschwindigkeit bekannt ist, können wir die Entfernung zwischen den beiden Kristallen errechnen und erhalten eine kontinuierliche Kurve über ihr wechselndes Verhältnis zueinander, während der Fötus atmet. Auf diese Weise lassen sich Geschwindigkeit und Intensität der Atembewegungen des Fötus beobachten.

Die Atembewegungen des Fötus im letzten Drittel der Schwangerschaft erfolgen in Schüben. Bei gesunden Föten variiert die Atmungsintensität je nach Tageszeit; menschliche Föten atmen nachts am meisten. Woher der Fötus die Zeit kennt und welche Mechanismen für den Vierundzwanzigstundenrhythmus von Föten verantwortlich sind, wird in Kapitel 9 näher erläutert.

Erst sehr allmählich beginnen wir die Gehirnmechanismen zu erkennen, die den Wechsel zwischen Atmen und Nichtatmen steuern. Führt man einen Schnitt quer durch das Stammhirn oberhalb des Atemzentrums im Hirnstamm, beginnt der Fötus kontinuierlich zu atmen. Dies zeigt, daß die Gehirnzentren oberhalb des Schnitts in der Lage sind, das Atemzentrum des Fötus zu kontrollieren und zu hemmen. Menschen können ihre Atmung für eine gewisse Zeit bewußt unterbrechen. Deshalb ist beim Fötus nicht die Tatsache erstaunlich, daß er in periodischen Abständen zu atmen aufhört, sondern daß er seine Atmung jeweils viele Minuten lang unterbricht, und zwar in regelmäßigen Intervallen. Tatsächlich atmet ein Fötus nur während der Hälfte der Zeit – wir wären niemals in der Lage, so lange ohne Atmung auszukommen. Es gibt noch einen weiteren wichtigen Unterschied zwischen Geborenen und Ungeborenen: Der Fötus *muß* nicht atmen, um sich mit Sauerstoff zu versorgen, er erhält ihn ja über die Plazenta, und deshalb schadet es ihm keineswegs, wenn er längere Zeit zu atmen aufhört. Im Gegenteil: wird die Sauerstoffzufuhr über die Plazenta knapp, sollte er sogar zu atmen aufhören, denn so spart er den Sauerstoff, den er brauchen würde, um seine Atemmuskulatur zu betätigen. Nun können wir natürlich fragen, weshalb ein Fötus überhaupt atmet, wenn er ohnehin den Sauerstoff nicht über die Lunge bezieht.

Zum Zeitpunkt der Geburt hat der Fötus nur wenige Minuten, um die planmäßige und vollständige Öffnung und Belüftung seiner Lunge herzustellen, denn auf die Plazenta als Lunge kann er fortan nicht mehr zurückgreifen. Das Neugeborene kann diese dringende und lebensentscheidende Aufgabe, mit der es auf jeden Fall zu rechnen hat, nur dann erfolgreich meistern, wenn seine Lungen reif sind und genügend Surfactant erzeugt haben. Die Muskelfasern seines Zwerchfells und aller anderen an der Atmung beteiligten Muskeln müssen bereits stark und gut trainiert sein und die Nervenverbindungen zwischen dem Atemzentrum im Gehirn und den Muskeln vollständig entwickelt. Untersuchungen haben ergeben, daß für die Reifung der Muskelfasern bei Föten mehrere Wochen kontinuierlicher Muskelaktivierung durch Nervenimpulse erforderlich sind. In verschiedenen experimentellen Studien konnte gezeigt werden, daß Nervenfasern eine entscheidende Rolle bei der Entwicklung der Muskeln spielen.

Säugetiere verfügen über zwei verschiedene Arten von Muskelfasern: Manche ziehen sich langsam, manche rasch zusammen. Die langsam kontrahierenden Muskeln sind rosa und enthalten das Pigment Myoglobin, das in der Lage ist, geringe Mengen Sauerstoff zu speichern, damit die Fasern auch in Zeiten der Sauerstoffknappheit aktiv bleiben können. Der andere Muskeltyp kontrahiert sehr rasch. Diese Muskelfasern sind blaß, weil nicht pigmentiert: Sie benötigen kein Myoglobin, denn sie sind dazu da, sich für kurze Zeit sehr schnell zusammenzuziehen; ihr Aktivitätsschema würde von einer Sauerstoffspeicherung nicht profitieren. Wenn der Nerv, der einem schnell kontrahierenden Muskel zugedacht war, statt dessen zu einem langsamen Muskel umgelenkt wird, entwickelt dieser dasselbe Erscheinungsbild und Verhaltensmuster wie ein schneller Muskel. Das Experiment läßt sich auch in umgekehrter Richtung durchführen: Wird der Nerv von einem langsamen zu einem normalerweise schnell kontrahierenden Muskel umgeleitet, so entwickelt sich dieser statt dessen zu einem langsamen.

Die Einflüsse von Nerven auf Muskeln, die Wachstum und Entwicklung eines Muskels verändern können, sind anschauliche Beispiele für die Kommunikation zwischen den Zellen. Muskeln sind aber nicht nur solchen Wachstumseinflüssen ausgesetzt, sondern müssen ständig aktiv sein, um in Form zu bleiben. Das kann jeder nachvollziehen, der nach einem Beinbruch wochenlang einen Gips tragen mußte. Wenn der Gips abgenommen wird, ist das lange unbenutzte Bein schwach, die Muskeln sind verkümmert und brauchen viel Training, um wieder wie gewohnt zu funktionieren. Dasselbe gilt auch für sämtliche Muskeln des Fötus – für die Gliedmaßen genauso wie für die Atemmuskulatur. Es braucht uns also nicht zu verwundern, daß der Fötus Atembewegungen trainiert, während er sich auf die Geburt vorbereitet; erstaunlicher wäre es, wenn er darauf verzichtete.

Die Atembewegungen des Fötus dienen aber nicht nur zur Ausbildung der Nervenbahnen und der Atemmuskulatur, sondern üben noch einen weiteren wichtigen Einfluß auf seine Entwicklung aus: Die Fötalatmung ist unverzichtbar für das normale Wachstum der Lunge. Menschliche Föten mit Muskelkrankheiten, aufgrund deren die Atemtätigkeit eingeschränkt ist, haben auch unterentwickelte Lungen. Ähnliches wurde an Tieren beobachtet. Man weiß nicht, weshalb Atemübungen die Lunge des Fötus zum Wachstum anregen; es kann auf die geringen Menge Fruchtwassers zurückzuführen sein, die der Fötus bei seinen Atembewegungen in die Lunge befördert. Vielleicht trägt die Flüssigkeit zur Dehnung der Lunge bei, vielleicht werden auch Wachstumsfaktoren aus dem Fruchtwasser wirksam.

Nachdem wir nun wissen, welche nützliche Arbeit der Fötus mit seinem Atemtraining leistet, obwohl er für seine Bemühungen nicht durch mehr Sauerstoff belohnt wird, ist auch leicht zu verstehen, weshalb es für den Fötus keine Gefahr bedeutet, die Atmung für längere Zeit einzustellen: Training ist gut, aber es muß nicht den ganzen Tag sein. Tatsächlich sind die Atemübungen für den Fötus anstrengend. Jede Muskelaktivität verbraucht Sauerstoff und Energie; es ist also normal, daß der Fötus sich von Zeit zu Zeit Ruhe gönnt.

Der vollkommen ungestörte Fötus atmet in Intervallen von etwa 20 Minuten, gefolgt von einer etwa gleich langen Ruhephase. Wir kennen mehrere Faktoren, die seine Atemfrequenz verringern: Dazu gehört vor allem die Abnahme des Sauerstoffgehalts im Blut des Fötus – ein Zustand, der als Hypoxämie bezeichnet wird. Ähnlich wirkt das Absinken des Glukosegehalts, die sogenannte Hypoglykämie. Ferner können sowohl Medikamente wie auch Drogen, aber ebenso der von der Mutter konsumierte Alkohol die Atembewegungen des Fötus hemmen. Auch Prostaglandine, Botenmoleküle, die von beinahe allen Körperzellen ausgesandt werden, wirken hemmend auf die fötale Atmung.

Bei Sauerstoffmangel verringern sich die Atembewegungen

des Fötus; je nach Ausmaß der Hypoxämie stellt er seine Atmung unter Umständen sogar mehrere Stunden lang ein. Erwachsene, die unter Sauerstoffmangel leiden, beispielsweise in großer Höhe, hören nicht auf zu atmen. Wir reagieren auf Hypoxämie vielmehr durch Beschleunigung der Atmung, um mehr Sauerstoff aus der Luft aufzunehmen. Dem Fötus hingegen hilft es nicht, rascher zu atmen – er bekommt dadurch nicht mehr Sauerstoff. Es ist also durchaus sinnvoll für ihn, bei Sauerstoffmangel auf Atembewegungen zu verzichten. Diese Reaktion auf eine Hypoxämie nennt man »paradox«, weil das Verhalten des Fötus im krassen Gegensatz zu der Reaktion steht, die im Leben nach der Geburt angebracht ist.

Eine neuere Untersuchung von Dr. Peter Gluckman und seinen Mitarbeitern in Neuseeland erbrachte interessante Erkenntnisse über die spezifische Gehirnzone, von der aus die paradoxe fötale Hypoxämiereaktion gesteuert wird. Dr. Gluckman verbrachte mehrere Jahre damit, eine dreidimensionale Karte – oder vielmehr einen Atlas – des Schafgehirns zu erstellen, anhand deren der Forscher selektiv winzige Zonen des fötalen Gehirns zerstören kann. Dr. Gluckman wies nach, daß eine sehr kleine Zone im Stammhirn des Schafsfötus eine wesentliche Rolle bei der paradoxen fötalen Hypoxämiereaktion spielt. Wird diese winzige Zone zerstört, reagiert das ungeborene Lamm auf die Hypoxämie wie ein erwachsenes Schaf: durch rascheres Atmen.

Nachdem der Fötus paradox reagiert, das Neugeborene jedoch bereits wie ein Erwachsener, indem es nämlich auf eine Hypoxämie mit beschleunigter Atmung reagiert, muß zum Zeitpunkt der Geburt eine sehr rasche Reifung des Gehirns stattfinden. Anscheinend wird nach der Geburt die Funktion jener Zone des fötalen Gehirns, die auf hypoxämische Zustände durch Einstellung der Atemtätigkeit reagiert, entweder völlig ausgeschaltet, oder sie geht verloren. Ab diesem Zeitpunkt reagiert das normale neugeborene Baby auf Sauerstoffmangel durch raschere Atmung. Es wurde die Vermutung geäußert, daß bei Babys, die den plötzlichen Tod im Kindesalter sterben (SIDS, *sudden infant death syndrome*), die Funktion der atemhemmenden Gehirnzone teilweise noch nach der Geburt erhalten blieb. Sollte dies der Fall sein, so befände sich das Baby in einer äußerst gefährlichen Situation: Wenn tatsächlich die Zone des Gehirns, die auf Sauerstoffmangel mit Atemstillstand reagiert, auch nach der Geburt intakt bleibt und das Neugeborene aus irgendeinem Grund unter Sauerstoffmangel leidet, beispielsweise wegen einer Erkältung oder geringfügigen Infektion im Mund- oder Nasenraum, würde entsprechend den vorgeburtlichen Mechanismen die Atmung stocken, wodurch die Hypoxämie sich verstärkte. So käme es zu einer sehr gefährlichen, womöglich tödlichen Situation, weil der verstärkte Sauerstoffmangel die Atmung noch mehr behinderte: eine Kettenreaktion. In diesem Fall hätte das Neugeborene vergessen, daß es sich nun außerhalb des Uterus befindet, und reagiert deshalb falsch auf den Sauerstoffmangel. Es versucht, der Hypoxämie mit Methoden zu begegnen, die in seiner Zeit als Fötus durchaus erfolgreich waren; aber jetzt, nachdem es keine schützende Plazenta mehr hat, kann das fötale Verhalten fatale Folgen haben. – Diese Hypothese wird derzeit eingehend untersucht.

Wenn wir mehr darüber wissen, wie diese Mechanismen im Gehirn des Fötus und des Neugeborenen heranreifen und funktionieren, können wir nach Merkmalen suchen, um Babys zu erkennen, die sich auch nach der Geburt bei Hypoxämie paradox verhalten und daher vom plötzlichen Kindstod bedroht sind. Man versucht gegenwärtig, einen Test zur Identifizierung gefährdeter Babys zu entwickeln. Wenn es gelingt, werden wir besser in der Lage sein, gefährdete Babys zu überwachen und dem plötzlichen Tod im Kindesalter möglichst vorzubeugen. In den Vereinigten Staaten ist der plötzliche Kindstod die häufigste Todesursache im Alter zwischen einem und zwölf Monaten: Ein bis zwei von tausend Neugeborenen fallen ihm zum Opfer. Um wirksam gegen diesen tragischen Tod angehen zu können, brauchen wir jedoch dringend weitere Informationen, und dazu sind sorgfältig geplante Experimente erforderlich: Solange keine weiteren Daten zur Verfügung stehen, können sie nicht im Computer simuliert werden; solange wir kein Arbeitsmaterial in der Hand haben, können wir keine Programme entwickeln.

Auch wenn der Glukosespiegel im Blut des Fötus sinkt, lassen seine Atembewegungen nach. Bestimmte Zonen in seinem Gehirn überwachen den Glukosespiegel im Blut: fällt er ab, reagiert der Fötus mit Maßnahmen, die den Glukoseverbrauch drosseln, er mobilisiert seine geringen Glukosereserven und setzt Enzymreaktionen in Gang, die andere Nährstoffe in Glukose umwandeln. Da Glukose seine wichtigste Energiequelle ist, sind die Einstellung der Atmung und der Verzicht auf andere Muskelbewegungen eine durchaus zweckmäßige Strategie, um Energie zu sparen.

Hypoxämie beim Fötus wird auch von periodischen Kontraktionen der Uterusmuskulatur hervorgerufen. Während der gesamten Schwangerschaft kommt es zu mäßig starken Kontraktionen, die relativ lang dauern – normalerweise zwischen drei und fünfzehn Minuten. Manche Frauen spüren die Kontraktionen, andere nicht. Um solche in der Regel schmerzlosen Kontraktionen von den Geburtswehen zu unterscheiden, die um vieles stärker sind, nennen wir sie Schwangerschaftswehen. Auf Ultraschallaufnahmen der Uteruswand sind sie zwar erkennbar, aber wir wissen noch nicht, wie häufig sie beim Menschen auftreten. Wir wissen jedoch, daß bei Schafen, Kühen, Schweinen, Schimpansen und Pavianen Schwangerschaftswehen etwa ein- oder zweimal stündlich während der gesamten Tragzeit vorkommen. Durch Schwangerschaftswehen sinkt der Sauerstoffgehalt im Blut des Fötus. Die Uterusarterien verlaufen durch die Uteruswand bis zur Plazenta; wenn die Muskelfasern in der Uteruswand sich zusammenziehen, quetschen sie die Uterusarterien und es fließt weniger Blut zur Plazenta. Die Verringerung des uterinen Blutstroms kann bis zu fünfunddreißig Prozent betragen – in gleichem Maß nimmt auch die Sauerstoffzufuhr zum Fötus ab. In Experimenten konnte gezeigt werden, daß der Fötus den Sauerstoffmangel wahrnimmt. Es ist daher wahrscheinlich, daß die Hypoxämie infolge Schwangerschaftswehen zumindest teilweise für das Aussetzen der Atembewegungen des Fötus verantwortlich ist.

Schwangerschaftswehen verringern jedoch nicht nur den Sauerstoffgehalt im Blut des Fötus, sondern setzen ihn selbst einem sanften Druck aus. In der späteren Schwangerschaft ist er nicht mehr auf allen Seiten von Fruchtwasser umgeben, an mehreren Stellen kommt er mit der Uteruswand in direkten Kontakt. Daher drückt jede Schwangerschaftswehe auf den Fötus. Dieser Druck läßt sich mit Hilfe der oben beschriebenen Ultraschalltechnik anhand von Kristallen beobachten und errechnen; dabei können wir die Größe des Fötus an mehreren Stellen fortlaufend messen. Die Stärke des Drucks, dem der Fötus ausgesetzt ist, schwankt nicht nur je nach der Intensität der Schwangerschaftswehe und der vorhandenen Menge an Fruchtwasser, sondern auch nach der jeweiligen Position des Fötus bei seinen regelmäßigen Bewegungen im Uterus. Eine Schwangerschaftswehe kann den Durchmesser seiner Brust von vorn nach hinten um mehr als dreißig Prozent verringern – wie stark eine Schwangerschaftswehe dazu sein muß, kann man sich leicht vorstellen. Zweifellos werden zahlreiche Nervenimpulse ins Gehirn geschickt: Für den Fötus ist der Druck einer Schwangerschaftswehe wie eine heftige Umarmung. Wir wissen noch nicht genau, inwieweit Schwangerschaftswehen sich auf die Entwicklung des fötalen Gehirns auswirken; Tatsache ist jedoch, daß sich viele Teile des Gehirns nur dann planmäßig entwickeln, wenn sie fortlaufend stimuliert werden und ständig aktiv sind. Wahrscheinlich ist die Stimulierung durch Schwangerschaftswehen ein Teil der aktivitätsabhängigen Gehirnreifung.

Derzeit ist es schwierig festzustellen, welcher der beiden Stimuli, die verminderte Sauerstoffzufuhr oder der Sinnesreiz durch Druck, der wahrscheinlichere Grund ist, weshalb der Fötus während einer Schwangerschaftswehe zu atmen aufhört. Vermutlich spielen beide Veränderungen eine Rolle. Wie wir in Kapitel 8 sehen werden, haben Schwangerschaftswehen auch noch andere Auswirkungen auf den Fötus.

Neuere Untersuchungen zeigten, daß auch Prostaglandine die Atembewegungen des Fötus hemmen; wahrscheinlich spielen sie generell eine wichtige Rolle im Zusammenhang mit der Atmung und sind verantwortlich für die Phasen, in denen der Fötus nicht atmet. Prostaglandine werden lokal in seinem Gehirn erzeugt. Andere fötale Gewebe, einschließlich der Plazenta, schütten Prostaglandine ins Blut des Fötus aus; in den letzten Tagen der Schwangerschaft steigt die Prostaglandinproduktion durch Plazenta und fötale Membranen. Es ist daher nicht erstaunlich, daß der Fötus in dieser Zeit seltener atmet. Wenn die Nabelschnur nach der Geburt abgeklemmt oder durchtrennt wird, geht zumindest diese Quelle der Prostaglandinzufuhr verloren: Damit entfällt mit einem Schlag ein wesentlicher Hemmfaktor, was für das Einsetzen der kontinuierlichen, rhythmischen Atmung beim Neugeborenen sicherlich eine wichtige Rolle spielt.

Das Gehirn ist ein sehr fein abgestimmter Mechanismus, der auf starke chemische Substanzen äußerst empfindlich reagiert. Rezeptfreie, aber auch verschreibungspflichtige Medikamente,

Suchtgifte und der Mißbrauch von Genußmitteln wirken auf die Nervenzellen und/oder die Muskel- und Drüsenzellen, die von Nerven gesteuert werden. Alle diese Substanzen können den Fötus beeinflussen: Sie wirken entweder direkt auf sein Gehirn auf dem Weg durch die Plazenta, oder sie üben Sekundärwirkungen auf den Fötus aus, nachdem sie bereits bei der Mutter Veränderungen bewirkt haben. Viele dieser Substanzen verändern das Atmungsverhalten des Fötus. Aufgrund von Untersuchungen weiß man, daß zum Beispiel Alkohol den Fötus am Atmen hindert, denn Alkohol stimuliert die Prostaglandinproduktion in seinem Gehirn: Vermutlich entfaltet sich auf diese Weise die atmungshemmende Wirkung des Alkohols.

Der Fötus atmet intensiver, sobald der Kohlendioxidgehalt in seinem Blut ansteigt. Auch Erwachsene atmen bei erhöhtem Kohlendioxidspiegel schneller. Wir wissen nicht, weshalb der Fötus in diesem Fall zwar ähnlich wie ein Erwachsener reagiert, nicht aber bei Sauerstoffmangel. In beiden Situationen führen die Atemübungen des Fötus zu nichts; sie sind im Gegenteil, wie wir gesehen haben, eher kontraproduktiv.

Erhöhte Körpertemperatur stimuliert ebenfalls die Atmung des Fötus. Die Temperatur ist sicherlich einer der zahlreichen Einflüsse aus der Umgebung, die im Zusammenhang mit der fötalen Entwicklung eingehender erforscht werden müssen.

Natürlich sind vom menschlichen Fötus nicht beliebig viele Daten zu sammeln; es gibt Einschränkungen. Dank der Entwicklung der Ultraschalltechnik kann der Gynäkologe die Atembewegungen menschlicher Föten mehrere Stunden lang fortlaufend beobachten. Erstens und vor allem muß er herausfinden, wie das Atemschema eines gesunden Fötus sich verändert, wenn dieser kurz- oder langfristig speziellen widrigen Umständen ausgesetzt ist. Wie in allen Fachgebieten der Medizin müssen wir auch hier erst die normale Funktionsweise verstehen, bevor wir abnorme Funktionen richtig deuten und eventuell beheben können. Der Gynäkologe darf den gesunden Fötus keinen Gefahren aussetzen, indem er riskante Situationen zusätzlich verschärft. Er hat jedoch die Möglichkeit, Risikoschwangerschaften und komplizierte Schwangerschaften zu beobachten. Aber auch in solchen Fällen ist die Situation nicht recht geeignet, um die nötigen Erkenntnisse zu gewinnen. Bei Risikopatienten ist häufig ein rasches therapeutisches Eingreifen erforderlich, und einen Fötus lediglich zu beobachten, statt ihm die nötige Behandlung zukommen zu lassen, widerspricht den ethischen Grundsätzen.

Außerdem treten bei Risikopatienten häufig mehrere Komplikationen gleichzeitig auf. Erst im sorgfältig kontrollierten Experiment können einzelne Faktoren präzise und quantitativ erfaßt werden. Beispielsweise müssen wir wissen, wie sich Hypoxämie allein auf die Atmung des Fötus auswirkt und wo die Toleranzgrenze liegt, das heißt, ab welchem Punkt das Problem zu Reaktionen beim Fötus und möglicherweise zu einer Gehirnschädigung führt. Man muß die Auswirkungen der Hypoxämie ohne die zusätzlich auftretenden Komplikationen einer Plazentaschädigung kennen und ohne die sonstigen Faktoren, die bei einer Risikoschwangerschaft häufig gleichzeitig auftreten und gefährlich für den Fötus sind. Bei Funktionsstörungen der Plazenta leidet der Fötus zwar unter der niedrigen Sauerstoffkonzentration im Blut, aber deren exaktes Ausmaß kennt der Gynäkologe nicht, noch weiß er, wie schnell dieser Zustand sich entwickelt hat. Außerdem kennt er den Kohlendioxidspiegel nicht und kann nicht sagen, inwieweit die Reaktion des Fötus von diesem Faktor abhängt.

Die planmäßige Ausreifung der Lunge und des Atemzentrums im Gehirn sind für das Überleben der Neugeborenen entscheidend. In den letzten zwanzig Jahren wurde Grundlagenforschung auch an Tieren durchgeführt, um Erkenntnisse über die fötale Entwicklung zu gewinnen. Die an trächtigen Schafen gesammelten Informationen über die Atembewegungen des Fötus brachten unser Wissen über normale und abnorme Funktionen im menschlichen Fötus enorm voran. Alle vorhandenen experimentellen Daten zeigen, daß die Atemreaktionen des menschlichen Fötus auf verschiedene Herausforderungen weitgehend den Reaktionen entsprechen, die aufgrund der Untersuchungsergebnisse an Schafsföten vorhergesagt wurden. Natürlich sind wir bei Schafsföten in einer besseren Position – wir können Untersuchungen wiederholen, können die Auswirkung verschiedener Reize auf unterschiedlichem Niveau beobachten und sämtliche Phasen der Trächtigkeit studieren, um jede Veränderung während der Reifung des Fötus zu registrieren. Wir können nacheinander einzelne Faktoren verändern und auf diese Weise exakt die jeweilige Wirkung untersuchen, was beim Menschen natürlich nicht möglich ist.

Tierversuche sind zwangsläufig umstritten. Es spricht aber sehr viel dafür, Experimente an Tieren *vor* Untersuchungen an schwangeren Frauen durchzuführen, bevor durch Verabreichung neuer Wirkstoffe oder die Anwendung neuer Verfahren Probleme und negative Nebenwirkungen aufgetreten sind. Es ist erwiesen, daß durch besseres Verständnis des Lebens vor der Geburt schon Leben gerettet werden konnten. Indem die Forschung uns Informationen liefert, aufgrund deren wir mit Störungen sowohl im Fötalstadium als auch nach Frühgeburten besser umgehen können, wird es zunehmend wahrscheinlich, daß sie uns hilft, tragische Vorkommnisse wie den plötzlichen Kindstod und Gehirnschäden zu vermeiden. Allen, die nach wie vor nicht vom Wert derartiger Experimente überzeugt sind, möchte ich sagen, daß die Tierforschung auch den Tieren nützt, denn sie verschafft auch der Veterinärmedizin neue Erkenntnisse zur Bekämpfung von Krankheiten.

# Kapitel 7

# Der Blutkreislauf

*Wir können nicht entfachen, wann wir wollen, das Feuer, das im Herzen brennt.*

Matthew Arnold: *Morality*

*Gleich einem kleinen Leib mit mächt'gem Herzen*
*Was könntest du nicht tun, was Ehre will ...*

William Shakespeare: *Heinrich der Fünfte**

---

Herz und Blutgefäße sind die Transportwege des Körpers: das Herz ist die Pumpe, die das Blut durch die Gefäße befördert. Das Blut verläßt das Herz über die Arterien und kehrt in den Venen zum Herzen zurück. Die Arterien verzweigen sich auf ihrem Weg durch die Gewebe immer weiter bis zu den dünnsten Arterien, den Millionen feiner und feinster Blutkapillaren. Arterien haben zu dicke Wände, als daß Sauerstoff oder Glukose aus dem Blut in die Körperzellen gelangen könnte. Sie sind undurchdringliche Röhren, und der Sauerstoff- und Nährstoffaustausch zwischen Blut und Körperzellen muß über die dünnen und stark durchlässigen Wände der Blutkapillaren erfolgen. Die Kapillaren verbinden sich zu Venen, die das Blut zurück zum Herzen führen und den Kreis schließen, der als das Herz-Kreislauf-System bezeichnet wird.

Der Blutkreislauf, das sogenannte kardiovaskuläre System, erfüllt zudem eine sehr wichtige Exekutivfunktion, denn er transportiert Hormone aus den Drüsen zu ihrem Bestimmungsort – den Zellen, deren Aktivität durch Hormone gesteuert wird. Außerdem ist das kardiovaskuläre System von größter Bedeu-

---

* *Shakespeares Werke*, a. a. O., Bd. IV, deutsch von A. W. Schlegel.

tung für die Reaktion des Körpers auf Infektionen: Die Schlüsselrolle in der Selbstverteidigung des Körpers gegen Infektionserreger spielen spezielle Abwehrzellen. Darüber hinaus befördert das Blut Antikörper zur Infektionsstelle, um die eingedrungenen Organismen vor Ort zu bekämpfen.

Der fötale Blutkreislauf weist in seiner Gesamtanlage grundlegende Unterschiede zum Kreislauf des Neugeborenen und des Erwachsenen auf. Es lohnt sich, die besonderen Merkmale des fötalen Kreislaufs und die Veränderungen, die bei der Geburt stattfinden müssen, damit das Neugeborene eine unabhängige Existenz außerhalb des Uterus führen kann, näher zu betrachten. Nehmen wir einmal an, wir seien ein kleines rotes Blutkörperchen und unternähmen eine Reise durch den Kreislauf eines gesunden Neugeborenen eine Woche nach der Geburt. Das rote Blutkörperchen ist ein trefflicher Reisender und schleppt sein gesamtes Gepäck an Sauerstoff und Kohlendioxid durch das Gefäßsystem des Babys.

Das Herz ist wie ein Beutel aus sehr starken Muskeln mit vier Kammern, alle speziell dazu bestimmt, ihre Aufgabe zu erfüllen, nämlich Blut durch den Körper zu pumpen. Im Kreislauf des Neugeborenen trifft wie beim erwachsenen Menschen die Hauptvene, die das Blut aus allen Körperregionen zurückführt, im rechten Vorhof des Herzens ein. Dieses Blut hat zuvor den ganzen Körper passiert und einen Großteil des Sauerstoffs an die Gewebe abgegeben: Venenblut, das aus den Geweben zum Herzen zurückkehrt, ist daher eher bläulich gefärbt. Das Hämoglobinträgermolekül in den Blutkörperchen sieht hellrot aus, wenn es frischen Sauerstoff aufgenommen hat; wenn der Sauerstoffgehalt niedrig ist, verändert sich seine Farbe in ein dunkles, bläuliches Rot.

Sobald das sauerstoffarme Blut im rechten Vorhof eintrifft, wird es aus diesem starken Muskelbeutel in einen noch stärkeren Muskelbeutel gepumpt, den rechten Ventrikel (die rechte Herzkammer), und anschließend über die Lungenarterie in die Lungenflügel. Wenn die Lunge des Neugeborenen sich planmäßig geöffnet hat, enthält die Luft in der Lunge Sauerstoff in viel höherer Konzentration als das Blut aus der Lungenarterie, und deshalb diffundiert Sauerstoff von der höheren Konzentration in den Lungenbläschen in die Blutgefäße. Während das Blut des Babys durch die Haargefäße der Lunge fließt, wird es wieder rot und reich an Sauerstoff. Gleichzeitig diffundiert Kohlendioxid, das in hoher Konzentration im eintreffenden Blut vorhanden ist, in die Lungenbläschen. Wenn das Baby ausatmet, entweicht die Luft in den Lungenbläschen einschließlich des Kohlendioxids in die Atmosphäre, und beim nächsten Atemzug füllen sich die Lungenbläschen wieder mit sauerstoffreicher Luft. Mit jedem Atemzug wird Sauerstoff ein- und Kohlendioxid ausgeatmet. Es ist eine wirklich ehrfurchtgebietende Vorstellung, wenn man bedenkt, daß ein Neugeborenes, sofern es siebzig Jahre alt wird, noch fünfundzwanzigtausend Millionen Atemzüge tut und sein Herz sogar noch viermal so oft schlägt – hunderttausend Millionen mal. Solche Zahlen übersteigen unser Vorstellungsvermögen. Welch wunderbare Prozesse laufen in unserem Körper ab!

Das mit frischem Sauerstoff angereicherte rötliche Blut kehrt aus den Lungenflügeln durch die Lungenvene zur linken Seite des Herzens zurück; die Lungenvene ist die einzige Vene, die sauerstoffreiches Blut führt. Die Aufgabe der Lunge besteht darin, Sauerstoff zur Versorgung aller anderen Körpergewebe von den Lungenbläschen in die Haargefäße zu leiten; von hier aus kehrt das Blut zum Herzen zurück. Die rechte Herzseite pumpt das Blut zur Lunge; die linke Herzseite dagegen sorgt dafür, daß das sauerstoffreiche Blut, das aus der Lunge zum Herzen zurückkehrt, in alle Körperregionen verteilt wird.

Zuerst fließt das Blut aus der Lunge in den linken Vorhof, der ebenso wie der rechte Vorhof relativ dünne Wände hat. Der Muskel in der Wand des linken Vorhofs pumpt das Blut in die linke Herzkammer, die aus einem viel stärkeren, dickeren Muskel gebildet ist – schließlich hat sie Erhebliches zu leisten: Das Blut durch den gesamten Körper zu pumpen ist keine leichte Aufgabe. Die rechte Herzkammer hingegen muß das Blut lediglich zur Lunge befördern. Aus der linken Herzkammer entspringt die größte Arterie unseres Körpers, die Aorta, die sich immer weiter verzweigt, in immer kleinere Verästelungen teilt, bis das Blut alle Körpergewebe erreicht hat, mit Ausnahme nur der Lunge, die ja, wie wir gesehen haben, über die Lungenarterie aus der rechten Herzkammer mit (sauerstoffarmem) Blut versorgt wird.

Die Aorta verläuft aufwärts; zunächst zweigen die großen Arterien zum Kopf und zu den Armen ab. In einem Bogen im Brustraum führt sie dann abwärts; unterwegs gehen Arterien zu allen Geweben der Körperwand ab, der Brust, des Bauches und der Beine. Nach der Geburt hat bei Tieren wie bei Menschen das Blut, das in die Beine fließt, dieselbe Zusammensetzung wie das sauerstoffreiche Blut, das in Kopf und Gehirn gepumpt wird: Es stammt zur Gänze aus der linken Herzkammer. Aus den aktiven Geweben des Kopfes kehrt das Blut in einer großen Vene, genannt Vena cava superior, zur rechten Seite des Herzens zurück und ist nun arm an Sauerstoff. Aus den unteren Körperpartien fließt das Blut ebenfalls in einer großen Vene zurück, die als Vena cava inferior bezeichnet wird. Venöses Blut sowohl in der unteren wie auch der oberen Vena cava enthält etwa gleich wenig Sauerstoff. Beim neugeborenen Baby hat deshalb mit Ausnahme des Blutes in der Lungenarterie und -vene das gesamte arterielle Blut in jedem Teil des Körpers dieselbe Zusammensetzung, ebenso wie das gesamte venöse Blut in jedem Teil des Körpers in seiner Zusammensetzung gleich ist.

Wenn wir den Fötus betrachten, sehen wir, daß die Gefäßbahnen komplizierter verlaufen. Der Fötus hat einige interessante und spezielle Mechanismen entwickelt, um den besonderen Erfordernissen seiner Situation und seiner Lebensweise im Uterus gerecht zu werden. Diese Erfordernisse sind einerseits die Sauerstoffversorgung seines Körpers nicht über die Lunge, sondern über ein einzigartiges und zeitlich begrenzt einsetzbares Organ, die Plazenta, und andererseits die Notwendigkeit, der Entwicklung seines Gehirns absolute Priorität einzuräumen.

Der Hauptunterschied zwischen dem Blutkreislauf eines Fötus und dem eines Erwachsenen besteht darin, daß die Lunge des Fötus nicht für die Sauerstoffgewinnung herangezogen werden kann. Der Fötus bezieht Sauerstoff ausschließlich durch die Plazenta. Deshalb muß er spezielle Gefäße entwickeln, die sein Blut zur Plazenta und wieder zurück in seinen Körper befördern. Die Nabelarterien, über die der Fötus mit der Plazenta verbunden ist, entspringen dem unteren Ende seiner Aorta und verlassen seinen Bauch durch die Nabelschnur, deren Überrest uns als Nabel ein Leben lang erhalten bleibt. Aus der Plazenta kehrt das Blut über die Nabelvene in den Körper des Fötus zurück. Die Plazenta ist der Ort, an dem der Sauerstoff aufgenommen wird: Deshalb ist das Blut in der Nabelvene des Fötus sauerstoffreich und hellrot wie das Blut in der Lungenvene des Neugeborenen. Dieses sauerstoffreiche Blut muß nun zum Herzen zurückkehren, um sich von dort aus in sämtliche Gewebe des Körpers zu verteilen und die Zellaktivitäten zu unterstützen.

Aus der Nabelvene erreicht das Blut die große Hauptvene im unteren Bauchraum, die Vena cava inferior, die das Blut von der Plazenta zur rechten Seite des Herzens zurückleitet. Bemerkenswerterweise fließt das sauerstoffreiche Blut aus der Plazenta in der Vena cava inferior auf seinem Weg zum Herzen neben dem sauerstoffarmen Blut aus den Beinen und den Bauchgeweben. Die zwei Blutströme mit sehr verschiedenem Sauerstoffgehalt in der Vena cava inferior stellt einen erheblichen Unterschied zur Situation beim Neugeborenen dar, bei dem, wie oben beschrieben, das venöse Blut überall im Körper eine ähnliche Zusammensetzung hat. Es ist eine direkte Folge der Tatsache, daß das Blut in der Vena cava inferior des Fötus aus zwei Zonen mit sehr verschiedenen, ja entgegengesetzten Funktionen stammt. Die Plazenta erfüllt die Funktion der fötalen Lunge, und deshalb ist das Blut, das über die Nabelvenen aus der Plazenta ins Herz zurückgeführt wird, sauerstoffreich (der rote Strom); der Rest des Blutes in der Vena cava inferior ist hingegen ganz normales venöses Blut, das von aktiven Geweben zurückfließt, die bereits einen Großteil des Sauerstoffes verbraucht haben (der bläuliche Strom). Da sich das Blut in der Vena cava inferior relativ langsam bewegt und es kaum zu Turbulenzen kommt, vermischen sich die beiden Ströme nicht, sondern bleiben relativ getrennt. Diese Besonderheit spielt eine funktionell außerordentlich wichtige Rolle.

Im Kreislauf des Fötus gibt es zwei Kurzschlußverbindungen oder Weichen (auch Shunts genannt), das Foramen ovale und den Ductus arteriosus. Sie teilen die beiden Blutströme voneinander und sorgen dafür, daß das sauerstoffreiche Blut zuerst in den Kopf des Fötus gelangt, um dort das heranwachsende Gehirn zu beliefern, und das sauerstoffärmere Blut in die Plazenta zurückkehrt, wo es frischen Sauerstoff aufnimmt. Ein wirklich wunderbarer Bauplan!

Der erste Kurzschluß, das Foramen ovale, befindet sich in der Vorhofscheidewand. Ein schmales Gewebeband leitet das sauerstoffreiche Blut, den roten Strom, aus der Plazenta, über den rechten Vorhof durch ein Loch in der Scheidewand, die den rechten vom linken Vorhof trennt. Auf diese Weise umgeht das sauerstoffreiche Blut aus der Plazenta die rechte Herzseite und den

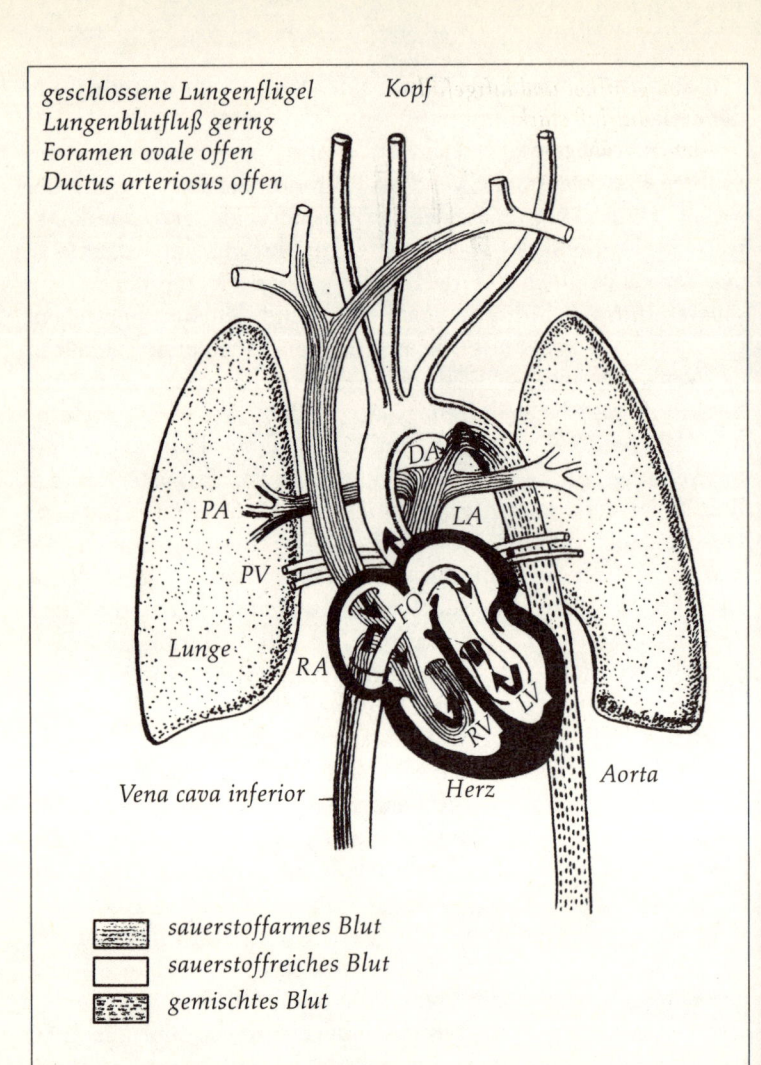

*geschlossene Lungenflügel*
*Lungenblutfluß gering*
*Foramen ovale offen*
*Ductus arteriosus offen*

*Kopf*

*PA*
*PV*
*Lunge*
*DA*
*LA*
*FO*
*RA*
*RV*
*LV*

*Vena cava inferior*
*Herz*
*Aorta*

sauerstoffarmes Blut
sauerstoffreiches Blut
gemischtes Blut

ABBILDUNG 7.1
*Blutkreislauf des Fötus. Beachten Sie die beiden Kurzschlüsse, den Ductus arteriosus und das Foramen ovale.*

RA: rechter Vorhof  
LA: linker Vorhof  
RV: rechte Herzkammer  
LV: linke Herzkammer  

FO: Foramen ovale  
PA: Lungenarterie  
PV: Lungenvene  
DA: Ductus arteriosus

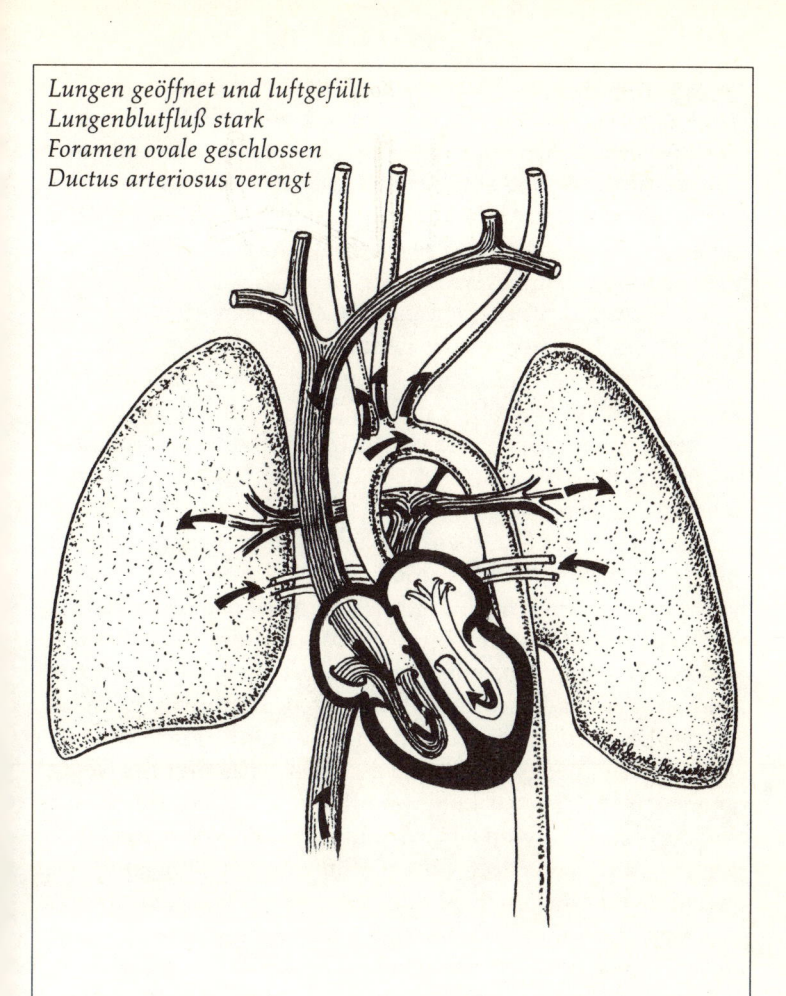

*Lungen geöffnet und luftgefüllt*
*Lungenblutfluß stark*
*Foramen ovale geschlossen*
*Ductus arteriosus verengt*

ABBILDUNG 7.2
Blutkreislauf des Neugeborenen. Beachten Sie, daß der Ductus arteriosus sich verschlossen hat und auch die Klappe des Foramen ovale geschlossen ist.

Lungenkreislauf: ohne Umweg über die Lunge, die beim Fötus für den Sauerstoffaustausch ja keine Rolle spielt, gelangt der sauerstoffreiche Blutstrom aus der Plazenta direkt in die linke Seite des Herzens und von hier aus in die Aorta. Die ersten Blutgefäße, die von der Aorta abzweigen, sind die großen Kopfarterien, über die das sauerstoffreiche Blut sofort den Kopf erreicht und das fötale Gehirn versorgt.

Das Loch in der Scheidewand zwischen rechtem und linkem Vorhof, das Foramen ovale, besitzt auf der linken Seite eine Klappe, die als Ventil fungiert. Solange der Druck auf der rechten Seite des Lochs größer ist als auf der linken, bleibt das Ventil offen, und das Blut fließt von rechts nach links. Während des gesamten vorgeburtlichen Lebens ist der Druck auf der rechten Seite normalerweise größer als auf der linken. Aber bei der Geburt nimmt der Druck auf der linken Seite rasch zu und wird größer als rechts, so daß sich die Klappe normalerweise innerhalb von Minuten schließt. Für den Fötus ist das Foramen ovale eine geniale Einrichtung, die ihm während der neun Schwangerschaftsmonate sehr nützlich ist, aber beim Neugeborenen kann sie sich als Schwachstelle erweisen. Denn es kommt vor, daß das Loch sich nicht schließt; in diesem Fall spricht man von einem »Loch im Herzen«: das bedeutet, daß das Blut des Neugeborenen weiterhin die Lunge umfließt, wie schon im Uterus. Was für den Fötus von Vorteil war – die Direktversorgung des Gehirns mit sauerstoffreichem Blut unter Umgehung der ohnehin funktionsunfähigen Lunge –, ist für das Neugeborene, das in puncto Sauerstoffversorgung nunmehr von seiner Lunge und nicht von der Plazenta abhängt, alles andere als gut!

Das Blut, das aus dem Kopf des Fötus und aus den unteren Körperpartien zurückfließt, ist nun sauerstoffarm und bläulich dunkelrot. Es strömt durch den rechten Vorderhof in die rechte Herzkammer und anschließend in die Lungenarterie, die über ein kurzes Blutgefäß namens Ductus arteriosus – den zweiten Kurzschluß – an die Aorta angeschlossen ist. Wie das Foramen ovale verbindet der Ductus arteriosus die rechte Seite des Kreislaufs, den sogenannten Lungenkreislauf, mit der linken Seite, dem Körperkreislauf. Dabei kommt es sehr auf den exakten Mündungsort des Ductus arteriosus an die Aorta an. Der Ductus beginnt in der Lungenarterie und vereinigt sich mit der Aorta kurz vor der Teilungsstelle, an der die großen Arterien in den

Kopf abzweigen. Nachdem er von der linken Herzkammer weiter entfernt ist als die Gefäße, die zum Kopf führen, kann kein sauerstoffarmes Blut aus der rechten Herzkammer und der Lungenarterie die Qualität des sauerstoffreichen Blutes beeinträchtigen, das über das Foramen ovale durch die linke Seite des Herzens und hinauf in den Kopf gepumpt wird.

Das sauerstoffarme Blut, das durch den Ductus arteriosus in die abwärts führende Aorta fließt, versorgt den Bauchraum und die unteren Gliedmaßen – langsam wachsende Gewebe, für deren Entwicklung dieses Blut bestens geeignet ist –, während das sauerstoffreichere Blut aus der Plazenta in den Kopf geleitet wird und das Gehirn zusätzlich mit Nährstoffen wie Glukose versorgt, die durch die Plazenta ins fötale Blut gelangt sind.

Die Flußrichtung in den beiden Kurzschlußverbindungen Foramen ovale und Ductus arteriosus wird durch den unterschiedlichen Druck in den jeweiligen Regionen des Kreislaufs bestimmt. Nachdem die Blutgefäße in der Lunge des Fötus verengt und die Lungenflügel nicht geöffnet und belüftet sind, ist der Widerstand gegen den Blutfluß durch die Lunge sehr groß. Dagegen liegt auf der linken Seite des Blutkreislaufs die Plazenta mit weit geöffneten Gefäßen, die gegen den Durchfluß kaum Widerstand leistet. Blut nimmt wie alle Flüssigkeiten den Weg des geringsten Widerstandes. Während des fötalen Lebens verläuft die normale Flußrichtung sowohl durch das Foramen ovale wie durch den Ductus arteriosus von rechts nach links. Kehrt sich aufgrund des veränderten Widerstands das Druckgefälle zwischen Lungen- und Körperkreislauf um, wechselt auch die Flußrichtung durch die beiden Kurzschlußverbindungen. Wie wir später noch sehen werden, erfolgt die Umkehr der Druckverhältnisse zum Zeitpunkt der Geburt.

Die Blutgefäße in der Lunge eines Neugeborenen reagieren sehr empfindlich auf den Sauerstoffgehalt ihrer Umgebung. Ist der lokale Sauerstoffgehalt niedrig, ziehen sich die Muskeln in den Wänden der feinen Lungenarterien zusammen und verringern den Blutfluß zu dem schlecht mit Sauerstoff versorgten Teil der Lunge. Ist die lokale Sauerstoffkonzentration hoch, öffnen sich die Gefäße. Dank einer derart hohen Reaktionsbereitschaft auf Sauerstoff fließt nun das Blut sehr leicht in jene Regionen der Lunge, die sich geöffnet haben und folglich eine hohe Sauerstoffkonzentration aufweisen. Deshalb kann der

Sauerstoff ins Blut diffundieren und wird anschließend zu den Geweben befördert. Beim Fötus enthalten die Lungenbläschen keine Luft, weshalb auch der Sauerstoffgehalt der Lunge gering ist, und die Blutgefäße in der fötalen Lunge bleiben fest geschlossen, so daß sie dem Blutfluß großen Widerstand entgegensetzen.

Im Unterschied zu den verschlossenen Blutgefäßen in der fötalen Lunge sind die kleinen Blutgefäße, die den Nabelarterien in der Plazenta entspringen, weit geöffnet, so daß der Widerstand gegen den Blutfluß in die fötalen Schichten der Plazenta gering ist; und nachdem das Blut stets den Weg des geringsten Widerstands nimmt, fließt der Großteil des Blutes in der Aorta des Fötus vorzugsweise in die Plazenta. Auf diese Weise wird der Bedarf des Fötus an Sauerstoff und Nährstoffen aus der Plazenta vollkommen gedeckt.

Unter normalen Umständen ist beim Neugeborenen das Blut mehr als ausreichend mit Sauerstoff und Nährstoffen für alle Gewebe versorgt. Sauerstoff wird aus der Lunge aufgenommen und in die Gewebe transportiert, die ihn zur Verbrennung von Nährsubstanzen benötigen und dadurch Energie freisetzen. Verdauungsprodukte werden im Verdauungssystem vom Blut aufgenommen und zu den Geweben befördert, wo sie sofort verwendet, für spätere Verwendung gespeichert oder in die Zellstruktur eingebaut werden. Glukose kann in der Leber gespeichert werden und Fett in den Fettzellen (leider allzu leicht). Zellen brauchen ständig Sauerstoff, weil sie nicht in der Lage sind, Sauerstoff zu speichern und ihn für Zeiten plötzlicher Knappheit aufzubewahren.

Sauerstoffmangel im Blut, die sogenannte Hypoxämie, kann lebensbedrohlich werden. Bereits nach Sekunden akuten Sauerstoffmangels beginnen sich saure Verbindungen in den Zellen anzusammeln, und schon nach wenigen Minuten können irreversible Schäden auftreten. Nicht alle Zellen vermögen Sauerstoffmangel und Übersäuerung gleich gut zu widerstehen – Gehirnzellen gehören zu den empfindlichsten des ganzen Körpers. Sauerstoffmangel, auch wenn er nur wenige Minuten dauert, kann zu irreparablen Gehirnschäden führen. Die Schwere der Schädigung hängt nicht nur vom Ausmaß und der Dauer der Sauerstoffunterversorgung ab, sondern auch von etwaigen früheren hypoxämischen Zuständen, denen der Fötus ausgesetzt war.

Dem Fötus stehen mehrere Möglichkeiten zur Kompensation

offen, um sein Wohlbefinden auch während einer Hypoxämie zu bewahren. So stellt er sämtliche Aktivitäten ein, die Sauerstoff erfordern, also beispielsweise die Atembewegungen, lenkt sein Blut zu den lebenswichtigen Organen um – dem Gehirn, dem Herzen und den Nebennieren – und reduziert die Blutversorgung weniger wichtiger Gebiete wie Verdauungssysteme, Haut und Nieren. Bei einer schweren Hypoxämie hören sämtliche Bewegungen der Gliedmaßen auf: eine weitere Möglichkeit zur Energieeinsparung. Der Gynäkologe weiß das und berücksichtigt diese Tatsache, wenn er die Bewegungen des Fötus über Ultraschall beobachtet. Bei häufigen periodischen Bewegungen kann er beruhigt sein, denn das Baby ist mit Sauerstoff gut versorgt. Wenn allerdings die Bewegungen der Gliedmaßen und der Atmung für längere Zeit ausbleiben, etwa eine Stunde lang oder länger, muß er die Möglichkeit einer Schädigung durch Sauerstoffmangel in Betracht ziehen.

Viele später wichtige Organe erfüllen während der fötalen Phase noch keine Funktion. So sind beispielsweise die Nieren im Leben nach der Geburt unverzichtbar, beim Fötus hingegen übernimmt die Plazenta die Funktion der Abfallbeseitigung. Auch ein Verdauungssystem braucht der Fötus nicht, um sich zu ernähren, und er *muß* nicht seine Muskeln bewegen, um zu überleben. Trotzdem besteht ein gewisses Risiko, wenn in diesen und anderen Geweben die Blutversorgung abnimmt; und wenn gar der Blutfluß längere Zeit hindurch unterbunden ist, kann das Wachstum der betreffenden Organe signifikant beeinträchtigt werden.

Eine spezielle Notwendigkeit, die den Fötus vom Erwachsenen unterscheidet, besteht darin, daß der Blutfluß zur Plazenta unter allen Umständen aufrechterhalten werden muß, gleichgültig, wie schwer die Krise ist – in der Hoffnung, daß schließlich doch noch mehr Sauerstoff durch die Plazenta gelangt und den Notstand beseitigt. Während einer kurzfristigen Hypoxämie bleibt der Blutfluß zur Plazenta unverändert bestehen, die Durchblutung des Gehirns, des Herzens und der Nebennieren wird sogar verstärkt, um die Sauerstoffversorgung dieser lebenswichtigen Gewebe konstant zu halten. Gleichzeitig nimmt die Blutversorgung der Lungen, der Haut, der Muskeln, der Nieren und des Verdauungssystems ab. So reagiert der Fötus also auf Sauerstoffmangel mit zwei Kompensationsmaßnahmen: Er verringert seine Aktivitäten, während er gleichzeitig sein Blut vorzugsweise in die lebenswichtigen Gewebe umleitet.

Nachdem eine Hypoxämie schwerwiegende Störungen in der normalen fötalen Entwicklung bewirkt, ist es äußerst wichtig, etwaige Ursachen festzustellen. Die nächstliegende Ursache ist eine Anämie bei der Mutter. Anämisches Blut enthält weniger Sauerstoff, und wenn die Uterusarterien zuwenig Sauerstoff zur mütterlichen Seite der Plazenta führen, bekommt natürlich auch der Fötus weniger Sauerstoff. Eine zweite Ursache kann eine Funktionsstörung der Plazenta sein. Möglicherweise ist sie in irgendeiner Weise geschädigt, beispielsweise durch Zigarettenrauch oder eine Herz-Kreislauf-Erkrankung der Mutter. Regelmäßige Schwangerschaftsuntersuchungen zur Feststellung möglicher Ursachen und deren Beseitigung sind die sicherste Methode, das Baby zu schützen und ihm den bestmöglichen Start ins Leben zu verschaffen. Anämie und andere potentiell schädliche Umstände lassen sich leicht vermeiden beziehungsweise durch gute Ernährung und ausreichende Ruhe, durch Vermeidung unnötiger Streßbelastung und gute gynäkologische Betreuung behandeln.

Über die Auswirkungen akuter und langsam fortschreitender, chronischer Hypoxämie an Föten wurden zahlreiche Untersuchungen angestellt, die zu wichtigen Erkenntnissen über anomal verlaufende Schwangerschaften führten, und die Schlußfolgerungen aus Untersuchungen an Tieren stimmen durchaus zuversichtlich. Das System verfügt über einen breiten Sicherheitsspielraum. Unter normalen Umständen erhält der Fötus mehr Sauerstoff als nötig; nur ein relativ kleiner Teil davon wird von den Geweben genützt. Zu Zeiten einer Unterversorgung kann der Fötus seinem Blut eine verhältnismäßig größere Menge an Sauerstoff entnehmen, die seinen Grundbedarf deckt: Er besitzt also einen Puffer im Sauerstoffversorgungssystem – eine sehr wichtige Selbstschutzmaßnahme. Experimentelle Studien zeigen deutlich, daß ein kurzfristiger Rückgang der Sauerstoffzufuhr über mehrere Sekunden oder sogar einige Minuten einen ansonsten gesunden Fötus noch nicht schädigt. Der Fötus hat sehr geeignete Methoden entwickelt, um zum Zeitpunkt der Geburt notfalls auch mit einer heftigen Hypoxämie, sofern sie nicht zu lang anhält, fertigzuwerden.

Häufig wird fälschlicherweise angenommen, Sauerstoffmangel

während der Geburt sei die Hauptursache einer langfristigen Behinderung. Zwar können unzureichende ärztliche Hilfestellung oder eine lang anhaltende Hypoxämie etliche Schwierigkeiten nach sich ziehen, aber wahrscheinlich sind langfristige Schädigungen mit schlimmen Folgen, wie beispielsweise einer Zerebralparese, das Ergebnis mehrerer Hypoxämiephasen, bedingt durch eine tieferliegende Störung bei der Mutter oder beim Fötus zu einem früheren Zeitpunkt der Schwangerschaft. Wir müssen noch besser über die Entwicklung des Fötus Bescheid wissen, damit wir die Häufigkeit von Gehirnschädigungen, Frühgeburten und intrauterinen Wachstumsstörungen verringern können.

Wenn ein Sauerstoffmangel über längere Zeit hinweg anhält, also tatsächlich chronisch wird, produziert der Fötus mehr rote Blutkörperchen, damit er mehr Sauerstoff aus der Plazenta aufnehmen kann. Bekommt er indes trotz dieser Schutzmaßnahmen noch immer nicht genügend Sauerstoff, um sich normal zu entwickeln und zu wachsen, muß er die Blutzufuhr zu den weniger wichtigen Geweben drosseln. Außerdem reduziert er Körper- und Atembewegungen und spart damit soweit wie möglich seine spärlicher werdenden Kräfte. Den weniger wichtigen Geweben, beispielsweise den Muskeln und bestimmten Organen, werden Sauerstoff und Nährstoffe abgezogen und ins Gehirn umgeleitet. Auf diese Weise kommt es mit der Zeit zu einer Wachstumsretardierung, allerdings nicht gleichmäßig. Das Wachstum von Muskeln und Organen wie der Leber spielt für den Fötus keine wesentliche Rolle und kann daher eher vernachlässigt werden als das Wachstum des Gehirns. Wie solche kompensatorischen Entwicklungsmuster zustande kommen, wissen wir nicht genau; ein wesentlicher Faktor jedenfalls scheint in der Umverteilung der Blutversorgung zu liegen.

Verringerte Durchblutung wird erreicht, indem sich die Blutgefäße in den betreffenden Organen erheblich verengen, während die verstärkte Durchblutung anderer Organe auf Gefäßerweiterung zurückzuführen ist. Wieviel Blut durch ein Gewebe fließt, hängt von zwei Faktoren ab: Das ist einmal die Gefäßweite, der Flußwiderstand, und zweitens der generelle Blutdruck, der davon abhängt, wieviel Blut das Herz durch den Körper pumpt. Das Herz ist in der Lage, seine Leistung zu steigern, und zwar auf zweierlei Weise: Es kann entweder schneller pumpen oder die Effizienz jedes Herzschlags erhöhen.

Erwachsene Menschen oder Tiere reagieren auf Sauerstoffmangel durch Beschleunigung des Herzschlags, damit mehr Blut und folglich auch mehr Sauerstoff in die Gewebe gelangt. Denn wenn mehr Blut durch die Lunge fließt, kann mehr Sauerstoff aufgenommen werden – vorausgesetzt natürlich, die Atemluft enthält Sauerstoff. Das hat freilich seinen Preis: Das Herz braucht mehr Energie, wenn es rascher und stärker schlagen muß. Der Fötus wählt die entgegengesetzte Strategie. Bei Hypoxämie verlangsamt er seinen Herzschlag – ein weiterer Versuch, den Sauerstoffmangel zu kompensieren. Indem er die Blutzufuhr zu den minder wichtigen Geweben drosselt, verbessert er die Versorgung der wichtigeren Gewebe, ohne daß die Flußgeschwindigkeit des Blutes erhöht werden müßte. So stellen die Veränderungen in Herzfrequenz und Kreislauf – genau wie die paradoxe Atemreaktion des Fötus bei Sauerstoffmangel – einen erheblichen Unterschied zum Verhalten des Neugeborenen und des Erwachsenen in derselben Situation dar. Beim plötzlichen Tod im Kindesalter spielt die Persistenz dieser Art kardiovaskulärer Reaktion beim Fötus möglicherweise eine Rolle.

Herzfrequenz und Herzschlagkurven des Fötus werden vom Gynäkologen elektronisch aufgezeichnet, weil sie gute Indikatoren für das allgemeine Wohlbefinden des Fötus sind. Sowohl beim Fötus als auch beim Erwachsenen regeln Nerven und zirkulierende Hormone die Herzfrequenz. Eine Gruppe von Nervenfasern steigert die Herzfrequenz, eine andere hingegen senkt sie. Durch die Regulierung des Gleichgewichts zwischen den Aktivitäten der beiden Nervengruppen ist das Gehirn in der Lage, die Herzfrequenz sehr präzise zu kontrollieren. Wenn daher der Gynäkologe sicher ist, daß das Herzrhythmusschema des Fötus normal ist, hat er einen guten Indikator dafür, daß die Teile des Gehirns, die für die Kontrolle der Herzfrequenz verantwortlich sind, ausreichend mit Sauerstoff versorgt werden.

Zirkulierende Hormone, die bei besonderer Belastung aus den endokrinen Drüsen ausgeschüttet werden, beeinflussen ebenfalls die Herzfrequenz; das wichtigste ist das in der Nebennierenrinde erzeugte Adrenalin: Es erhöht die Herzfrequenz und verstärkt die Herzmuskelkontraktion. Unter normalen Umständen wird das Herz des Fötus von vielerlei Faktoren stark beinflußt, beispielsweise von der Anzahl seiner Bewegungen, der Sauerstoffmenge im Blut und dem Zustand seines Gehirns. Der normale

Fötus zeigt eine ständig wechselnde Herzfrequenz, was ein positives Anzeichen für seine Gesundheit ist: Es bedeutet, daß der Fötus auf die Veränderungen seiner Umgebung zufriedenstellend reagiert. Einflüsse wie die Veränderung des Umgebungsdrucks, hervorgerufen durch Schwangerschaftswehen, halten ihn andauernd in Bewegung, zwingen ihn zu Anpassungen und Reaktionen, also aktivem Verhalten.

Mit Hilfe des Ultraschalls können Gynäkologen heute mehrere Merkmale der Herzfrequenz und der allgemeinen Verhaltensweisen des Fötus beobachten, beispielsweise die Bewegungen seiner Gliedmaßen und seine Atmung, die früher nur im Experiment gemessen werden konnten. Deshalb sind wir heute in der Lage, ein Profil der allgemeinen Aktivität des Fötus im Uterus zu erstellen, um daraus auf sein Wohlbefinden zu schließen. Leidet der Fötus unter ausgeprägten chronischen Störungen, ist möglicherweise sogar eine frühzeitige Entbindung durch Kaiserschnitt erforderlich. Das kardiovaskuläre System des Fötus ist so gut konstruiert, daß in Ländern, in denen die Furcht vor Gerichtsprozessen gering ist und der allgemeine Gesundheitszustand der Frauen gut, der Anteil der Kaiserschnitte an allen Geburten mitunter lediglich zwei Prozent beträgt.

Eine sorgfältige und gründliche Erforschung des fötalen Kreislaufsystems zeigt, daß es geringfügige, aber entscheidende Unterschiede zum Kreislauf des Neugeborenen aufweist, die Teil der subtilen und geschickten Anpassung an die besondere Situation sind, in der ein Fötus heranwächst. Er verfügt über eingebaute Schutzmechanismen, um mögliche Schädigungen weitgehend zu vermeiden. Gegen Ende der Schwangerschaft, wenn er sich auf sein Leben nach der Geburt vorbereitet, ist der Fötus bereits in der Lage, sich in den meisten schwierigen Situationen, die auf ihn zukommen, sehr gut zu schützen.

# KAPITEL 8

# Babys Computer: das Gehirn

*Gewiß, die Lebenskraft hat uns mit ihrem eigenen Zweck ausgestattet; doch steht ihr dazu nichts anderes zu Gebote als die Hirne, die sie mühsam und unvollkommen in unseren Köpfen entwickelt hat.*

George Bernard Shaw: *Die törichte Heirat* (1905)

*Mehr Hirn, o Gott, mehr Hirn!*

George Meredith: *Modern Love*

Das Gehirn ist die Geheimwaffe der menschlichen Rasse schlechthin. Es ist so verblüffend komplex und effizient, daß wir zur erfolgreichsten Spezies auf dem ganzen Planeten Erde geworden sind. Das Gehirn definiert aber nicht nur die menschliche Rasse, sondern auch das Individuum innerhalb der Rasse. Jedes Individuum *ist* sein Gehirn – auf eine Weise, die wir bei anderen Spezies nicht antreffen. Die lange vorgeburtliche Phase und die noch längere Phase der elterlichen Pflege nach der Geburt verschaffen uns eine ausgiebige Schonzeit, in der das Gehirn des Babys länger heranreifen kann, als dies bei irgendeiner anderen Spezies der Fall ist. Es ist daher kaum überraschend, daß das Gehirn in der Wachstumsphase sowohl vor als auch nach der Geburt allererste Priorität hat.

Das Gehirn ist der »Computer« des Nervensystems. Um richtig zu funktionieren, muß das fötale Nervensystem drei miteinander verbundene Elemente ausbilden: das afferente Nervensystem – der »Input« sozusagen, das heißt sämtliche Reize aus der Umgebung, die ans Zentrale Nervensystem geleitet werden; die »CPU«, die zentrale Verarbeitungseinheit, bestehend aus Gehirn und Rückenmark, die gemeinsam das Zentrale Nervensystem bilden, und das efferente Nervensystem, der »Output«: Nerven, die Erregungen vom Zentralen Nervensystem zu ausführenden Organen, zum Beispiel den Muskeln, leiten. Zur Unterscheidung vom Zentralnervensystem werden die afferente und die efferente Struktur als peripheres Nervensystem bezeichnet.

Das Gehirn eines jungen Erwachsenen besitzt hundert Milliarden Nervenzellen. Ein Viertel davon befindet sich im stammesgeschichtlich jüngsten Teil des Gehirns, der Großhirnrinde. Hier werden die entwicklungsgeschichtlich fortschrittlichsten Leistungen wie rationales Denken und Gedankenassoziation erbracht. Das Gehirn enthält weitere hundert Milliarden Stütz- und Ernährungszellen, die sogenannten Gliazellen. Das erstaunliche, äußerst komplexe Gewebe von Verbindungen zwischen den Nervenzellen bildet ein immens kompliziertes Netz. Während des vorgeburtlichen Lebens werden stufenweise und systematisch die Grundlagen für ein enormes Potential von Wechselwirkungen zwischen Zellen in unterschiedlichen Regionen des Gehirns gelegt, Verbindungen entstehen sowohl zwischen nahe nebeneinanderliegenden wie auch zwischen weit entfernten Nervenzellen.

Beim Fötus entwickeln sich die zahlreichen verschiedenen Ansammlungen und Typen von Nervenzellen mit unterschiedlicher Geschwindigkeit und altern am Ende ihres Zellebens auch unterschiedlich schnell. Während des gesamten intrauterinen Lebens stellen die Nervenzellen Verbindungen her und verändern sie. Lokal wirkende Wachstumsfaktoren und hormonelle Regulatoren wirken als Stimuli, die in jeder Phase der fötalen Entwicklung das Wachstum verschiedener Gehirnregionen mit unterschiedlicher Geschwindigkeit anregen. Wir wissen, daß einige Zellen eine kurze Lebenserwartung haben: Sie erfüllen ihre Funktion und sterben dann ab. Über ihre Rolle können wir heute nur Vermutungen anstellen. Aber die Annahme, sie seien für den heranwachsenden Körper früher oder später einfach überflüssig, leuchtet nicht recht ein; sehr viel wahrscheinlicher ist, daß diese vergänglichen Zellen einem anderen Nerv oder den Gliazellen eine kurzlebige, aber extrem wichtige Anweisung geben.

Neue Nervenzellen werden ständig und in allen Regionen des Gehirns »geboren«; der Zeitpunkt solcher Zellgeburten variiert je nach Gehirnregion. Zusätzlich zur »Zellgeburt« sieht die

Gehirnentwicklung auch den »Zelltod« vor. All diese Prozesse werden von der Wechselwirkung zwischen dem genetischen Kode in den Zellen und der inneren und äußeren Körperumgebung gesteuert.

Die fötale Umgebung hängt sehr stark von der mütterlichen Umgebung ab und damit auch von den Folgen, die das Verhalten der Mutter nach sich zieht. Der Fötus kann Geräusche und Lichtquellen wahrnehmen, er achtet auf die Glukosemenge, die durch die Plazenta von seiner Mutter zu ihm gelangt, er wird von ihrem Ernährungsverhalten beeinflußt und reagiert auf Veränderungen im Uterus wie erhöhten Druck (die Umarmungen des Fötus, wie in Kapitel 6 beschrieben) durch zeitweilig auftretende schwache Kontraktionen der Uterusmuskulatur. Besucht die Mutter die Sauna und schwitzt, wird auch dem Fötus wärmer. Raucht sie eine Zigarette, raucht er passiv mit. Strengt sie sich körperlich mehr an als sonst, leidet der Fötus möglicherweise unter Sauerstoffmangel, denn die Mutter muß ihr eigenes Sauerstoffdefizit ausgleichen, und folglich strömt weniger Blut in den Uterus. Alle diese wechselhaften Umstände verändern auch Anzahl und Art der Sinneseindrücke des Fötus, von denen, wie man heute weiß, die Entwicklung des Gehirns abhängig ist: Die Gehirnentwicklung hängt von der Aktivität ab. Ist beispielsweise bei einem Neugeborenen die visuelle Sinneswahrnehmung gestört, entwickelt sich auch die Region des Gehirns, die optische Reize verarbeitet, nicht normal.

Das Gehirn ist ein lebenswichtiger und sehr persönlicher Computer. Schon lange befassen sich Wissenschaftler, Philosophen und Theologen mit dem komplexen Problem des Verhältnisses zwischen »Geist« und »Gehirn«, Spiritualität und Materialität. Die Frage, ob es eine Dualität von Geist und Materie tatsächlich gibt, ist gegenwärtig noch nicht gelöst. Klar ist, daß unsere Gefühle und unser Verhalten von den physischen Aktivitäten unseres Gehirns auf der Ebene der Nervenzellen bestimmt sind. Unsere Sinne, die uns Informationen über unsere Umgebung liefern, unser Verständnis und logisches Denkvermögen, unsere intuitive und gefühlsbedingte Art der Problemlösung und unsere körperlichen Fähigkeiten hängen allesamt nachweislich davon ab, daß die hochspezialisierten Zellen in unserem Nervensystem funktionieren. Wenn uns starke Kopfschmerzen plagen, drücken wir unser Empfinden mit Formulierungen aus wie: »Ich weiß gar nicht mehr, wer ich bin« oder »Heute stehe ich neben mir« – und geben damit zu, daß eine geringfügige und lokale Fehlfunktion des Gehirns das Funktionieren der gesamten Persönlichkeit beeinträchtigt.

Als Arbeitshypothese ist jedoch das Bild vom Gehirn als Personalcomputer sehr nützlich. Der Computer ist nur so gut wie die Daten, mit denen er programmiert wurde. Außerdem kann ein geringfügiger mechanischer Fehler die Fähigkeiten der Maschine, Informationen zu interpretieren und darauf zu reagieren, bereits erheblich beeinträchtigen.

Im Zentrum der Persönlichkeit steht das komplexe Nervensystem. Auf wunderbare Weise entwickelt es sich in der Gebärmutter. Während der Phasen des Wachstums und der Differenzierung beim frühen Embryo übernehmen spezialisierte Zellen die drei wichtigsten Funktionen des Nervensystems – Informationsgewinnung, zentrale Informationsverarbeitung und Aktion. Wir erhalten sensorische Informationen über unsere Sinnesorgane, analysieren und integrieren die Reize im Gehirn und reagieren entsprechend – je nach dem Aktivitätsstatus im Gehirn –, indem wir die Nerven zur Steuerung von Muskeln und Drüsen einsetzen. Über die Entwicklung der Reize und Reaktionen des fötalen Gehirns wissen wir sehr viel mehr als über das fötale Gehirn selbst. Dagegen wissen wir bereits eine Menge über die Funktionsweise des erwachsenen Gehirns, wie es denkt und Gefühle ausdrückt. Die Entwicklung der integrativen Regionen des Gehirns wird erst allmählich zum Forschungsthema, und über den Ursprung von Verhalten und Lernprozessen im fötalen Gehirn gibt es noch viel zu entdecken.

Die Wissenslücke, die hinsichtlich der Entwicklung des fötalen Gehirns noch offen ist, läßt freilich auch Raum für zahlreiche ethische Diskussionen. Solange wir so wenig über die Entstehung von Verhaltensmustern und Erkenntnisfähigkeit wissen, können wir auch nicht den Zeitpunkt bestimmen, zu dem eine Person zur Person wird. Mit einer gewissen Sicherheit können wir sagen, ab welchem Zeitpunkt ein noch nicht vollständig ausgereiftes Baby in der Lage wäre, aus eigener Kraft zu leben, aber wir können nicht sagen, wann die Komponenten der Persönlichkeit im Gehirn des Fötus vorhanden und irreversibel festgelegt sind. Solche philosophischen Themen übersteigen allerdings den Rahmen dieses Buches; damit müssen sich Ethiker, Theologen,

Philosophen beschäftigen – Wissenschaftler können lediglich die Fakten liefern, auf die wir unsere Urteile gründen.

Etliche faszinierende Techniken stellen uns heute Methoden zur Verfügung, mit deren Hilfe wir die Entwicklung des Sinnesapparates im Mutterleib untersuchen können. Wir verfügen über fünf Sinne – Hören, Sehen, Tasten, Riechen und Schmecken. Derzeit wird viel darüber nachgedacht, wie der Fötus die Fähigkeit erwirbt, bereits im Uterus Geräusche wahrzunehmen; deshalb wollen wir zunächst die wesentlichen Züge in der Entwicklung des Gehörsinns untersuchen.

Untersuchungen an Schafen haben den Eindruck bestätigt, den Mütter und Forscher bereits seit langem haben: daß der Schall durch den Uterus zum Fötus dringt. Diese Studien haben uns zahlreiche faszinierende und wichtige Einblicke in die Entwicklung des fötalen Schafhirns eröffnet, die sich leicht auf die menschliche Erfahrungswelt übertragen lassen. Wenn außerhalb des Uterus ein lautes Geräusch ertönt, läßt sich in der fötalen Gehirnregion, die Schallwellen registriert, nämlich den akustischen Rindenfeldern, eine elektrische Entladung feststellen. Man nennt diese Methode Beobachtung evozierter Potentiale, weil der Sinnesreiz, in diesem Fall der Schall, eine potentielle Veränderung in der für die Verarbeitung der Schallinformation verantwortlichen Region des Gehirns hervorruft (evoziert).

Forscher haben festgestellt, daß Töne mit niedriger Frequenz, also tiefe Töne, ähnlich der väterlichen Stimme, Bauch und Uteruswand besser durchdringen als die hohen Frequenzen der mütterlichen Stimme. Doch obwohl niedrige Frequenzen leichter zu ihm dringen, kann das Baby während seiner Entwicklung im Uterus wahrscheinlich die mütterliche Stimme besser als die väterliche erkennen: Die Stimme seiner Mutter hört es häufiger. Das Baby ist ein Meister im Erkennen sowohl der Frequenzen als auch der Geräuschmuster, die es im Uterus hört. Anhand des Geräuschmusters erkennt es die mütterliche Stimme am frühesten, sogar schon unmittelbar nach der Geburt. Wenn die Mutter ihm ins eine Ohr flüstert und der Vater ins andere, wendet sich das neugeborene Baby beinahe immer der Mutter zu. Wenn jedoch der Vater auf der einen Seite flüstert und ein anderer, unbekannter Mann auf der anderen, wendet sich das Baby in achtzig Prozent der Fälle dem Vater zu. Es konnte gezeigt werden, daß Neugeborene ihre Saugmuster ändern, wenn sie dadurch erreichen, daß die Stimme der Mutter über einen Kassettenrekorder abgespielt wird. Wird die Stimme so verzerrt abgespielt, wie der Säugling sie im Uterus gehört hat, reagiert er noch heftiger. Diese Beobachtungen können – zumindest teilweise – durch die Erfahrungen erklärt werden, die der Fötus während seiner Entwicklung gemacht hat. Sie zeigen, daß der Fötus in gewisser Weise seine Eltern bereits vor der Geburt kennt, und diese Vertrautheit verstärkt nach der Geburt die Bindung an die Eltern.

Mehrere Forschungsteams haben nachgewiesen, daß eine Reaktion auf Geräusche etwa ab der dreißigsten Woche auftritt, aber während der letzten vier Schwangerschaftswochen entwickelt sich die Reaktionsfähigkeit auf Geräusche außerhalb des Uterus besonders schnell. In dieser Zeit wird das elektrische Reaktionsmuster in den Gehörzentren des Gehirns dem des Neugeborenen immer ähnlicher. Die Gehörregion im Gehirn ist zum Zeitpunkt der Geburt noch nicht vollständig ausgereift und entwickelt sich nach der Geburt noch weiter.

Einige Untersuchungen lassen darauf schließen, daß sich neugeborene Babys an Klänge, die sie während der Schwangerschaft wahrgenommen haben, erinnern können. Dr. Berry Brazelton, ein bekannter Kinderarzt an der Harvard Medical School, berichtete von einer Mutter, die Konzertpianistin war. Während der letzten Monate ihrer Schwangerschaft übte sie immer wieder eine komplizierte Passage aus einem Stück, das sie vortrug. Nach der Geburt des Kindes spielte sie das Stück monatelang kein einziges Mal. Eines Tages nahm sie sich das Stück wieder vor; das Baby saß gerade im Laufstall. Als sie zu besagter Passage kam, drehte sich das Baby zu ihr um und sah sie überrascht an, als wollte es sagen: »Nicht schon wieder!« Wir wissen natürlich nicht, ob solche Anekdoten tatsächlich ein Hinweis auf eine etwaige Lernfähigkeit im Uterus sind, die man ausnützen könnte, um Kinder zu fördern. Man steht erst am Anfang der Erforschung, inwieweit ein Fötus in der Lage ist, Geräusche außerhalb seiner Mutter wahrzunehmen, und die gewonnenen Erkenntnisse müssen erst noch verifiziert und wissenschaftlich bestätigt werden.

Die noch sehr vorläufigen Ergebnisse haben zu der übertriebenen Behauptung geführt, die Gehirnentwicklung des Menschen könne noch im Uterus beschleunigt oder verbessert werden, und wie so häufig in unserer Gesellschaft, wollte man auch hier wissenschaftliche Erkenntnisse bereits anwenden, bevor die Informationen vorlagen, die zur Bewertung solcher Erkenntnisse und zur Festlegung ihrer Grenzen und ihrer Bedeutung erforderlich sind. Dr. Thomas McDonald und ich haben vor kurzem eine wissenschaftliche Arbeit veröffentlicht, in der wir zeigen, daß die Zerstörung zweier kleiner Nuklei im Gehirn des Schafsfötus die Tragzeit verlängert (siehe Kapitel 12). Diese Erkenntnisse wurden landesweit in der Presse veröffentlicht, und wir erhielten viele interessante Zuschriften. In manchen Briefen wurden wir um Unterstützung für kleinere Unternehmen gebeten, Produzenten von Tonbändern, die dem Fötus mittels eines Lautsprechers am Bauch der Mutter noch im Mutterleib vorgespielt werden sollten: Damit, behaupten die Unternehmer, sei die fötale Entwicklung zu erzieherischen Zwecken zu beeinflussen. Ich weiß nicht, welche Art von Unterstützung man von uns erwartete. Natürlich beschäftigte sich unser Experiment mit der Untersuchung des fötalen Gehirns, aber um die Frage nach dem Urteils- und Lernvermögen der fötalen Sinnesorgane ging es nur sehr indirekt. Die Tatsache jedoch, daß man sich sofort mit uns in Verbindung setzte, ist ein Anzeichen dafür, wie unverantwortlich gierig manche Leute sind, unausgegorene wissenschaftliche Theorien finanziell auszubeuten.

Es besteht eine durchaus reale Gefahr, wenn Forschungsergebnisse so benutzt werden, wie es Prokrustes seinerzeit mit allen tat, die ihm in die Hände fielen. Prokrustes war ein Riese aus der griechischen Mythologie, der sich auf Zypern als Gastwirt betätigte. Mag sein, daß seine Speisen und die Weine aus seinem Keller für jeden Geschmack etwas zu bieten hatten; seine Herberge jedenfalls hatte nur ein einziges Bett. Unverzagt legte er alle seine Gäste hinein. Waren sie zu kurz, streckte er sie (mit dem Hammer), waren sie zu lang, kürzte er sie. Wir müssen uns hüten, nicht die wissenschaftliche Version von Prokrustes' Verbrechen zu begehen, indem wir Fakten mit Gewalt in eine bestimmte Zielvorgabe quetschen – zur Bestätigung vorgefaßter Ansichten oder aus simplem Geschäftssinn. Vielleicht wissen wir eines Tages genügend über die Entwicklung des fötalen Gehörsinns und über die Zusammenhänge zwischen Geräuschwahrnehmung und Gehirnentwicklung, um manche Aspekte der fötalen Gehirnentwicklung verbessern zu können. Solange wir aber noch nicht umfassend Bescheid wissen, können wir nicht sagen, welche Reize dem Fötus tatsächlich zum Vorteil gereichen. Ja, wir wissen nicht einmal, ob es nicht vielleicht schädlich ist, den Fötus im Mutterleib künstlich zu beschallen und seine Geräuschwahrnehmung zu verändern. Es sind noch viele weitere Informationen notwendig, bevor Eltern ihr Geld in den Hörsinn ihrer ungeborenen Kinder stecken sollten.

Es ist erwiesen, daß der Fötus auf Geräusche mit bestimmten Verhaltensweisen reagiert. Diese Erkenntnisse konnten durch Ultraschalluntersuchungen an Frauen sowie durch Experimente an Tieren gewonnen werden. Nicht klar ist jedoch, ob diese Reaktionen zu positiven Veränderungen in der Entwicklung des fötalen Gehirns und des fötalen Verhaltens führen. So ließ zum Beispiel die Reaktion eines Fötus auf eine Schallquelle, die zu experimentellen Zwecken auf dem Bauch der Mutter plaziert worden war, annehmen, daß er erschrocken war. Es kann aber sein, daß Erschrecken für den Fötus keineswegs nachteilig ist. Man weiß beispielsweise, daß Ratten, die bereits in sehr jungem Alter manipuliert wurden, als erwachsene Tiere in unbekannten Situationen weniger streßanfällig sind. Es könnte ja sein, daß wir dank den Erfahrungen, die unsere Reaktionsmuster während der Entwicklung »in Form bringen«, später in Streßsituationen besser reagieren können.

Wenn der Fötus immer wieder einem bestimmten Geräuscheinfluß ausgesetzt ist, gewöhnt er sich schließlich daran und ignoriert ihn. Behavioristen nennen derlei Adaption oder Gewöhnung. Bei Beobachtungen über Ultraschall können wir erkennen, daß der Fötus sich tatsächlich an »Lärm« gewöhnt. Er reagiert auf Geräusche. Wenn wir einen Summer auf den Bauch der Mutter legen und betätigen, bewegt sich der Fötus. Wenn wir den Summton jedoch alle dreißig Sekunden wiederholen, reagiert der Fötus nach der vierten oder fünften Wiederholung nicht mehr: Er hat sich daran gewöhnt. Manches deutet auch darauf hin, daß ein sehr deutlicher Schallreiz künftige Reaktionen des Fötus auf Geräuscheinflüsse verändert.

Licht durchdringt die Bauchwand und kann unter bestimmten Bedingungen die Funktionen des Fötus verändern. Mit einer sehr hellen Lichtquelle auf dem Bauch der Mutter läßt sich zeigen, daß der Fötus den Kopf in die Richtung des Lichts wendet. Auch hier führt die Reizwiederholung zur Gewöhnung: Der Fötus ignoriert das wiederholte Aufleuchten – es ist ihm nichts Neues mehr. Je nach Jahreszeit verändert sich die Hormonkonzentration im fötalen Blut, und es gibt Hinweise darauf, daß manche dieser Veränderungen auf direkte Lichteinflüsse zurückzuführen sind. Andere Auswirkungen von Licht zeigen sich wahrscheinlich indirekt infolge der Veränderungen, die im Wechsel von Tag und Nacht in der Mutter vorgehen. Im nächsten Kapitel werden wir uns eingehender damit befassen, inwieweit die Umgebung und der Rhythmus der Mutter den Fötus beeinflussen. Wie bereits erwähnt, wissen wir zwar, daß der optische Reiz, den das Neugeborene über die Augen empfängt, die Entwicklung jener Teile des Gehirns beeinflußt, die visuelle Informationen verarbeiten, aber wir kennen noch längst nicht das gesamte Ausmaß, in dem das fötale Gehirn von Aktivitäten und Umgebung mitgeformt wird.

Bei unserem derzeitigen Wissensstand können wir auf keinen Fall sagen, ob Geräusche oder sonstige Sinnesreize dem Fötus nützen oder schaden. Tatsächlich ist es derzeit noch unmöglich festzustellen, ob die Auswirkungen irgendeiner Form von Stimulierung nachhaltig sind, obwohl manches darauf hindeutet, daß zumindest kurzfristige Wirkungen möglich sind. »Im Zweifelsfall lieber verzichten«, oder, frei nach Voltaire: »Bei Nichtwissen empfiehlt sich Enthaltung« ist ein guter Rat im Interesse der Sicherheit. Gegenwärtig wissen wir noch sehr wenig, und es ist durchaus nicht angebracht, den Fötus mit Geräuschen oder Blitzlicht zu bombardieren. Leider versucht man nur allzuoft, aufgrund wirtschaftlicher Notwendigkeiten oder festverwurzelter weltanschaulicher und doktrinärer Überzeugungen sich Gebiete anzueignen, die keinesfalls der Spekulation preisgegeben werden, sondern ausschließlich der Sammlung von Fakten vorbehalten bleiben sollten – auf diese Weise beschleunigt man das Tempo mit Gewalt und zieht voreilige Schlüsse ohne reifliche Überlegung.

Ein weiteres vorzügliches Beispiel für aktivitätsabhängige Entwicklung ist die Reifung jener Region in der Hirnrinde, die Informationen von den Tasthaaren auf Mäuseschnauzen erhalten – Mäuse reagieren sehr sensibel auf Reizungen ihrer Tasthaare. Von den Nervenfasern in den Haarwurzeln leiten etliche miteinander verbundene Nervenzellen die Information zu einer bestimmten Region in der Hirnrinde weiter. Dort sind die Nervenzellen in walzenförmigen Gruppen angeordnet; jede »Walze« entspricht einem Tasthaar. Wird einer Maus bei der Geburt ein einzelnes Haar entfernt, entwickelt sich auch die dazugehörige Walzenstruktur nicht. Wie bereits erwähnt, wissen wir aufgrund ähnlicher Untersuchungen, daß das Sehzentrum im Gehirn sich unvollkommen entwickelt, wenn über die Augen keine visuellen Reize eintreffen – das heißt, ohne die entsprechenden sensorischen Reize wird das Zentralnervensystem unvollständig ausgebildet. Vergleichbare Folgen aktivitätsabhängiger Reifung konnten an neugeborenen Ratten nachgewiesen werden, deren Neugier und Lernfähigkeit sich verzögert entwickeln, wenn sie in einer uninteressanten und undifferenzierten Umgebung gehalten werden. Das Gehirn braucht Übung wie jeder Muskel. Die Integration, das heißt der Aufbau einer Persönlichkeit und ihrer Beziehung zur Umwelt, die sich im Verhalten äußert, ist von der Entwicklung des Zentralnervensystems abhängig und verändert sich, wenn das zentrale Nervensystem nicht planmäßig reifen kann. Verhalten ist letztendlich nichts anderes als das Ergebnis der zentralen Verarbeitung aller unserer Sinneswahrnehmungen, die Aktions- und Reaktionsformen, die uns die Interaktion mit unserer Umwelt ermöglichen. Verhalten ist der aktive Ausdruck der Persönlichkeit.

Natürlich ist das Geschlecht ein grundlegendes Element der Persönlichkeit. Die Frage, in welchem Stadium und auf welche Weise die Geschlechtsdifferenzierung die Gehirnentwicklung beeinflußt, ist an sich schon ein wichtiges Forschungsgebiet: Kaum ein Thema vermag die soziologische Diskussion derart anzuheizen wie die Existenz und die Art des Geschlechtsunterschieds. Die äußerliche Unterscheidung der beiden Geschlechter ist normalerweise bei der Geburt bereits eindeutig zu erkennen. In Kapitel 4 haben wir gesehen, daß parakrine Regulatoren und Hormone aus den männlichen Gonaden, den Hoden, über die männliche Ausprägung des Fortpflanzungstrakts entscheiden.

Dieselbe Grundregel der Geschlechtsdifferenzierung gilt für manche der wichtigsten geschlechtsbedingten Unterschiede in der Gehirnstruktur. Mehrere bahnbrechende Arbeiten, durchgeführt am Niederländischen Zentralinstitut für Gehirnforschung unter Leitung von Dr. Dick Swaab sowie an der University of California, Los Angeles (UCLA), unter Dr. Roger Gorski, zeigten, daß im männlichen Gehirn bestimmte Ansammlungen von Nervenzellen im Hypothalamus viel größer sind als im weiblichen. Größe ist natürlich nicht alles. Diese Nervenzellen im Hypothalamus werden als sexuell dimorphe Nuklei bezeichnet – dimorph deshalb, weil sie in zwei unterschiedlichen Formen auftreten: einer weiblichen und einer männlichen.

Die sexuelle Differenzierung von Verhaltensmustern im Zusammenhang mit der Fortpflanzung wird vom Gehirn gesteuert. Ein Eierstock, der erfolgreich von einer weiblichen in eine männliche Ratte verpflanzt wurde, schüttet weiterhin weibliches Östrogen aus, doch das rhythmische Muster der Östrogensekretion, das dem Eisprungzyklus der weiblichen Ratte entspricht, geht verloren. Aufgrund dieser Beobachtung wissen wir, daß für die rhythmischen Zyklen des Rattenweibchens mehr als nur der Eierstock erforderlich ist. Wird hingegen die Hypophyse von einer männlichen in eine weibliche Ratte verpflanzt, bleibt die normale Funktion der Eierstöcke des Weibchens erhalten, das heißt, die männliche Hypophyse vermag das rhythmische Muster aufrechtzuerhalten. Dementsprechend können wir schließen, daß der Rhythmus des weiblichen Fortpflanzungszyklus im Gehirn festgelegt ist. Wie man weiß, steuert der Hypothalamus den zeitlichen Rhythmus, in dem beim erwachsenen Menschen die Fortpflanzungshormone produziert und ausgeschüttet werden.

Anfang der sechziger Jahre führte Geoffrey Harris an der Universität Oxford ein Experiment durch, das letztendlich den Prozeß der sexuellen Differenzierung des Gehirns erklärte. Er injizierte neugeborenen weiblichen Ratten das männliche Sexualhormon Testosteron. Verabreichte er nur eine einzige Injektion am ersten Tag nach der Geburt, geschah zunächst gar nichts: bis zur Pubertät entwickelten sich die Eierstöcke der testosteronbehandelten Rattenweibchen wie üblich, die Eierstöcke bildeten Follikel und wuchsen noch während der letzten sechs Wochen vor der Pubertät normal. Als jedoch bei den weiblichen Ratten, die eine einmalige Testosteronspritze erhalten hatten, die Pubertät einsetzte, zeigte sich, daß die Hypophysehormone nicht in rhythmischen Abständen freigesetzt wurden. Die Eierstöcke sahen aus wie die in eine erwachsene männliche Ratte verpflanzten Eierstöcke, sie funktionierten in jeder Hinsicht normal, mit Ausnahme des zyklischen Ablaufs. Wurde hingegen die Testosteroninjektion am fünften Tag nach der Geburt verabreicht, war keine langfristige Wirkung mehr festzustellen: Bei Erreichen der Pubertät begann der normale weibliche Eisprungzyklus.

Harris' Rattenexperimente zeigen, daß das Gehirn unter Einwirkung männlicher Hormone in einer wesentlichen Phase der Gehirnentwicklung, die nur zwei oder drei Tage dauert, ein für allemal konditioniert wird und fortan zu keiner normalen rhythmischen Sekretion der Hypophysehormone, die den Rhythmus der weiblichen Fortpflanzung steuern, in der Lage ist. Folglich funktioniert das Gehirn der so behandelten Ratte ihr ganzes Leben hindurch wie ein männliches Gehirn, obwohl sie ihrer genetischen Veranlagung nach weiblich ist. Unter dem Mikroskop sind die sexuell dimorphen Nuklei im Hypothalamus genetisch weiblicher Tiere, die durch Testosteroninjektionen azyklisch wurden, von der männlichen Form nicht zu unterscheiden: In einer kritischen Entwicklungsphase hat Testosteron diese Region des heranwachsenden Gehirns derart beeinflußt, daß sie für immer azyklisch bleibt. Bei der Ratte fällt die kritische Periode, in der sich die dimorphen Gehirnstrukturen differenzieren, in die Zeit unmittelbar nach der Geburt. Beim Menschen und vielen anderen Spezies liegt dieselbe Phase vor der Geburt.

Studien wie das von Harris durchgeführte Experiment zeigen, daß es für geschlechtsspezifische Verhaltensunterschiede feste biologische Grundlagen gibt. Jedes Tier – der Mensch eingeschlossen – besitzt ein genetisches Programm, das entweder männliches oder weibliches Sexualverhalten determiniert. Dieses Programm kann durch bestimmte Drogensubstanzen beeinflußt oder durch Ernährung, Erziehung und Umweltfaktoren sowohl vor wie auch nach der Geburt angepaßt werden. Der fundamentale Unterschied zwischen männlich und weiblich bleibt jedoch ein biologisches Phänomen, das durch die genetische Struktur festgelegt ist. Das letztendliche Ergebnis ist die Summe aller Einflüsse aufgrund des genetischen Programms sowie der inneren und äußeren Umgebung.

Die Entwicklung des Gehirns und die zentrale Funktion des Nervensystems bleiben eines der letzten Grenzgebiete der Neurologie und der Biologie. Die staatlichen Gesundheitsbehörden der USA erklärten die neunziger Jahre zum »Jahrzehnt des Gehirns«. Zweifellos werden wir weitere Einzelheiten über die Entwicklung des fötalen Gehirns herausfinden, die nicht nur höchst aufregend, sondern auch von großem praktischem Nutzen sind: Anhand sicheren, wissenschaftlich fundierten Wissens wird es uns endlich möglich sein, lebenslange Behinderungen wie Autismus und Zerebralparese im voraus zu erkennen, ihnen vorzubeugen und sie auch zu behandeln. Der Gynäkologe wird besser in der Lage sein zu begreifen, weshalb Gehirnschäden bei Föten auftreten, die nur mit geringfügigen Schwierigkeiten zu kämpfen hatten, und weshalb andere, die viel größeren Belastungen ausgesetzt waren, völlig unbeeinträchtigt sind.

Jedes noch so geringe Mienenspiel im Gesicht eines Neugeborenen sagt uns etwas über die Vorgänge in seinem Gehirn. Dr. Brazelton erarbeitete grundlegende Theorien über die Art und Weise, wie Neugeborene versuchen, ihre Verhaltensreaktionen zu steuern; die von ihm aufgestellte Verhaltensbewertungsskala zur Einschätzung der Entwicklung bei Neugeborenen wurde weltweit übernommen. Er zeigte, daß das Gehirn »einen Preis für seine Arbeit zahlt«. Offenbar muß das Neugeborene eine bestimmte Menge Zeit in verschiedenen Schlafphasen verbringen, genausoviel, wie es braucht, um seine Umgebung wahrzunehmen und zu erforschen. Zuzeiten scheint das Neugeborene aktiv zu versuchen, einzuschlafen und seine Gehirnaktivitäten neu zu ordnen. Dann ist es am besten, dem Baby beim Erreichen seiner Ziele zu helfen und es nicht aus irgendeinem Grund zu stören. Anhand solcher Erkenntnisse über die Entwicklung der Verhaltensmuster bei Neugeborenen sind die Wissenschaftler in der Lage, Untersuchungsmodelle für die weitaus schwierigere Bewertung der fötalen Verhaltensentwicklung zu entwerfen. Wenn wir mehr über die Entwicklung des fötalen Gehirns und der fötalen Verhaltensmuster herausfinden, sind wir um so eher imstande, den Fötus durch die kritischen Phasen seiner Gehirnentwicklung und beim Übergang von der uterinen Umgebung zur Außenwelt zu unterstützen – was in ungünstigen Situationen, beispielsweise bei Wachstumsstörungen, sehr wichtig werden kann.

Gäbe es eine Brazelton-Verhaltensbewertungsskala für den Fötus, könnten wir vorgeburtliche Entwicklungsprobleme schematisch erfassen. Wir könnten erkennen, wenn die intrauterinen Entwicklungsphasen eines Fötus nicht in der planmäßigen Reihenfolge stattfinden, und den Eltern helfen, korrigierend einzugreifen – streßauslösende Situationen zu vermeiden, sich besser zu ernähren oder ihren Lebensstil zu ändern. Das Ultraschallgerät stellt den Eltern sozusagen ein Fenster zur Verfügung, durch das sie mehr über ihr Baby erfahren, die Veränderungen seiner Bewegungen erkennen und verstehen und alles für seine freudige Ankunft in der Außenwelt vorbereiten können. Es hilft uns auch, den Fötus während seiner Entwicklung mit allem Notwendigen zu versorgen.

Das Verhalten, also die äußere Manifestation dessen, was im Gehirn vorgeht, ist derzeit leichter zu untersuchen als die innere Arbeit des Gehirns. Dies gilt insbesondere für den Fötus – zwangsläufig müssen die Wissenschaftler ihr Augenmerk auf den äußeren Ausdruck der Gehirnfunktionen richten. Behavioristen wenden spezielle Untersuchungsmethoden an, um die Mechanismen zu erforschen, die Verhaltensänderungen zugrunde liegen. Die Wissenschaftler sind an gehirnimmanenten Faktoren ebenso interessiert wie an verhaltensbestimmenden Einflüssen aus der Umgebung außerhalb des Gehirns. Um solche Faktoren beurteilen zu können, muß der Forscher detaillierte Beobachtungen unterschiedlicher Verhaltensweisen in einem ganzen Spektrum verschiedener Situationen anstellen. Die häufigsten Messungen von Verhaltensänderungen betreffen das Schema der Atembewegungen, wie in Kapitel 6 dargestellt, ferner der Augenbewegungen, Gehirnwellen, Körperbewegungen und der Herzfrequenz, die sich, wie wir in Kapitel 7 gesehen haben, aufgrund von Vorgängen im Gehirn verändern. Je nach Entwicklungsphase sind bei diesen verschiedenen Merkmalen spezifische Muster zu beobachten: Das beste Beispiel dafür sind die Gehirnströme, die während der Schlafphasen auftreten.

Wenn man Schafsföten mit Elektroden versieht und die Entwicklung der fötalen Gehirnströme mehrere Tage lang beobachtet, kann man feststellen, daß der Fötus abwechselnd Schlaf- und Wachzustände erlebt. Zu bestimmten Schlafzeiten sind rasche Augenbewegungen (REM, *rapid eye movements*) feststellbar. Während der REM-Phase zeigt die Aufzeichnung der Gehirnströme kleine, unregelmäßige und rasch aufeinanderfolgende Ausschläge. Wenn ein Erwachsener in der REM-Phase träumt, ergeben seine Gehirnströme ein ähnliches Muster: Manchmal spricht man von aktivem Schlafzustand. Natürlich wissen wir nicht, ob der Fötus tatsächlich träumt, und wenn ja, wovon – es ist sehr unwahrscheinlich, daß fötale Träume mit unseren Träumen in irgendeiner Weise vergleichbar sind. Träume beruhen auf Erfahrung; wir können nur mit »vollem Gehirn« träumen. Ein zweites Schlafmuster läßt sich an Schafsföten aufzeichnen, das wir als ruhigen Schlaf oder Langwellenschlaf bezeichnen, weil die Gehirnstromkurve sehr charakteristische, lange und in regelmäßigen Abständen wiederkehrende Höhen und Tiefen aufweist. Jede Gehirnstromkurve wird von spezifischen, ebenfalls registrierbaren Augenbewegungen (beziehungsweise dem Ausbleiben von Augenbewegungen), von bestimmten Bewegungsmustern der Gliedmaßen, veränderlicher Herzfrequenz und Atembewegungen begleitet.

Ärzte und Verhaltensforscher sind auf der Suche nach stabilen Mustern, in denen mehrere Verhaltensmerkmale gleichzeitig auftreten. In den sechziger und siebziger Jahren begannen Kinderärzte frühgeborene Babys zu untersuchen, um das bis zur Geburt jeweils erreichte Entwicklungsstadium zu studieren. Es zeigte sich bald, daß sehr unreife Babys, die nach nur vierundzwanzig bis siebenundzwanzig Wochen zur Welt kamen, in einem einzigen unveränderlichen Verhaltensmuster verharrten, das nach den üblichen Kriterien weder als Schlaf- noch als Wachzustand bezeichnet werden konnte. Hingegen zeichneten sich bei Kindern, die nach einer Schwangerschaftsdauer von zweiunddreißig Wochen in die Kinderstation kamen, zwei verschiedene Muster der Gehirnaktivitäten ab. Eine aktive und eine ruhige Schlafphase konnte allerdings erst in der siebenunddreißigsten Woche nach der Empfängnis deutlich unterschieden werden.

Diesen Fakten stellte man nun die Beobachtungen entgegen, die durch Ultraschalluntersuchungen am menschlichen Fötus angestellt worden waren, was zu faszinierenden Erkenntnissen über die Entwicklung der fötalen Verhaltensmuster beim Menschen führte. Wir wissen heute, daß sich die fötalen Verhaltensmuster im Uterus sehr ähnlich wie bei Frühgeborenen entwickeln. Mit Hilfe von Ultraschall sehen wir, wie der Fötus bei Veränderungen seiner intrauterinen Umgebung anders atmet, sich anders bewegt und anders reagiert.

Nach zweiunddreißig Schwangerschaftswochen beginnen sich deutliche und gut koordinierte Verhaltenszustände zu entwickeln. Die Zeit, die der Fötus im jeweiligen Zustand verbringt, und die Leichtigkeit, mit der er von einem Zustand zum nächsten überwechselt, sagen viel über die Reifung seines Gehirns und

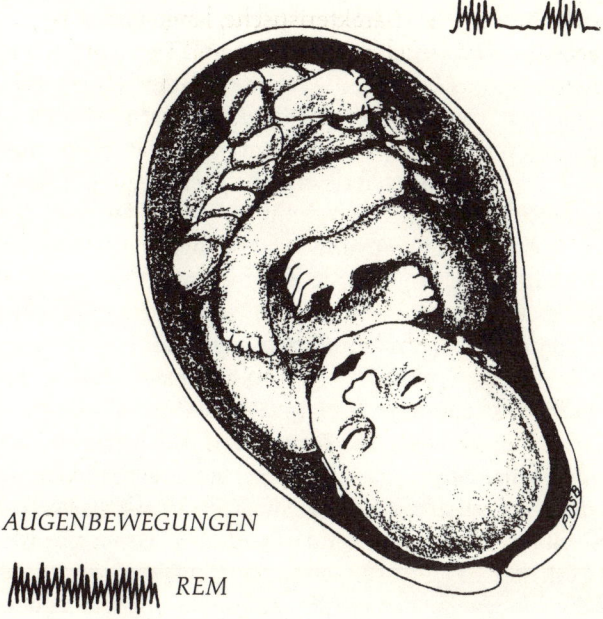

BEWEGUNG DER GLIEDMASSEN

~~~ REM

~~~ nicht-REM

AUGENBEWEGUNGEN

~~~ REM

~~~ nicht-REM

GEHIRNAKTIVITÄT

~~~ REM

~~~ nicht-REM

ABBILDUNG 8.1
In den letzten Wochen vor der Geburt durchlebt der Fötus verschiedene Schlafstadien. Die Aufzeichnung seiner Augenbewegungen, der Bewegung seiner Gliedmaßen und seiner Atmung zeigen zu verschiedenen Zeiten unterschiedliche Verhaltensmuster, die vom Gehirn des Fötus gesteuert werden.

seine Fähigkeit, Reize wahrzunehmen und darauf zu reagieren. Ultraschalluntersuchungen haben gezeigt, daß das Verhalten des Fötus sich durch bestimmte normabweichende Entwicklungsbedingungen verändern kann. So verbringen beispielsweise Föten mit Wachstumsstörungen weniger Zeit mit Atmung und Bewegung, verringern also ihren Energieverbrauch, was wahrscheinlich ein Versuch ist, den Mangel an Sauerstoff und Nährstoffen auszugleichen, der das verzögerte Wachstum verursacht hat. Trotzdem müssen wir uns fragen, welche langfristigen Folgen die Bewegungseinschränkung für den Fötus haben wird. Schließlich hängt die Entwicklung seines Gehirns in großem Maß von der Aktivität des Fötus ab: Sie ist aktivitätsabhängig. Wir müssen herausfinden, wie eingeschränkte Bewegung sich auf die normale Entwicklung des fötalen Gehirns und der Muskulatur der Gliedmaßen auswirkt. Bereits heute wissen wir, daß die Entwicklung der fötalen Lunge beeinträchtigt wird, wenn die Atembewegungen signifikant verringert sind.

Die gleichzeitige Aktivität verschiedener Gehirnteile drückt sich als Verhaltensmuster aus. Eines der bemerkenswertesten Muster ist der Wechsel von Tag und Nacht, Ruhe und Aktivität oder Schlaf- und Wachzustand. Im nächsten Kapitel werden wir sehen, daß bestimmte Gehirnregionen einen eigenen, integrierten Rhythmus haben, der etwa alle vierundzwanzig Stunden wiederkehrt, aber durch wiederholte externe Stimulierung auf verschiedene Längen eingestellt werden kann. Am wichtigsten ist dabei das Licht, das bei den meisten Tieren den Tag-Nacht- beziehungsweise Hell-Dunkel-Rhythmus programmiert.

Verschiedene Muster der Gehirnaktivität zu verschiedenen Zeiten des Vierundzwanzigstundentages spielen für die Säugetiere eindeutig eine Rolle bei vielen ihrer Aktivitäten: Sie legen fest, wann das Raubtier auf die Jagd geht und wann die Beute dem Räuber am ehesten entkommt, auch für die Fortpflanzung sind sie entscheidend, denn sie bringen männliches und weibliches Tier zur bestmöglichen Zeit innerhalb des Fortpflanzungszyklus zusammen. Die inhärente Periodik der Gehirnfunktionen muß sich in einem bestimmten, erkennbaren Entwicklungsstadium erstmals manifestieren. Inzwischen häufen sich die Beweise, daß schon beim Fötus ein Vierundzwanzigstundenrhythmus angelegt ist. Ob dieser Rhythmus allerdings dem Fötus eigen oder durch mütterliche Faktoren bestimmt ist, muß anhand der

Indizien von Fall zu Fall sorgfältig untersucht werden. Mit diesem faszinierenden Thema werden wir uns im nächsten Kapitel näher befassen.

Man hat beobachtet, daß Föten häufig schlucken. Zum einen ist das Schlucken von Fruchtwasser, das Wachstumsfaktoren enthält, für die normale Entwicklung des Verdauungssystems unverzichtbar; zum anderen aber ist es die wichtigste Methode, mit der die Fruchtwassermenge in der Amnionhöhle reguliert wird. Hört der Fötus aus irgendeinem Grund zu schlucken auf, tritt ein Zustand ein, der als Polyhydramnie (abnorme Vermehrung der Flüssigkeit in der Amnionhöhle) bezeichnet wird. Polyhydramnie kann ein gefährliches Anzeichen dafür sein, daß das fötale Gehirn nicht normal funktioniert und der Fötus keine normale Schluckaktivität entwickeln kann. Zudem besteht die Gefahr einer Frühgeburt, weil die Uterusmuskulatur zu sehr gedehnt wird, was den Uterus zu Kontraktionen anregt.

Die fötale Atmung ist ein weiteres erkennbares Verhaltensmuster. Wir haben in Kapitel 6 gesehen, daß der Fötus phasenweise atmet und daß Anzahl und Länge der Atemperioden durch Hypoxämie abnehmen – das ist die sogenannte paradoxe Reaktion auf Sauerstoffmangel. Welche Rolle das fötale Gehirn bei der Steuerung von Atmung und Bewegungen spielt, ist derzeit Gegenstand zahlreicher Untersuchungen.

Das Profil aller erkennbaren fötalen Bewegungen während des Tages ist der beste Hinweis für den Gynäkologen, daß sich das Gehirn des Fötus normal entwickelt und nicht unter akutem oder chronischem Streß steht. Der Gynäkologe beobachtet den Fötus mindestens zwanzig Minuten lang über Ultraschall und stellt Menge und Qualität der Glieder- und Atembewegungen und der Herzfrequenz sowie die Menge des Fruchtwassers fest. Die Fruchtwassermenge ist offenbar von besonderer Bedeutung. Wenn das fötale Gehirn unter Streß steht, sondert es ein Antidiuresehormon ab – der Name bezeichnet die Wirkungsweise des Hormons: Es verringert die Urinproduktion des Fötus. Nachdem der Urin der Hauptbestandteil des Fruchtwassers ist, kommt es bei reduzierter Urinproduktion auch zu einem Rückgang des Fruchtwassers. Durch Messung der über Ultraschall sichtbaren Fruchtwassermenge läßt sich errechnen, wieviel Antidiuresehormon der Fötus ausgeschieden hat, und dies wiederum liefert einen Hinweis darauf, wie viele Unannehmlichkeiten der Fötus etwa im Zeitraum des vergangenen Tages ertragen mußte.

Wie wir bereits wissen, treten bei Schafen und anderen Tieren während der Trächtigkeit periodische Aktivitätsphasen der Uterusmuskulatur, sogenannte Schwangerschaftswehen auf: Für das fötale Nervensystem sind sie ein wichtiger Sinnesreiz. So bewirken Schwangerschaftswehen beispielsweise das Aussetzen der fötalen Atmung, außerdem führen sie zu Veränderungen im Schlafzustand des Fötus: Eine Schwangerschaftswehe während einer fötalen REM-Phase vermag mit einer gewissen Wahrscheinlichkeit den REM-Schlaf zu beenden. Die periodischen Schwangerschaftswehen verändern die fötale Umgebung auf mehrfache Weise. Die Kontraktion des Uterusmuskels drückt die Blutgefäße zusammen, die durch die Uteruswand in die Plazenta führen, wodurch sich der Blutfluß verringert; dadurch gelangt weniger Sauerstoff zum Fötus – der Unterschied ist geringfügig, zu gering, um den Fötus in Lebensgefahr zu bringen, vorausgesetzt, er ist gesund. Trotzdem wissen wir aufgrund von Untersuchungen, daß der Fötus auch diesen geringfügigen Sauerstoffrückgang wahrnimmt, daß er daraufhin die Atmung einstellt und mehrere Hormone ausschüttet, und diese wiederum mobilisieren die Reaktion des Körpers auf Streß.

Wir haben außerdem erfahren, daß der Fötus durch Schwangerschaftswehen einem gewissen Druck ausgesetzt ist, der mitunter so stark ist, daß der Brustkorb gequetscht wird. Bis zu einem Drittel verringert sich der seitliche Durchmesser der Brust, was eine starke Stimulierung des Fötus bewirkt. Neben dem geringeren Sauerstoffgehalt im fötalen Blut und der Druckstimulierung erhöhen Schwangerschaftswehen aber auch den Druck im Kopf des Fötus. Alle diese Reize verändern die fötale Umgebung und spielen wahrscheinlich eine wichtige Rolle bei der Bildung von Verbindungen zwischen den Nervenzellen im Gehirn.

Eine extrem ungünstige Stimulierung des fötalen Nervensystems sind Drogen, die seine Mutter konsumiert. Suchtgifte üben eine ausgeprägte und langfristige Wirkung auf die Entwicklung des fötalen Gehirns aus. Das auffallendste und am besten dokumentierte Beispiel ist Kokain, das die normalen Beziehungen zwischen den verschiedenen Komponenten wie Atem- und Körperbewegungen, die zu Verhaltensstudien herangezogen werden, erkennbar zerrüttet. Kokain stört die Regelmäßigkeit von Verhaltensmustern und behindert den Übergang von einem Zustand zum nächsten. Die Auswirkungen von Drogen-, Tabak- und Alkoholmißbrauch auf das Verhalten und die Gehirnentwicklung des Fötus werden in Kapitel 11 ausführlich erörtert. Man muß davon ausgehen, daß Suchtgifte in der Lage sind, das fötale Gehirn ernsthaft zu schädigen. Im Rahmen einer Studie wurden Mütter zu verschiedenen Zeiten untersucht: einmal, als in der Urinprobe Kokain nachgewiesen wurde, und das zweite Mal eine Woche später, als ihre Urinprobe kokainnegativ war. Wenn Kokain nachgewiesen wurde, unterschied sich die Herzfrequenz des Fötus deutlich von dem Muster, das ohne Einwirkung von Kokain feststellbar war.

Von einem umfassenderen Wissen und besseren Verständnis der fötalen Gehirnentwicklung werden wir kurz- und langfristig profitieren. Selbstverständlich entwickelt das Baby sich nicht in einer konstanten Umgebung. Die Mutter bewegt sich, ißt mehrmals am Tag, der Geräuschpegel und andere Umgebungsreize, die auf die Mutter einwirken, verändern sich. Ist der Fötus in der Lage, auf diese Veränderungen zu reagieren, gilt dies dem Gynäkologen als Hinweis auf eine normale Entwicklung. Mit Hilfe von Ultraschall kann der Gynäkologe am Bauch der Mutter die Herzfrequenz des Fötus kontinuierlich messen, und so weiß man, daß sie sich im Lauf des Tages verändert – am deutlichsten dann, wenn der Fötus sich bewegt und sein Herzschlag sich dadurch beschleunigt. Das ist normal und läßt auf einen gesunden Fötus schließen.

Bei einem Test, der während der Schwangerschaft durchgeführt wird, um den Allgemeinzustand des Fötus zu überprüfen, beobachtet der Gynäkologe die normalen spontanen Veränderungen der Herzfrequenz. Es ist ein sogenannter Nicht-Streßtest, weil weder Fötus noch Mutter dabei mit besonderen Schwierigkeiten oder Streß konfrontiert sind; der Gynäkologe beobachtet lediglich die spontanen Veränderungen. Der hypoxämische Fötus (Sauerstoffmangel) zeigt keine spontanen periodischen Fluktuationen. Macht der Gynäkologe sich Sorgen über die Reaktionsfähigkeit des Fötus, stehen ihm zwei gute Möglichkeiten zur Verfügung, den Fötus zu stimulieren, um herauszufinden, ob er in der Lage ist, auf seine Umgebung zu reagieren. Eine Methode besteht darin, einen Vibrator auf den Bauch der

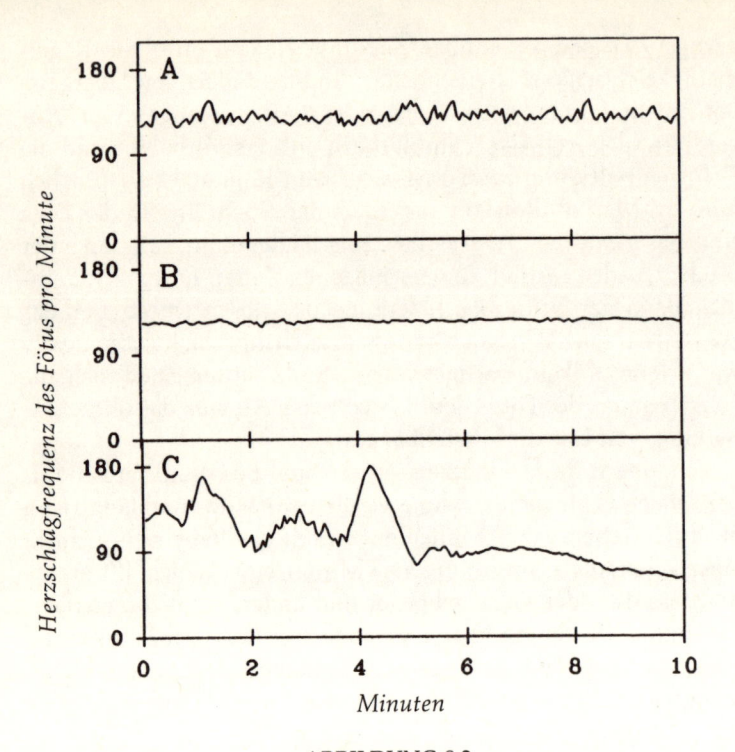

ABBILDUNG 8.2

*Aufzeichnung der fötalen Herztöne. (A) Beim ausreichend mit Sauerstoff versorgten Fötus lassen sich normale Herzfrequenzänderungen beobachten. Das Gehirn sendet wechselnde Anweisungen ans Herz, um die Frequenz periodisch zu steigern und zu senken, wie aus den jeweilgen Spitzen und Tiefstwerten zu erkennen ist. (B) Keine Änderung der Herztöne. Das Gehirn sendet keine kontinuierlichen Anweisungen zur Veränderung der fötalen Herzfrequenz aus, die flach und konstant ist. Hier sind weitere Tests erforderlich, um festzustellen, ob der Fötus unter Sauerstoffmangel leidet. (C) Plötzliche Verlangsamung und Verlust der Frequenzvariabilität. Der dramatische Abfall und der Verlust von Ausschlägen nach oben und unten zeigen an, daß der Fötus unter Sauerstoffmangel leidet: wahrscheinlich muß bald etwas unternommen werden, um das Baby rasch auf die Welt zu bringen.*

Mutter zu legen, um eine Veränderung der fötalen Herzfrequenz auszulösen. Die andere ist ein Oxytocinbelastungstest: Eine geringe Menge Oxytocin wird der Mutter intravenös injiziert, woraufhin der Uterus sich zusammenzieht. Dadurch wird der Fötus stimuliert; seine Reaktion in bezug auf die Herzfrequenz kann ausgewertet werden. Bei beiden Tests sucht der Gynäkologe nach Hinweisen darauf, daß das Gehirn des Fötus in der Lage ist, Informationen aufzunehmen, zu verarbeiten und entsprechende Nervensignale auszusenden, um die Herzfrequenz zu steuern. In der nächsten Zukunft wird ein besseres Verständnis für die Entwicklungsweise des fötalen Gehirns den Gynäkologen in die Lage versetzen, andere und ebenso aufschlußreiche Testmethoden zu entwickeln, um die begleitende ärztliche Versorgung bei Problemschwangerschaften zu verbessern.

Aber es zeichnen sich auch schon einige langfristige Vorteile ab. Jedes Jahr sterben in den Vereinigten Staaten achttausend Babys im ersten Lebensjahr am plötzlichen Kindstod (SIDS). Eindeutig ist bei ihnen die Reaktion in bezug auf Atmung und Herzfrequenz nicht normal; vor allem eines läßt sich sagen: Sie verhalten sich in bestimmten lebensbedrohlichen Situationen nicht angemessen. Viele Studien haben gezeigt, daß bei Babys, die an SIDS sterben, anomale Reaktionen auf Sauerstoffmangel vorliegen, die sich häufig auch bei Geschwistern und sogar bei den Eltern beobachten lassen. Wir brauchen dringend weitere Informationen, die uns Aufschluß geben, weshalb die Gehirne dieser unglücklichen Babys offenbar nicht soweit gereift sind, daß sie auf die Veränderungen der Umgebung richtig reagieren können. Von den Auswirkungen pränataler Streßfaktoren und anderer Erlebnisse auf die Gehirn- und Verhaltensentwicklung wissen wir noch sehr wenig.

Viele Untersuchungen der frühen Gehirn- und Verhaltensentwicklung wurden an neugeborenen Ratten durchgeführt: Eine Ratte wird in einem Stadium geboren, in dem ihr Gehirn im Vergleich zum Gehirn eines menschlichen Neugeborenen noch sehr unausgereift ist. Die Phasen der Gehirnentwicklung, die beim menschlichen Fötus vor der Geburt stattfinden und schwierig zu erforschen sind, erfolgen bei der Ratte nach der Geburt und sind demnach sehr viel leichter zu untersuchen. Mehrere Studien haben gezeigt, daß neugeborene Ratten oder Rattenföten, die Streßfaktoren verschiedener Art ausgesetzt wurden, in ihrem späteren Leben anders auf Streß reagieren als Ratten, die unbeeinflußt von Streßfaktoren heranwachsen konnten. In manchen Fällen wirkt sich bereits eine Injektion mit Steroidhormonen aus der Nebenniere, wie sie in Streßsituationen produziert werden, beim Rattenfötus oder -neugeborenen auf die Reaktionen im späteren Leben genauso aus wie eine frühe Streßbelastung. Wir erwähnten bereits, daß Testosteron, ebenfalls ein Steroidhormon, eine entscheidende Rolle bei der Geschlechtsdifferenzierung des Gehirns spielt; deshalb ist es kaum erstaunlich, daß verwandte Steroide, die bei Streß wirksam werden, ebenfalls eine permanente Wirkung auf das heranwachsende Gehirn ausüben. Wie gesagt: Wir wissen noch sehr wenig von den Auswirkungen pränataler Streßfaktoren und anderer Erfahrungen auf die Entwicklung von Gehirn und Verhalten.

Bereits mehrmals wurde erwähnt, daß sich das genetische Programm des Fötus in Wechselwirkung mit der unmittelbaren und der ferneren Umgebung entfaltet. Die korrekte Anpassung und Interaktion der zweihundert Milliarden Zellen im Nervensystem findet in einer unglaublichen Anzahl einzelner Entwicklungsschritte statt; dazu gehören Zellteilung, Zellmigration und Zelltod. Dasselbe genetische Programm vermag die Entwicklung eines Systems zu bewerkstelligen, das so komplex ist wie irgendein kosmischer Stern- oder Galaxienhaufen. Kein Wunder, daß wir alle in unserer Denk- und Reaktionsweise so verschieden sind. Nicht einmal eineiige Zwillinge sind genau denselben intrauterinen Einflüssen ausgesetzt. Wahrscheinlich wird ein Zwilling besser mit Blut versorgt als der andere. Wenn wir einst begriffen haben, wie unterschiedliche Gehirnfunktionen im vorgeburtlichen Leben entstehen und den Weg für die Entwicklung nach der Geburt bereiten, hat die medizinische Forschung eine gewaltige Herausforderung gemeistert. Schon jetzt verbessert die Erforschung der fötalen Gehirnentwicklung mit jedem Tag die Chancen jedes Babys auf sein fundamentales Geburtsrecht – ein gesundes Gehirn –, das für menschliches Glück und ein erfülltes Leben so notwendig ist.

## Kapitel 9

# Fötale Rhythmen

*Perfektion ist ein Kind der Zeit.*

Bischof Hall

*Evr'y member of the force / Has a watch and chain, of course;*
*If you want to know the time, / Ask a p'liceman!**

E. W. Rogers (edwardianisches Variétélied)

*Dieser Zeitraum von vierundzwanzig Stunden, geschaffen durch die regelmäßige Umdrehung unserer Erde, an dem alle ihre Bewohner teilhaben, ist besonders deutlich zu erkennen am physischen Aufbau des Menschen ... Er ist sozusagen die Maßeinheit unserer natürlichen Chronologie.*

Christoph Wilhelm Hufeland:
*Makrobiotik oder die Kunst, das menschliche Leben zu verlängern* (1796)

---

Ob wir sie verehren oder nicht – wir alle werden von der Sonne regiert. Der Vierundzwanzigstundentakt der Erdumdrehung um die Sonne beherrscht Tag für Tag unseren Lebensrhythmus. Für alle Tiere ist die Anpassung ihres Lebens an den Sonnenrhythmus äußerst wichtig: Kommt der Wasserbüffel zu früh oder zu spät zur Tränke, begegnet er vielleicht Raubtieren, die sich zu anderen Tageszeiten nicht dort aufhalten. Zwar wird der Mensch

---

*»Selbstverständlich hat jedes Mitglied der Truppe eine Uhr an der Kette; willst du die Zeit wissen, frag einen Polizisten!«

kaum noch von solchen urzeitlichen Gefahren heimgesucht, doch wir verfügen nach wie vor über eine innere Uhr, die bestimmte Ereignisse mit immer derselben Tageszeit in Zusammenhang bringt. Noch heute passen wir alle unsere Körperfunktionen dem Sonnentag an.

Wissenschaftler, die sich mit biologischen Rhythmen befassen, konnten nachweisen, daß es im menschlichen Gehirn eine »Uhr« gibt, die uns bei der Selbstorganisation hilft: den Hypothalamus, einen aus stammesgeschichtlicher Sicht sehr alten Teil des Gehirns. Eine kleine Gruppe von Nervenzellen im Hypothalamus – der suprachiasmatische Nukleus, kurz SCN genannt – besitzt einen internen Aktivitätsrhythmus. Legt man ein paar Zellen aus diesem Nukleus in eine Schale mit Nährlösung, zeigen die Nervenzellen einen Aktivitätszyklus, der etwa vierundzwanzig Stunden dauert.

Den Vierundzwanzigstundenrhythmus nennt man zirkadiane Periodik. Der Name ist aus zwei lateinischen Wörtern zusammengesetzt: *Circa* bedeutet »um, herum« wie auch »ungefähr«, und -dian leitet sich von *dies,* »Tag«, her. Auf den ersten Blick mag es erstaunen, daß die Aktivität der Nervenzellen in der Körperuhr nicht genau im Vierundzwanzigstundentakt stattfindet – aber in Wahrheit dauert der Tag-Nacht-Zyklus nur an zwei Tagen im Jahr genau vierundzwanzig Stunden. Wäre die Uhr in unserem Gehirn auf genau vierundzwanzig Stunden programmiert, geriete sie mit den ständig wechselnden Informationen in Konflikt, die wir aus unserer Umgebung empfangen. So ist unsere Uhr flexibel genug, um geringfügige tägliche Anpassungen zuzulassen und mit dem Wechsel zwischen Hell und Dunkel, der unseren Tagesrhythmus bestimmt, in Einklang zu bleiben. Die Einstellung der SCN-Uhr – insbesondere durch den Wechsel zwischen Tag und Nacht – nennt man Zeitgebung: Auf diese Weise hält unsere Uhr mit der wechselnden Tageslänge Schritt.

In der Anfangszeit der Forschung auf diesem Gebiet war man der Ansicht, unser Vierundzwanzigstundenrhythmus sei lediglich Anpassung an die Periodik unserer Umgebung. Heute wissen wir jedoch, daß die SCN-Uhr ihren eigenen Rhythmus beibehält, auch wenn alle zyklischen Außenfaktoren ausfallen. In Experimenten an Tieren, aber auch an Menschen, die sich in tiefen Höhlen oder isolierten Räumen ohne Informationen über die Außenwelt aufhielten, wurden die Eigenheiten des angeborenen Rhythmus unserer Uhr erforscht. Sämtliche Hinweise auf den Tagesrhythmus wie Veränderungen der Lichtverhältnisse und andere mögliche Zeitgeber, wie zum Beispiel feste Mahlzeiten, wurden ausgeschaltet: In solcher Isolation verlieren Individuen schrittweise ihre Synchronisation mit der Außenwelt. Die Zirkadianrhythmen tagaktiver Tiere funktionieren anscheinend nach einer Uhr, für die ein Tag weniger als vierundzwanzig Stunden zählt, bei nachtaktiven Tieren hingegen dauert der Zyklus etwas länger als vierundzwanzig Stunden. Unsere Uhren sind individuell geringfügig voneinander verschieden. Zwei Menschen, die getrennt in isolierten Räumen untergebracht werden, entwickeln am Ende völlig unterschiedliche Zeitzyklen.

Der sogenannte Jetlag, eine Phasenverschiebung des Hell-Dunkel-Rhythmus, entsteht bei einem Mißverhältnis zwischen unserer inneren Zeit (also der Zeit, auf die unsere SCN-Uhr eingestellt ist) und der vom Gehirn wahrgenommenen Zeit in der Außenwelt. Wenn ich über Nacht von New York nach London fliege, komme ich um sieben Uhr morgens in Heathrow an. Mein Gehirn beobachtet, was rings um mich vorgeht: Der morgendliche Stoßverkehr setzt ein, die Leute frühstücken. Ich kann meine Uhr auf Londoner Zeit umstellen, aber für mein inneres Zeitgefühl ist die Umstellung keineswegs so einfach, denn Meine SCN-Uhr funktioniert noch nach New Yorker Zeit und sagt meinem Gehirn – und dem Rest des Körpers –, daß es erst zwei Uhr morgens ist; ich bin müde, aber die Helligkeit rings um mich straft meine innere Information Lügen. Mein Körper gerät in Verwirrung, und ich muß mich anpassen, was ein paar Tage dauert. Die meisten Menschen brauchen für jede Stunde Zeitunterschied einen Tag zur Anpassung. Während dieser paar Tage nimmt das Gehirn die neuen Informationen zur Kenntnis, die durch die äußeren Reize – Hell-Dunkel-Rhythmus, Mahlzeiten und Aktivitäten der Außenwelt – eintreffen. Das Gehirn leitet diese Informationen an die SCN-Uhr weiter, die wiederum die verschiedenen Körperrhythmen neu einstellt und an die Periodik der Umgebung anpaßt. Während der Umstellung herrscht Konfusion im Körper, weil sich manche internen Rhythmen rascher anpassen als andere. Der Jetlag dauert so lange, bis alle Rhythmen wieder synchron funktionieren. Für das Gehirn kann dies zu einer sehr verwirrenden Erfahrung werden.

Offenbar hat der Fötus ebenfalls einen Begriff von der Zeit. Viele seiner Körperfunktionen weisen einen Vierundzwanzigstundenrhythmus auf, beispielsweise die Herzfrequenz und die Atembewegungen; wir wissen aber nicht, ob diese Rhythmen vom fötalen SCN gesteuert werden oder nur ein Resultat passiver Reaktionen auf die Rhythmen der Mutter sind.

Es ist bekannt, daß bestimmte Hormone über die Plazenta von der Mutter auf den Fötus übergehen. Möglicherweise sind die Rhythmen des Fötus nur eine Reaktion von Herz und Gehirn auf die Signale, die er über die Plazenta empfangen hat. Diese beiden Fragen müssen wir sehr sorgfältig voneinander trennen. Erstens gilt es herauszufinden, ob der fötale SCN bereits im Uterus aktiv ist. Sollte dies der Fall sein, müssen wir feststellen, ob und wie der fötale SCN seine Informationen über Tag und Nacht von der Mutter erhält. Mit anderen Worten, wir müssen herausfinden, ob die Mutter den Fötus auf ihren eigenen Vierundzwanzigstundenrhythmus einstellt. Wenn ja, ist dies für den Fötus wohl hilfreich, denn er wird damit auf den Eintritt in dieselbe Welt vorbereitet, in der auch seine Mutter lebt.

Experimente, die an Ratten durchgeführt wurden, deuten darauf hin, daß die fötale SCN-Uhr bereits im Uterus funktioniert. Es ist wahrscheinlich, daß der SCN bei Spezies wie dem Menschen, der in einigermaßen reifem Zustand geboren wird, sofort nach der Geburt funktioniert. Die Frage, ob der SCN des Neugeborenen über einen eigenen, unabhängigen Rhythmus verfügt, ist keineswegs rein akademisch: Das Neugeborene muß sich an seine Umgebung anpassen; es muß über ein funktionierendes Zeitgefühl verfügen, um in Einklang mit dem Vierundzwanzigstundentag funktionieren zu können.

Wie wir bereits gesehen haben, benötigt der Fötus, selbst wenn er eine funktionierende SCN-Uhr besitzt, präzise Informationen über die Außenwelt, um seine zirkadiane Periodik (die, wie Sie sich erinnern, nicht exakt vierundzwanzig Stunden umfaßt) anpassen zu können. Informationen über den Hell-Dunkel-Wechsel in der Außenwelt gelangen auf vielfältige Weise von der Mutter zum Fötus. Der Glukosespiegel der Mutter steigt nach jeder Mahlzeit und ist für ein paar Stunden erhöht – wie hoch, hängt vom Umfang der Mahlzeit ab. Nimmt das Konzentrationsgefälle zwischen Mutter und Fötus zu, wird mehr Glukose über die Plazenta zum Fötus transportiert, so daß auch dessen Blutzuckerspiegel steigt.

Es ist sehr gut möglich, daß die Veränderungen im Glukosespiegel und der Konzentration anderer Moleküle im Blut für den Fötus Hinweise auf die Zeit in der Außenwelt sind. Wir wissen, daß der Fötus in der Lage ist, auf manche dieser mütterlichen Botschaften zu reagieren. Bei Affen konnte nachgewiesen werden, daß das Hormon Kortisol über die Plazenta zum Fötus gelangt. Wenn im fötalen Blut die Kortisolkonzentration steigt, stellt der Fötus seine eigene Kortisolproduktion ein: Auf diese Weise registriert er eintretende Veränderungen. Nun weiß man auch, daß die Oberfläche der Nervenzellen im SCN mit Rezeptoren für Kortisol ausgestattet ist. So ist einer der Mechanismen, die den Fötus über die Zeit in der Welt seiner Mutter informieren, die Menge an Kortisol, die aus dem Blut der Mutter durch die Plazenta gelangt. Auf diese Weise kann die Regelmäßigkeit oder Unregelmäßigkeit des Tagesrhythmus der Mutter den heranwachsenden Fötus beeinflussen. Ernährt sich die Mutter unregelmäßig, zu beliebigen Tageszeiten und von Tag zu Tag verschieden, sind die sporadischen Veränderungen im Blutzuckerspiegel, die sich auf den Fötus übertragen, unter Umständen verwirrend. Im nächsten Kapitel werden wir sehen, wie die Ernährung der Mutter Entwicklung und Wachstum des Fötus beeinflußt: Schwerwiegende Ernährungsfehler können zu verzögertem Wachstum führen. Möglicherweise beeinflußt eine unregelmäßige Ernährungsweise der Mutter auch die Entwicklung jener Teile des fötalen Gehirns, die das Eßverhalten steuern. Der Zusammenhang zwischen Verhaltensmustern der Mutter während der Schwangerschaft und der Entwicklung des fötalen Gehirns ist noch keineswegs restlos geklärt.

Wir haben gesehen, wie sich das fötale Verhalten durch Schwangerschaftswehen ändert. Offensichtlich reagiert der Fötus auf Druck durch die Uterusmuskulatur und die damit einhergehenden Veränderungen in der Sauerstoffversorgung durch die Plazenta. Bei trächtigen Pavianen und Schimpansen gehen in einer Nacht wenige Tage vor der Geburt die Schwangerschaftswehen in starke, kurze Geburtswehen über: Das dauert beim erstenmal ein paar Stunden; dann stellt sich die Uterusaktivität wieder auf Schwangerschaftswehen um. In den sechs oder sieben Tagen vor der Geburt tritt dieser nächtliche Wechsel immer wieder auf, und die Phase wiederholter Geburtswehen wird von Nacht zu Nacht länger – bis zur Geburt. In Kapitel 13 werden wir sehen, daß ähnliche Kontraktionsrhythmen mit großer Wahrscheinlichkeit auch bei schwangeren Frauen vorkommen: Dieses charakteristische Muster von Uteruskontraktionen könnte die fötale Uhr vor der Geburt auf die Außenwelt einstellen.

Vielleicht tragen noch andere Einflüsse dazu bei, den Fötus schon vor der Geburt mit dem Tag-Nacht-Rhythmus der Mutter in Einklang zu bringen. Wir haben gesehen, daß Geräusche und andere Sinneseindrücke den Uterus durchdringen. Die Änderung des Geräuschpegels in der Umgebung der Mutter, ihre Eßgewohnheiten, der Wechsel zwischen Aktivität und Entspannung rufen allesamt Wirkungen hervor, die der Fötus wahrnehmen kann. Alle diese Eindrücke zusammen helfen dem Fötus, noch vor der Geburt ein eigenes Zeitgefühl zu entwickeln, und dies ist eine weitere wichtige Vorbereitung auf das Leben nach der Geburt.

In manchen Berufen ist Schichtarbeit wohl unumgänglich, aber für die Betroffenen bleibt sie nicht ohne Wirkung. Wechselnde Schichten verursachen häufig eine erhebliche Verwirrung der inneren Uhr. Höchstwahrscheinlich teilt der Fötus mit seiner Mutter die Phasenverschiebung zwischen inneren und äußeren Reizen, wenn sie Schichtarbeit leistet oder über den Atlantik fliegt: Leidet sie unter dem Jetlag, wird es ihm wohl nicht sehr anders gehen. Die Einflüsse einer wechselnden Umgebung auf die Entwicklung wurden auch an Frühgeborenen untersucht: Ist die Umgebung des Babys durch sorgfältig gesteuerte Elemente rhythmisch strukturiert, beispielsweise durch Licht, Berührungen und regelmäßige Eßzeiten, gedeiht das Frühgeborene besser und kann zumeist früher aus der Klinik entlassen werden. Das heißt, ein Baby wächst und entwickelt sich besser, wenn es mit seiner Umgebung in Einklang ist.

Aus alledem können wir einige wichtige Lehren hinsichtlich der richtigen Lebensweise während der Schwangerschaft ziehen. Regelmäßige Gewohnheiten – Essen, Schlafen, Arbeit, Entspannung – verbessern die Aussichten des Babys auf eine normale Entwicklung. Der Fötus ist eine recht konservative kleine Person: Am liebsten ist ihm, wenn die Dinge so sind, wie er sie kennt. Er mag keine Veränderungen, liebt keine Überraschungen und zieht es im allgemeinen vor, wenn man ihn auf seine Weise mit der Welt zurechtkommen läßt.

# KAPITEL 10
# Fötales Wachstum

*Wachstum ist der einzige Beweis des Lebens.*

Kardinal John Henry Newman

Bei einem lebenden Organismus spricht man von Wachstum, wenn eine Zunahme der Gesamtzahl der Zellen und Zellbestandteile stattfindet. Zum normalen Wachstum des Fötus gehört die fortschreitende Entwicklung, geordnet aufeinanderfolgend, von Zellteilung, Zellmigration, Veränderungen der Zelladhäsion und Zelltod. Bei normalem Verlauf von Wachstum und Entwicklung findet eine fortwährende Wechselwirkung zwischen den steuernden Genen in den Chromosomen (dem Genom) und der Umgebung statt: zwei Faktoren, die häufig auch als »Veranlagung« und »Umwelt« beziehungsweise »Vererbung« und »Milieu« bezeichnet werden. Das Potential des Genoms wird durch Umweltfaktoren ständig modifiziert. Das Genom erteilt Anweisungen an die Zellen, regulatorische Botenmoleküle zu entsenden. Diese wiederum wirken auf andere Zellen, zumeist über Rezeptormoleküle, und versetzen sie in die Lage, auf wachstumsfördernde Faktoren zu reagieren. Die Signale wirken entweder stimulierend oder hemmend auf das Wachstum. Wachstum ist von Differenzierung genau zu unterscheiden: In der Regel sind die beiden Vorgänge unvereinbar und finden nicht gleichzeitig statt. Der Zellzyklus – die Herstellung der grundlegenden Zellbestandteile und die Verdoppelung der Chromosomen – hört auf, wenn die Zellen sich auf ihre jeweiligen Aufgaben zu spezialisieren beginnen.

In den allerersten Lebensstadien des Embryos kann die planmäßige Aufeinanderfolge von Wachstum und Differenzierung durch toxische Verbindungen in der Umgebung des Embryos beeinträchtigt werden, die mit dem Sammelbegriff Teratogene bezeichnet werden. Teratogene verändern die Ausgewogenheit von Wachstum und Differenzierung und weisen ein breites Spektrum negativer Auswirkungen auf, die je nach dem Entwicklungsstadium des Embryos unterschiedlich sind. Das Medikament Thalidomid ist ein hochwirksames Teratogen; in den sechziger Jahren wurde es unter dem Handelsnamen Contergan häufig als Schlafmittel und gegen die lästige morgendliche Übelkeit in der frühen Schwangerschaft verschrieben. Das Ergebnis war verheerend: Bei allen Embryos, die in den kritischen Phasen ihrer frühen Entwicklung auf dem Weg über die Plazenta mit Contergan in Kontakt gekommen waren, traten schwere Fehlbildungen an den heranwachsenden Extremitäten auf. Das Ausmaß der Behinderung – in vielen Fällen sind sowohl Arme als auch Beine betroffen – hängt davon ab, in welchem Entwicklungsstadium der Embryo der Wirkung des Medikaments ausgesetzt war: was ein weiteres Beispiel dafür ist, daß es in der embryonalen Entwicklung kritische und äußerst anfällige Stadien gibt. Die meisten Behinderungen durch Contergan sind schrecklich und verurteilen die ansonsten gesunden Menschen zu einem Leben extremer Frustrationen und Schwierigkeiten.

Wachstum und Entwicklung stellen ein präzises Programm der Genaktivierung und -unterdrückung dar, das in geordneter Reihenfolge abläuft. Der Ablauf ist sehr wichtig: Unterbleiben entscheidende Schritte zum jeweiligen Zeitpunkt, kann dies zu irreversiblen Schäden führen, denn anscheinend verlieren viele Gewebe die Fähigkeit, sich noch wesentlich zu verändern, wenn ein bestimmter Zeitrahmen überschritten ist. Man hat ausgerechnet, daß beim menschlichen Fötus bis zum Zeitpunkt der Geburt zweiundvierzig Zellteilungen stattgefunden haben müssen. Offenbar »zählen« die Gewebe, wie viele Zellteilungen bereits erfolgt sind, und »wissen« also, in welchem Stadium innerhalb des Gesamtentwicklungsprogramms sie sich befinden. Auf diese Weise können die richtigen Schritte zur rechten Zeit stattfinden – die korrekte Reihenfolge der einzelnen Entwicklungsschritte ist für das normale Wachstum des Fötus wesentlich. Bestimmte Zellgruppen scheinen bei der Koordination von Wachstum und Spezialisierung wichtiger Strukturen eine Rolle zu spielen. So enthält beispielsweise jeder Flügel eines Kükenembryos eine Zellgruppe, die als »Progreßzone« bezeichnet wird, und vieles deutet darauf hin, daß in dieser embryonalen Progreßzone eine Entwicklungs»uhr« lokalisiert ist: Wird die Zellgruppe aus dem noch undifferenzierten, eben erst entstehenden Flügel eines Kükenembryos in den bereits ausgebildeten Flügel eines anderen Kükenembryos transplantiert, bildet sich am Ende des ersten, bereits fertigen Flügels ein zweiter. Umgekehrt findet nur eine geringfügige Differenzierung statt, wenn die undifferenzierte Progreßzone durch die Progreßzone eines bereits ausgebildeten Flügels ersetzt wird: anscheinend hat die Progreßzone aus dem bereits differenzierten Flügel ihre Anweisungen zur richtigen Zeit gegeben und ihre Leistungsfähigkeit damit erschöpft.

Aber nicht allein das Genom, das genetische Steuersystem der Vererbung, ist ausschlaggebend – auch die Umgebung, das Milieu, in dem der Fötus heranwächst, spielt eine wesentliche Rolle. Nichtgenetische Zwänge, die dem Wachstum des Fötus durch die Mutter auferlegt werden, üben einen erheblichen Einfluß aus. So ließ sich beispielsweise nachweisen, daß genetisch große Föten in einer besonders engen Umgebung nicht zu ihrer vollen Größe heranwachsen.

In den dreißiger Jahren wurde eine sehr berühmte und einfache Studie durchgeführt: Man kreuzte Shirehorses, große Zugpferde, mit Shetlandponys. Von ihrer genetischen Veranlagung her waren die Föten einander zwar ähnlich, doch die Fohlen von Zugpferdmüttern und Shetlandvätern wurden viel größer als die von Shetlandmüttern und Zugpferdvätern. In Wahrheit ist das kaum überraschend: Man kann annehmen, daß die größere Mutter auch den größeren Uterus hat und wahrscheinlich die Blutversorgung der Plazenta besser ist, so daß der Fötus leichter zu seiner potentiellen Maximalgröße heranwachsen kann. Trotzdem enthält diese frühe und sehr anschauliche Studie einen kleinen wissenschaftlichen Mangel: Die genetische Zusammensetzung des Fohlens, dessen Mutter ein Zugpferd ist, eine große Rasse, und dessen Vater ein Shetlandpony, also eine kleine Rasse, unterscheidet sich vom genetischen Material des Fohlens aus der umgekehrten Verpaarung. Aus diesem Grund wurde die Studie an Schweinen wiederholt. Zwei Schweinerassen wurden dazu ausgewählt: Zwergschweine mit einem Gewicht von etwa achtzig Pfund und normale Hausschweine, die erwachsen bis zu vierhundert Pfund wiegen. Wenn Embryonen, deren beide Eltern normale Schweine waren, in Säue der Minirasse eingesetzt wurden, kamen die Ferkel nur etwa halb so groß zur Welt wie die

Ferkel, die aus ähnlichen, normal großen Embryonen in normal großen Säuen herangewachsen waren. In dieser neueren Studie war das genetische Material der Embryonen beider Gruppen gleich. Nicht gleich war die mütterliche Umgebung.

Die Ernährung der Mutter ist ein wesentlicher Faktor für das Wachstum des Fötus. Die Beziehung zwischen der Mutter und ihrem heranwachsenden Fötus ist teilweise parasitär: Der Fötus entzieht seiner Mutter Nährstoffe. Das ist kein Problem, solange die Mutter sich gut und ausgewogen ernährt. Fehlen jedoch wichtige Nährstoffe, beginnt der Fötus mit der Mutter um das knappe Material zu konkurrieren. Die Natur hat es so eingerichtet, daß die nächste Generation ein Wörtchen dabei mitzureden hat, wie bei Engpässen die Nährstoffe der Mutter verteilt werden. Die Regulationsmechanismen in den Geweben der Mutter sorgen zwar dafür, daß ihr Gehirn soviel Glukose und andere Nährstoffe erhält, wie es braucht, aber gleich nach dem mütterlichen Gehirn kommt der Fötus. Sowohl die Mutter als auch der Fötus verfügen über zahlreiche Regulationssysteme, die sicherstellen, daß nach dem mütterlichen Gehirn der Fötus am wenigsten unter der Knappheit zu leiden hat. Bei Hungersnöten beispielsweise ist das Geburtsgewicht von Babys in der Regel zwar geringer als üblich, aber dennoch erstaunlich hoch. Die deutsche Besetzung der Niederlande im Zweiten Weltkrieg verursachte eine ausgedehnte Hungersnot: Umfangreiche Studien über Babys, die während dieser Zeit zur Welt kamen, bestätigten die Rangordnung in der Aufteilung der mütterlichen Nährstoffe: zuerst das Gehirn der Mutter, dann die Bedürfnisse des Fötus.

Noch viele weitere Faktoren beeinflussen das Wachstum des Fötus, unter anderem Rauchen, Leben in großer Höhe, wo der Sauerstoffgehalt der Luft niedriger ist, chronische und akute Infektionen der Mutter, Medikamente, Drogen und Hitze. Viele dieser Faktoren verringern den Blutzufluß zum Uterus, wodurch sich auch die Nährstoff- und Sauerstoffzufuhr zur Plazenta und zum Fötus verringert; und letztendlich entsteht eine intrauterine Wachstumsverzögerung.

In den letzten Schwangerschaftswochen scheint sich das Wachstum des Fötus zu verlangsamen. Warum dies geschieht, ist noch unklar. Eine Theorie besagt, daß für den Fötus die Nahrung knapp würde, er zu groß für die Plazenta geworden sei und nun seine Entscheidung zwischen gefährlichen Mangelerscheinungen im Uterus und Geburt anstehe. Hippokrates vertrat diese Ansicht um 600 v. Chr., aber die heute vorliegenden wissenschaftlichen Daten bestätigen seine Meinung nicht – jedenfalls nicht bei einer normalen Schwangerschaft. Bei Schafen tritt mitunter eine Fehlentwicklung auf, wodurch die Trächtigkeit doppelt so lang dauert wie normalerweise, der Fötus aber in der Gebärmutter weiterwächst. Diese Beobachtung widerspricht der Auffassung, nach dem Ende der normalen Tragzeit lasse die Plazenta kein weiteres Wachstum zu – zumindest bei Schafen. Die Wachstumsverlangsamung am Ende der Schwangerschaft läßt eher darauf schließen, daß die fötalen Gewebe sich nunmehr auf die Spezialisierung ihrer Funktionen konzentrieren, daß sie sich auf die schwierige Anpassung an eine neue Welt vorbereiten und sich für bloßes Wachstum nur noch am Rande interessieren. Wie gesagt: Größe ist schließlich nicht alles.

Wenn wir von fötalem Wachstum sprechen, sollten wir bedenken, daß der Fötus aus verschiedenen Komponenten besteht: Proteinen, Fetten und Kohlenhydraten. Ein Gramm von einer dieser Komponenten muß nicht gleich nützlich sein wie ein Gramm einer anderen Komponente. Einige Spezies, beispielsweise Menschen und Meerschweinchen, werden mit hohem Fettanteil geboren, während andere, wie Schafe und Affen, nur wenig Fett aufweisen. Fett ist die effizienteste Methode der Energiespeicherung für Notzeiten. Föten, die während ihres vorgeburtlichen Lebens Fett gespeichert haben, betreiben eine Art Vorratspolitik.

Einiges deutet darauf hin, daß die Nahrungsversorgung während unserer pränatalen Entwicklung ebenso wie die Menge an Fett, die wir während der Kindheit zulegen, für den Rest unseres Lebens bestimmt, wieviel Fett wir mit uns herumtragen. Inwieweit diese Vermutung auch auf das Leben vor der Geburt zutrifft, wissen wir noch nicht genau. Sollte es tatsächlich eine vorgeburtliche Disposition geben, wäre es interessant herauszufinden, inwieweit dieser Effekt genetisch bedingt und inwieweit er auf spezifische Merkmale der Umgebung im Uterus zurückzuführen ist. So gilt es herauszufinden, ob es sein kann, daß die Mutter durch zu reichliche Nahrung ihrem Fötus zuviel Glukose und andere Nährstoffe zuführt und damit seinen Wachstumsrhythmus bis in die Zeit als Neugeborenes beeinflußt. Es könnte auch sein, daß die Gewichtsverteilung beim Fötus vom Umfang seiner Aktivitäten im Uterus abhängt – wie dies nach der Geburt sicherlich der Fall ist. Es wäre äußerst hilfreich, wenn wir zumindest einige Hinweise auf die prä- und postnatalen Faktoren hätten, die eine etwaige Veranlagung zur Fettleibigkeit bewirken, und wüßten, welche intrauterinen Faktoren auch nach der Geburt fortbestehen. Mehreres spricht dafür, auf die Gewichtszunahme während der Schwangerschaft genau zu achten: Neben potentiell negativen Auswirkungen auf den Fötus geht eine übermäßige Gewichtszunahme der Mutter während der Schwangerschaft mit erhöhtem Blutdruck einher.

Wir haben gesehen, daß die Mutter alles tut, um dem Baby eine ungestörte Wachstumsphase zu ermöglichen – nur ihr eigenes zentrales Nervensystem setzt sie keinem Mangel aus. Auf ähnliche Weise tut der Fötus alles, was in seiner Macht steht, um das Wachstum seines eigenen Gehirns zu erhalten. Wird aus irgendeinem Grund die Sauerstoffversorgung des Fötus knapp, kommen Regulationsmechanismen in Gang, um die Blutversorgung des Gehirns auf Kosten der weniger lebenswichtigen Gewebe, wie beispielsweise der Haut, aufrechtzuerhalten und sogar zu verbessern; eine ähnliche Umverteilung der Blutversorgung findet bei Nahrungsknappheit statt: Es wird alles unternommen, um eine Schädigung des Gehirns zu vermeiden.

Dank diesen kompensatorischen Mechanismen leiden Kopf und Gehirn am wenigsten – sogar bei Schwangerschaften, in denen die Wachstumsverzögerung ausgeprägt ist, bleibt das Gehirn weitgehend verschont. Das läßt sich deutlich nachweisen, wenn wir den Kopfumfang des Fötus mit seinem Bauchumfang vergleichen. Bei retardiertem Wachstum des Körpers vergrößert sich das Verhältnis zwischen Kopf- und Bauchumfang – mit anderen Worten, Kopf und Gehirn sind vergleichsweise normal entwickelt, während der Unterleib klein geblieben ist; hingegen ist die Körperlänge des Babys von der intrauterinen Wachstumsverzögerung in der Regel weniger betroffen. Die veränderten Körperproportionen spiegeln die kompensatorischen Mechanismen wider, die der Fötus aktiviert. Relativ gut geschützt ist außerdem das Gewicht der Plazenta.

Denn auch der Nahrungsbedarf der Plazenta zählt, und zwar während der gesamten Schwangerschaft. Bei allen Spezies wächst in den frühen Stadien der Schwangerschaft die Plazenta schneller als der Fötus. Auf diese Weise rüstet sich die Plazenta dafür, den Fötus mit allen erforderlichen Nährstoffen zu versorgen, die er braucht, wenn er im letzten Schwangerschaftsdrittel sehr rasch zu wachsen beginnt. Sollte sich das Wachstum der Plazenta in der ersten Schwangerschaftshälfte durch irgendeinen Umstand verzögern, verlangsamt sich das Wachstum in dem Stadium, in dem der Fötus eigentlich sein Maximalgewicht zulegen sollte, denn es ist die Aufgabe der Plazenta, ihn mit allem zu versorgen, was er zum Wachsen braucht. Ist das Wachstum der Plazenta gestört, hat auch der Fötus Schwierigkeiten.

Bei normalen Schwangerschaften sind das Gewicht der Plazenta und das Gewicht des Babys zum Zeitpunkt der Geburt aufeinander abgestimmt. Doch die wechselseitige Beziehung, die zwischen Fötus und Plazenta besteht, führt in Zeiten der Nahrungsknappheit mitunter zur Konkurrenz: Die Plazenta – die Schleuse für alle Nährstoffe von der Mutter – sitzt schließlich näher an der Quelle.

Eine interessante neuere Untersuchung alter Aufzeichnungen, die zu Beginn dieses Jahrhunderts in England geführt wurden, vermochte einiges Licht auf die Rolle der Plazenta zu werfen und zu erklären, wie das intrauterine Leben sich auf unser gesamtes restliches Leben auswirken kann. Bei dieser Untersuchung wurde ein Zusammenhang zwischen mehreren Formen von Herz-Kreislauf-Erkrankungen bei Erwachsenen und dem Geburtsgewicht festgestellt. Andere Faktoren wie soziale Stellung, Einkommen der Eltern und so weiter ließen sich entkräften, indem die untersuchten Personen eben aufgrund gemeinsamer Charakteristika in Gruppen zusammengefaßt wurden. In jeder Gruppe waren diejenigen Individuen häufiger von Herz-Kreislauf-Erkrankungen betroffen, die bei der Geburt als wachstumsretardiert eingestuft worden waren. Außerdem wurde ein erhöhtes Risiko bei Babys nachgewiesen, die im Verhältnis zur Größe ihrer Plazenta zu klein waren, was den Zusammenhang zwischen einer Erkrankung im späteren Leben und intrauteriner Wachstumsverzögerung zusätzlich bestätigte. Die relative Überlegenheit der Plazenta im Verhältnis zur Größe des Neugeborenen ist wohl der unbestreitbarste Hinweis darauf, daß das Baby während seiner Entwicklung unter Nährstoffmangel litt und das Wachstum des Fötus stärker beeinträchtigt war als das Wachstum der Plazenta. All dies unterstreicht, wie wichtig es ist, jedem Kind den bestmöglichen Start ins Leben zu verschaffen, indem wir ihm helfen, vor der Geburt sein volles Potential zu entwickeln.

Retardiertes Körperwachstum zugunsten des Gehirns ist ein klarer Hinweis darauf, daß sich der zu klein geratene Fötus während der Schwangerschaft nicht in der idealen Umgebung befand. Man muß immer feststellen, ob es dem Fötus gelungen ist, zumindest sein Gehirn und die lebenswichtigen Organe zu schützen. Diese Art der Wachstumsstörung wird als asymmetrische Wachstumsretardierung bezeichnet, weil nicht alle Gewebe in gleicher Weise betroffen sind. Die tatsächliche Gefahr besteht nicht so sehr in der Wachstumsverzögerung an sich, sondern in der intrauterinen Gehirnretardierung. Wie gut das Neugeborene, das Kind oder der Erwachsene sich in unserer komplexen und anspruchsvollen Welt bewähren kann, hängt davon ab, in welchem Maß sein Gehirn sich entwickelt hat. Das Gehirn ist die Geheimwaffe der menschlichen Rasse. Seine Funktionstüchtigkeit hängt davon ab, wie gut es jedem Mitglied der Spezies geht.

Ist das Wachstum während der Anfangsstadien des fötalen Lebens eingeschränkt, in der Zeit, in der die Zellen sich rasch teilen und Stammzellen bilden, aus denen die verschiedenen Gewebe hervorgehen, so bleibt das Baby gleichmäßig klein, weil alle Körpergewebe weniger wiegen: Die symmetrische Wachstumsretardierung gibt in vielerlei Hinsicht Anlaß zu größerer Sorge als eine asymmetrische Wachstumsretardierung, weil die Anzahl der Zellen in den lebenswichtigen Organen wie dem Gehirn wahrscheinlich allesamt verringert sind. Anders als asymmetrisch wachstumsretardierte Kinder können symmetrisch retardierte Babys das Untergewicht nicht so leicht wettmachen.

Es ist dringend erforderlich, mehr über die Faktoren herauszufinden, die das fötale Wachstum steuern. Aus einer in Schweden durchgeführten Untersuchung geht hervor, daß sich die Folgen einer Wachstumsretardierung auch noch in der zweiten Generation bemerkbar machen. Die Studie zeigt, daß Frauen, die selbst ungewöhnlich klein zur Welt gekommen waren, mit größerer Wahrscheinlichkeit wachstumsretardierte Kinder gebaren. Interessanterweise bestand auch ein erhöhtes Risiko von Frühgeburten. Den Zusammenhang zwischen dem Geburtsgewicht der Mutter und dem Geburtsgewicht des Babys bestätigt eine Studie der amerikanischen Zentren für Gesundheitsüberwachung in Atlanta, USA.

Die langfristigen Auswirkungen einer intrauterinen Wachstumsretardierung kennen wir heute noch nicht genau. Möglicherweise sind Wachstum und Gewichtsverteilung während des gesamten restlichen Lebens davon betroffen. Eine Studie über die Folgen der Hungersnot in den Niederlanden legt nahe, daß Mangelernährung während der späten Fötalstadien die Wahrscheinlichkeit einer Fettleibigkeit im späteren Leben herabsetzt. Sehr im Unterschied dazu führt hingegen die Mangelernährung der Mutter während der ersten Stadien der Schwangerschaft zu einer erhöhten Wahrscheinlichkeit, daß das Kind im späteren Leben Übergewicht entwickelt. Manche Forscher erklären diese einigermaßen überraschenden Ergebnisse mit einer fortwährenden Umstellung der appetitregelnden Zentren im Gehirn des Fötus, die während der frühen Schwangerschaft einem Nahrungsmangel ausgesetzt waren. Die Überlegung ist interessant, kann sich jedoch bis dato nicht auf gesicherte Daten stützen. Solche Gedanken sind wie Inseln aus Spekulation, die miteinander durch Brücken aus Vermutung verbunden sind – eher ein Gebiet für den Philosophen als für den seriösen Medizinwissenschaftler.

## Kapitel 11

# Baby an Bord – bitte kein Mißbrauch

*An den Kindern werden vergolten die Sünden der Väter (und Mütter), bis ins dritte und vierte Glied.*

Gebetbuch

Jeder Mensch, sagt man, bestimmt seine Lebensweise. Aber ebenso wahr ist, daß die Lebensweise das Individuum bestimmt. Unsere Lebensweise ist nicht nur ein Ausdruck unseres Wesens, sondern macht uns auch zu dem, was wir sind. Die Häufigkeit von Herzerkrankungen, Magengeschwüren, Kopfschmerzen und anderen negativen Folgen unseres inneren Streßpegels ist ein deutliches Anzeichen dafür, daß unsere moderne Lebensweise in mancherlei Hinsicht mit unserer biologischen Natur nicht gerade in Einklang steht. Meistens fühlen wir uns nicht recht wohl in unserer Haut. Und kaum jemand macht sich Gedanken über die Gestaltung der nächsten neun Monate seines Lebens. Während der Schwangerschaft kommt es jedoch sehr darauf an, diese neun Monate bewußt zu planen und die eigene Lebensweise genau unter die Lupe zu nehmen. Was und wie eine schwangere Frau ißt, wieviel und wie gut sie schläft, wie sie mit persönlichen und finanziellen Belastungen während der neun Monate ihrer Schwangerschaft umgeht – das alles wirkt sich sehr stark auf das Wachstum ihres Babys und die Entwicklung seiner Fähigkeiten aus.

Die Ursache der vielfältigen Streßfaktoren im modernen Leben und die Schwierigkeiten, mit ihnen fertigzuwerden, liegen zum großen Teil daran, daß uns ein gewaltiges Spektrum an Möglichkeiten offensteht: Unsere Vorfahren hatten keine derart verwirrende Vielzahl von Alternativen zur Auswahl, sowohl im Beruf wie auch in der Freizeit. Vor der Einführung der Gaslampen und schließlich der elektrischen Beleuchtung blieb den meisten Menschen nichts anderes übrig, als tagsüber zu arbeiten und sich abends zu Hause auszuruhen. Das ist normal, heißt es: Unsere Gesellschaft hat sich eben einen höheren Lebensstandard erarbeitet, mit Kühlschränken, Geschirrspülmaschinen, Autos, sogar Flugzeugen, die uns im Handumdrehen von Tokio nach Sydney oder von London nach Hongkong befördern. Ja, gewiß, unsere Fortschritte sind enorm, aber unser Körper hat mit den Entwicklungen nicht Schritt gehalten. Er funktioniert auch heute noch nach demselben Rhythmus, der einst einer festen und regelmäßigen Lebensweise angepaßt war: schlafen, essen, (körperlich) arbeiten, essen, schlafen. In der modernen Industriewelt ist dieser Rhythmus durcheinandergeraten, er fällt der Hektik des Alltags zum Opfer. Das gilt für werdende Mütter ebenso wie für werdende Väter: für Leute also, die, wie wir gesehen haben, Regelmäßigkeiten und Ruhe in ihrem Leben dringend nötig hätten.

Die schwangere Frau empfindet die über sie hereinbrechenden Streßsituationen und die Streßreaktionen des Körpers, die irgendwann, direkt oder indirekt, auch den Fötus beeinträchtigen, häufig stärker als vor der Schwangerschaft. Auch die Art und Weise, wie die Mutter mit Streß fertig zu werden versucht, spielt eine Rolle: Rauchen zum Abbau von Aggressionen und Nervosität, Alkohol zur Entspannung und Pharmazeutika zur Beruhigung wirken sich allzu leicht nachteilig auf die normale Entwicklung des Fötus aus – und sind allzu verbreitet bei Frauen, die diese schwerwiegenden Gefahren einfach ignorieren.

In den letzten Jahren haben wir sehr viel mehr über die Physiologie der körperlichen Streßreaktionen herausgefunden. Wissenschaftler unterscheiden zwischen dem äußeren Streßfaktor oder Streßauslöser (Stressor) und der körperlichen Reaktion des Individuums auf die belastende Situation. Unpassenderweise bezeichnen wir in unserer Alltagssprache sowohl das streßauslösende Ereignis als auch die körperliche Reaktion darauf mit demselben Wort, nämlich Streß. Man sollte die beiden zwar verwandten, aber unterschiedlichen Begriffe lieber trennen und den externen Auslöser Streßfaktor nennen. Streßfaktoren können seelische Nöte sein, wie etwa finanzielle Sorgen, oder körperliche Belastungen, beispielsweise ein Knochenbruch oder eine schwere Blutung. Die Reaktion des Körpers auf den Streßfaktor ist am besten als Streßreaktion zu bezeichnen.

Wenn die Mutter eine belastende Situation erlebt, wirkt der Streßfaktor (die Ursache) normalerweise indirekt auf den Fötus, nämlich durch die Streßreaktion ihres Körpers, die sich auf den Fötus negativ auswirken kann. So beeinträchtigen beispielsweise finanzielle Sorgen den Fötus nicht direkt (es sei denn, sie äußern sich in unzureichender Ernährung oder fehlender pränataler Versorgung und ähnlichem); sie können jedoch zu einer vermehrten Ausschüttung von Streßhormonen im Körper der Mutter führen. Eines davon, Adrenalin, wirkt sehr stark und auf verschiedene Weise auf das kardiovaskuläre System – es verringert die Blutzufuhr zum Uterus und damit zur Plazenta. Der Fötus leidet also indirekt unter den Folgen der Streßreaktionen seiner Mutter. Kann die Mutter den speziellen Streßfaktor keinesfalls vermeiden, sollte sie zumindest auf genügend soziale und psychologische Unterstützung zählen können, um mit der Lage so gut wie möglich fertig zu werden. Die belastende Situation ist es, die potentiell schädlich für den Fötus sein kann – er hat bessere Chancen für seinen Start ins Leben, wenn die Mutter neun Monate lang von finanziellen und anderen schweren Sorgen verschont bleibt.

Eine streßauslösende Situation kann unter anderem dazu führen, daß die Mutter raucht. Es mag zwar zutreffen, daß Nikotin die Nerven beruhigt, dennoch ist Rauchen nicht die geeignete Methode, um mit streßauslösenden Situationen zurechtzukommen. Man muß sich erst daran gewöhnen, und Rauchen wird leicht zur Sucht; ist eine Frau erst einmal abhängig von den Zigaretten, zumal wenn sie unter Streß steht, wird sie wahrscheinlich auch während der Schwangerschaft zur Zigarette greifen, um sich Erleichterung zu verschaffen. Zigarettenrauch aber schädigt den Fötus auf vielfältige Weise. Es ist bekannt, daß Nikotin eine stark gefäßverengende Wirkung ausübt, also auch auf die Uterusarterien der Mutter. Wenn daher eine schwangere Frau raucht, reduziert sich die Blutzufuhr zur Plazenta. Wie wir bereits gesehen haben, kann allein die mütterliche Streßreaktion bereits eine hormonell bedingt schlechtere Durchblutung der Plazenta nach sich ziehen – aber die unerwünschte gefäßverengende Wirkung von Nikotin ist ein zusätzlicher Angriff auf den Fötus: ein zweifacher Schlag!

Tabakrauch enthält eine hohe Konzentration an Kohlenmonoxid und Kohlendioxid. Das Inhalieren dieser Gase mit dem

Tabakrauch verringert den Sauerstoffgehalt in der Lunge der Mutter, folglich sinkt der Sauerstoffspiegel im mütterlichen Blut und damit auch die Sauerstoffmenge, die für den Transport über die Plazenta zum Fötus verfügbar ist – die Sauerstoffversorgung des Fötus ist aber infolge der Streßhormone und des Nikotins ohnehin schon reduziert! So entzieht das Rauchen während der Schwangerschaft dem Fötus auf dreierlei Weise Sauerstoff: ein dreifacher Schlag also.

Aber damit nicht genug: Außer diesen drei Ursachen verminderter Sauerstoffversorgung durch aktives Rauchen birgt das in der Atemluft der Mutter enthaltene Kohlenmonoxid eine zusätzliche Gefahr mit Langzeitfolgen. Kohlenmonoxid, kurz Kohlenoxid, ist ein Gas, das sich bildet, wenn ein Stoff nicht vollständig verbrennt – im Tabakrauch in hoher Konzentration enthalten. Es ist außerdem giftig – die alten Griechen und Römer benutzten das Gas sogar zur Hinrichtung von Verbrechern –, denn es geht mit Hämoglobin eine Verbindung ein, die keinen Sauerstoff mehr aufnehmen kann. Hat sich in den roten Blutkörperchen eine solche Verbindung gebildet, wird sie nur schwer wieder aufgebrochen: Nach nur einem Zug von der Zigarette bleibt sie noch lange Zeit erhalten. Auf diese Weise reduziert Rauchen die Fähigkeit der roten Blutkörperchen, Sauerstoff durch den Körper der Mutter und ihres Fötus zu transportieren. Dieser Effekt kann auch als Ergebnis passiven Rauchens auftreten, wenn in der Umgebung der schwangeren Frau geraucht wird und die Luft mit Kohlenmonoxid angereichert ist. Kohlenmonoxid macht außerdem sechs oder mehr Prozent der Autoabgase aus. Besonders viele giftige Abgase produzieren die Autos bei geringer Geschwindigkeit: In den verstopften Straßen der Großstädte, durch die der Verkehr sich im Schrittempo vorwärtsbewegt, ist die Gefahr daher noch größer.

Wenn die Mutter raucht, vermehrt Streßhormone produziert und zugleich Sorgen aller Art einen übermäßigen Alkoholkonsum bewirken, kann der Alkohol im Blut der Mutter die Blutzufuhr zum Uterus noch zusätzlich herabsetzen. Außerdem gelangt Alkohol über die Plazenta ins Blut des Fötus. Hat die Alkoholkonzentration im Fötus ein gewisses Ausmaß überschritten, schädigt sie die wachsenden und sich teilenden Zellen des Fötus. Die empfindlichsten Zellen des heranwachsenden Fötus sind die Nervenzellen: Sind sie einmal geschädigt, werden sie nicht mehr ersetzt. Tatsächlich hat man schwerwiegende Schädigungen des Nervensystems als Folge von Alkoholgelagen in der frühen Schwangerschaft festgestellt. Heute gilt als erwiesen, daß eine hohe Alkoholkonzentration im Blut des Fötus während der kritischen Stadien der Organentwicklung zu einer grundlegenden Fehlbildung des Nervensystems führen kann, die der Fötus niemals wettmachen kann.

Auch die Auswirkung von Alkohol auf Föten in der späten Schwangerschaft wurde ausgiebig erforscht, insbesondere durch den verstorbenen Dr. John Patrick in London in der kanadischen Provinz Ontario. Dr. Patrick wies nach, daß Alkohol die Atembewegungen des Fötus beeinträchtigt: Offenbar regt der Alkohol, der über das Blut ins Gehirn gelangt, die Prostaglandinproduktion in den atmungsregulierenden Zellen übermäßig an. Diese Feststellung ist aus mindestens zwei Gründen sehr wichtig. Erstens zeigt sie, wie empfindlich fötale Gehirnzellen auf Alkohol reagieren. Zweitens sind, wie wir gesehen haben, Atembewegungen für die normale Entwicklung der fötalen Lunge von entscheidender Bedeutung. Deshalb ist bei Föten, die wiederholt hohen Alkoholkonzentrationen ausgesetzt sind, anscheinend nicht nur die Lungen-, sondern auch die Gehirnentwicklung beeinträchtigt. Die Lungenschädigung mag zwar nicht lebensbedrohlich sein, hat aber sicherlich insofern negative Auswirkungen, als die betreffende Person im Kindes- und Erwachsenenalter nicht ihr volles Lungenpotential entfalten kann.

Wiederholte Alkoholeinwirkung auf das Gehirn des Fötus ist eines der am besten erforschten Beispiele für die Folgen von Genußmittelmißbrauch während der Schwangerschaft. Einer Studie zufolge waren im Jahr 1982 in den Vereinigten Staaten etwa neun Prozent der Schwangeren schwere Alkoholikerinnen. Sind Föten wiederholt der Wirkung von Alkohol ausgesetzt, kann eine sogenannte Alkoholembryopathie entstehen, die erstmals 1973 beschrieben wurde. Von typischem Aussehen ist das Gesicht des betroffenen Babys: die Augen sind schmal mit kurzen Lidspalten, die Nasensattel abgeflacht und die Nase selbst verkürzt, mit breitem Rücken; die Oberlippe ist dünn, die Ohren sitzen tief und nicht genau einander gegenüber. Alkohol ist eine toxische Substanz: in den kritischen Stadien der Organentwicklung beim frühen Embryo kann eine wiederholte hohe Alkoholkonzentration Herz, Nieren, Nerven, Muskeln sowie das Gehirn schädigen. Gefährlich ist Alkohol aber auch später, wenn die frühe Phase der Zelldifferenzierung abgeschlossen ist, denn er verzögert die Zellteilung: Wachstumsretardierung ist die Folge. Schwangere, die viel Alkohol trinken, neigen meist dazu, weniger zu essen, so daß die alkoholbedingten Wachstumsschäden durch die Mangelernährung des Fötus noch verstärkt werden.

Alkoholgeschädigte Kinder leiden häufig unter Konzentrationsstörungen, sie lassen sich leicht ablenken und sind häufig hyperaktiv. Die integrativen Gehirnfunktionen, die zum Verständnis des Mechanismus von Ursache und Wirkung nötig sind, fehlen. Kinder von Alkoholikern kommen häufig auch mit dem Gesetz in Konflikt, sie stehlen und lügen, meist ohne einen Hehl daraus zu machen: Sie versuchen gar nicht erst, ihre Vergehen zu verheimlichen, denn sie sind nicht in der Lage, die Art und die Konsequenzen ihres Handelns ganz zu begreifen. Im Zusammenhang mit der Hinrichtung des Amerikaners Robert Alton Harris, der im Bundesstaat Kalifornien zum Tod durch Gas verurteilt worden war, wurde in jüngster Zeit ausgiebig über die potentiellen Langzeitwirkungen von Alkohol auf das Verhalten diskutiert. Harris' Mutter war starke Trinkerin gewesen, auch während der Schwangerschaft – ein Umstand, den seine Verteidiger geltend machten. Durch die Auswirkungen des Alkohols sei er unfähig gewesen, die Folgen seines Handelns zu begreifen. Es würde freilich den Rahmen dieses Buches sprengen, hier die juristischen, moralischen und ethischen Konsequenzen eines Plädoyers auf verminderte Schuldfähigkeit zu erörtern. Klar ist jedoch, daß die Gesellschaft für die Mißachtung der Langzeitfolgen einer widrigen intrauterinen Umgebung bezahlen muß. Umgekehrt wird es sich für die Gesellschaft letztlich mehrfach bezahlt machen, die Kosten für die Erforschung der ursächlichen Mechanismen abnormer pränataler Einflüsse wie Alkohol, Kokain, Tabak und anderer schädlicher Wirkstoffe aufzubringen. Es ist zu hoffen, daß ein besseres Verständnis für die Folgen einer derart ungesunden Lebensweise den Müttern helfen wird, sich während der Schwangerschaft anders zu verhalten. Andernfalls ist vielleicht die pharmazeutische Industrie in der Lage, für die kritischen Stadien besonderer Anfälligkeit medikamentöse Therapien zu entwickeln. Natürlich liegen die Kosten der Behandlungszentren weit über den Summen, die gegenwärtig für die Forschung zur Alkohol- und Drogenprävention ausgegeben werden.

In den letzten Jahren haben wir viel über die Art und Weise erfahren, wie Alkohol das sich entwickelnde fötale Gehirn beeinflußt. Wie wir bereits gesehen haben, weist der Fötus eine deutliche Periodik von Schlaf- und Wachzuständen auf – REM-Schlafphasen eingeschlossen –, die sich nach und nach herausbildet, während das fötale Gehirn heranreift. Es wurde festgestellt, daß sich die Gehirnstromkurven eines Fötus unter Alkoholeinfluß von den Gehirnströmen eines normalen Fötus unterscheiden. Die Zeit, die der Fötus mit Atemübungen beziehungsweise im REM-Schlaf verbringt, verringert sich. Wie wir gesehen haben, ist die Zeit, die der Fötus für seine Atmung aufwendet, für die normale Entwicklung der Lunge entscheidend, und die Entstehung eines REM-Schlafrhythmus ist nicht nur ein Hinweis auf die normale Entwicklung des fötalen Gehirns, sondern auf deren Regulativ.

Alkohol vermag die Plazenta leicht zu passieren, so daß sich die Alkoholkonzentrationen im Blut der Mutter und des Fötus während des Trinkens sehr rasch aneinander angleichen. Nachdem weder der Fötus noch die Plazenta über die Enzyme verfügen, die Alkohol verdauen und im Blut abbauen, bleibt Alkohol, der durch die Plazenta zum Fötus gelangt, lange Zeit erhalten. Dies ist eine der Situationen, in denen die Plazenta dem Fötus keinen Schutz bietet. Eine zusätzliche Komplikation erwartet den Fötus bei seinem Versuch, den Alkohol wieder loszuwerden, den er gegen seinen Willen über die Mutter konsumiert hat: Alkohol dringt nicht nur durch die Plazenta, sondern auch durch das Amnion und gelangt ins Fruchtwasser; zusätzlich wird der Alkohol im Blut des Fötus durch den Urin ins Fruchtwasser ausgeschieden. Alkohol, der auf diesen Wegen das Fruchtwasser verunreinigt, kann nicht rasch wieder entweichen, sondern hält sich dort – unter Umständen dringt er sogar langsam wieder ins fötale Blut ein und verstärkt dadurch die bereits vorhandene Konzentration. Eines der besonders schädlichen Alkoholderivate ist Acetaldehyd (Äthanal), das durch Dehydrierung unter Enzymeinwirkung entsteht. Glücklicherweise können die Leber des Fötus und die Plazenta Alkohol nicht besonders gut in Äthanal umwandeln; deshalb ist der Fötus davor immerhin bis zu einem gewissen Grad geschützt. Um die Alkoholembryopathie von Grund auf zu begreifen, müssen diese hochinteressanten Unterschiede zwischen fötalem und mütterlichem Stoffwechsel noch eingehender erforscht werden. Auch hier zeigt sich wieder, daß wir den Fötus selbst untersuchen müssen, um herauszufinden, wie er funktioniert. Nicht immer kann man von den Reaktionen des erwachsenen Körpers ausgehen und daraus auf die Reaktion des Fötus schließen.

Erwachsene, die regelmäßig Alkohol in großen Mengen trinken, gewöhnen sich an manche der toxischen Wirkungen; in ihrem Gehirn zeitigt Alkoholkonsum nicht dieselbe Wirkung wie bei anderen, die nicht regelmäßig trinken. Anscheinend tritt bisweilen auch beim Fötus eine gewisse Gewöhnung ein. Eine Studie berichtet vom Fötus einer Mutter, die starke Alkoholikerin war und regelmäßig beobachtet wurde. Die Alkoholkonzentration in ihrem Blut war etwa fünfmal so hoch wie die gesetzliche Promillegrenze für Autofahrer, und doch war der Atemrhythmus des Fötus normal. Allerdings sind bei chronischen Trinkern, die Alkohol vergleichsweise gut vertragen, zum Beispiel Gedächtnis und Urteilsvermögen beeinträchtigt – sie zahlen also einen hohen Preis dafür, trinken zu können, ohne gleich betrunken zu werden. Wir wissen noch nicht genau, was das bedeutet, und genausowenig wissen wir, wie teuer die Babys starker Alkoholikerinnen die Alkoholtoleranz ihrer Mütter letztendlich zu stehen kommt.

Vielleicht verleiten uns die vielfältigen Streßfaktoren in unserem Leben dazu, allzu bereitwillig die Apotheke aufzusuchen; rezeptfreie Medikamente sind eine Annehmlichkeit, die uns die Mühe eines Arztbesuchs erspart. Während der Schwangerschaft aber verändert sich die Metabolisierung von Arzneistoffen, das heißt die Umwandlung zu besser ausscheidbaren Substanzen; außerdem gelangen die Wirkstoffe in Medikamenten durch die Plazenta und können den Fötus schädigen. Trotzdem erwähnen viele Frauen ihre Schwangerschaft nicht einmal, wenn sie die Apotheke aufsuchen. Aber Beruhigungsmittel, Kopfschmerztabletten und andere Arzneien gegen die Auswirkungen von Streßfaktoren sind keineswegs wirkungslos: Sie haben einige Eigenschaften mit verschreibungspflichtigen Medikamenten gemein.

Pharmazeutika, die zur Behandlung von Krankheiten eingesetzt werden, sind einfach chemische Verbindungen, die mit den normalen, fortwährend stattfindenden Zellprozessen interagieren. Ihre Wirkung verdanken sie der Ähnlichkeit mit natürlichen

Verbindungen, die der Körper selbst herstellt. Der Wert jedes Medikaments steht in direktem Verhältnis zu seiner hemmenden oder fördernden Wirkung auf die Zellprozesse, die an der jeweiligen Krankheit beteiligt sind. Manche Verbindungen, die zur Therapie verwendet werden, sind dieselben Moleküle, wie der Körper sie erzeugt. Wenn Sie zum Beispiel allergisch auf einen Bienenstich reagieren, so daß Ihre Atemwege sich verengen und Sie keine Luft mehr bekommen, injiziert der Arzt Ihnen möglicherweise Adrenalin, das im Körper natürlich vorkommt. Es lagert sich an den Rezeptoren auf den Muskeln rund um die Atemwege an und hindert sie daran, sich zusammenzuziehen. Die unmittelbare Folge ist, daß Ihre Atemwege sich erweitern und Sie wieder freier atmen.

Alternativ kann der Pharmakologe jedoch die Struktur des Adrenalinmoleküls ein wenig verändern, um eine ähnliche, aber stärker wirkende, speziell zubereitete Verbindung zu erzeugen, ein sogenanntes echtes Arzneimittel. Ein großer Unterschied zwischen normalen Trägersubstanzen (natürlich vorkommenden Wirkstoffen) und speziell zubereiteten Arzneimitteln besteht darin, daß bei letzteren die Wirkung meist sehr viel länger anhält als bei den Substanzen, die der Körper natürlich erzeugt. Die stärkere Wirkung speziell synthetisierter Arzeimittel auf den Körper mag darauf zurückzuführen sein, daß sie sich möglicherweise besser an die Rezeptoren der anvisierten Zellen anlagern als die körpereigenen Moleküle. Zudem können sie eine breitere Wirkung entfalten als die verwandten natürlichen Verbindungen, denn die synthetischen Moleküle sind meist in der Lage, eine Vielfalt von Rezeptoren anzusprechen: Dadurch ziehen sie allerdings Nebenwirkungen nach sich. Manche Pharmaka verändern das Gleichgewicht zwischen einander entgegengesetzten Mechanismen im Körper: Dadurch wirken sie zuverlässig auf einer Ebene und entfalten schädliche Nebenwirkungen auf einer anderen.

Ein anschauliches Beispiel dafür ist das sehr verbreitete Medikament Aspirin, dessen Wirkung gegen schwangerschaftsbedingten Bluthochdruck derzeit in klinischen Versuchen getestet wird. Die Höhe des Blutdrucks sowohl der Mutter wie auch des Fötus wird vor allem dadurch bestimmt, wie sehr die Blutgefäße sich verengen. Aus einer breit angelegten wissenschaftlichen Tierstudie, aus Zellkulturen in der Petrischale und aufgrund von Erfahrungen mit Klinikpatienten wissen wir heute, daß Prostaglandine über den Grad der Gefäßverengung in vielen Körperteilen einschließlich des Uterus in hohem Maß mitentscheiden. Wir wissen ebenso, daß sich das Gleichgewicht zwischen den verschiedenen Prostaglandinen von Zeit zu Zeit verschiebt. Thromboxane gehören zur Familie der Prostaglandine; sie werden von den Blutplättchen freigesetzt und regen die Kontraktion der kleinen Blutgefäße an. Ihr physiologischer Gegenspieler ist Prostazyklin, das von den Zellen in der Innenauskleidung der Blutgefäße produziert wird. Aspirin fördert die Prostazyklinproduktion über die Erzeugung von Thromboxanen. In niedrigen Dosen scheint die Wirkung von Aspirin tatsächlich sehr positiv zu sein. Es vermag den Blutdruck der Mutter zu senken. Wird jedoch zuviel Aspirin verabreicht, kann es zu unerwünschten Nebenwirkungen wie diffusen Blutungen bei der Mutter kommen, die schädlich für den Fötus sind. Ohne ärztliche Überwachung und Anleitung sollte keine schwangere Frau Medikamente einnehmen.

Was die rezeptfreien Medikamente in der Schwangerschaft besonders gefährlich macht, ist der unbekümmerte Umgang mit ihnen. Während der Schwangerschaft hält die Wirkung eines Medikaments in der Regel länger an als bei nichtschwangeren Frauen. Infolgedessen ist auch der Fötus den direkten oder indirekten Wirkungen des Medikaments unter Umständen lange Zeit ausgesetzt, außerdem stellen sich möglicherweise unerwünschte Nebenwirkungen ein. Ohne Beratung durch einen Arzt oder erfahrenen Apotheker, der die Wirkung des Medikaments speziell in der Schwangerschaft kennt, besteht die Gefahr falscher Dosierung oder ungeeigneter Kombination mit anderen Medikamenten. Noch einmal: Im Zweifelsfall verzichten Sie lieber auf das Medikament! Oder, um mit Voltaire zu sprechen: Es empfiehlt sich Enthaltsamkeit!

Jede Sorge um die Wirkung verschreibungspflichtiger Medikamente auf den Fötus gilt für Drogen natürlich zehnmal mehr. Suchtgifte sind extrem schädlich, denn sie verändern wichtige Zellfunktionen, insbesondere in den Gehirnzellen. Es ist diese spezielle Eigenschaft, die Veränderung der Gehirnfunktion, die der Drogenkonsument sucht und die ihn abhängig macht. Weitaus schädlicher aber sind Drogen für den Fötus!

Die sprunghafte Ausbreitung von »Crack«, einer synthetischen Droge, die Kokain enthält, hat tragische Folgen für eine ganze Generation von Ungeborenen. Kokain ist eine sehr starke Droge; sie verstärkt die Wirkung einer Gruppe von Überträgersubstanzen, die als Katecholamine bekannt sind und eine entscheidende Rolle bei der Streßreaktion auf Gefahren spielen. Kokain entfaltet seine Wirkung, indem es den Abtransport der Katecholamine von den Nervenenden unterbindet: Sie wirken also stärker und länger. Mehrere Studien haben gezeigt, daß im Blut der Babys von kokainabhängigen Müttern die Konzentration von Noradrenalin (das zur Gruppe der Katecholamine gehört) erhöht ist. Der erhöhte Kokain- und Katecholaminspiegel in Blut und Gehirn führt zu beschleunigtem Herzschlag, irritiert das zentrale Nervensystem und zieht sowohl unmittelbare als auch langfristige Schäden nach sich. Der Abtransport der Katecholamine von den Orten, an denen sie erzeugt werden, erfolgt normalerweise rasch; nach einer Dosis Kokain jedoch wirken die Katecholamine weitaus länger auf die Blutgefäße und Nervenzellen sowohl der Mutter als auch des Fötus. Zwar vermag Kokain den Erregungspegel zu heben, doch dies geschieht nicht nur auf Kosten der Mutter, die Kokain bewußt konsumiert hat, sondern auch zu Lasten des Fötus, der unfreiwillig unter den Folgen zu leiden hat.

Kokain verengt die Uterusarterien und führt zu Sauerstoffmangel beim Fötus. Sogar relativ geringe Kokaindosen bewirken eine schwere Hypoxämie (Sauerstoffknappheit) beim Fötus, die mehrere Minuten dauern kann. Der Effekt findet im Körper der Mutter statt, und deshalb muß die Droge nicht einmal bis zum Fötus durchdringen: Er leidet bereits unter ihren Nachwirkungen. Kokain gelangt jedoch mühelos durch die Plazenta und wirkt also auch direkt auf den Fötus. Besonders auffällig ist die verstärkte Bewegung der Gliedmaßen. Für den Fötus ist es besonders gefährlich, sich zuviel zu bewegen, wenn der Sauerstoff knapp ist – wie wir gesehen haben, stellt ein normaler, gesunder Fötus Atmung und Bewegung selbst bei geringem Sauerstoffmangel ein. Wenn aber Kokain auf das fötale Gehirn einwirkt und verstärkte Bewegungen gerade bei Sauerstoffknappheit hervorruft, entstehen infolge der Muskelkontraktionen größere Mengen an Milchsäure, und der Säuregehalt im Blut des Fötus steigt an. Kommt es zu wiederholten Hypoxämie- und Säureschüben, wie dies bei Süchtigen der Fall ist, die oft innerhalb kurzer Zeit mehrere Dosen zu sich nehmen, besteht die Gefahr einer dauerhaften Gehirnschädigung beim Fötus.

Das Kokain, das über die Plazenta ins Gehirn gelangt ist, weckt den Fötus auf; deshalb bewirkt wiederholter Kokainkonsum auf jeden Fall eine tiefgreifende Störung des normalen Schlaf-Wach-Rhythmus. Es ist daher nicht verwunderlich, daß ein Neugeborenes, das vor der Geburt wiederholt der Wirkung von Kokain ausgesetzt war, höchst reizbar und nur schwer zu beruhigen ist. Häufig ist es nahezu ununterbrochen in Bewegung. Sein Gehirn ist völlig verwirrt. Die Muskeln der Gliedmaßen sind über lange Zeiten hinweg stark angespannt. Und als wäre dies alles noch nicht beunruhigend genug, wissen wir keineswegs, welche langfristigen Folgen der Kokainmißbrauch der Mutter auf die Gehirnstrukturen dieser unglücklichen Babys ausübt.

Kokain bringt den normalen Atemrhythmus des Fötus durcheinander. Man kann also damit rechnen, daß die Störungen infolge von Entwicklungsabnormitäten in den Gehirnzentren, die beim Fötus und beim Neugeborenen die Atmung steuern, das Risiko des plötzlichen Kindstodes bei Babys von kokainabhängigen Müttern erhöhen.

Aber noch ein weiteres Problem im Zusammenhang mit Kokain muß erwähnt werden. Dr. James Woods in Rochester im Staat New York konnte nachweisen, daß Kokain das Herz-Kreislauf-System bei schwangeren Frauen sehr viel stärker beeinträchtigt als bei Nichtschwangeren. Die erhöhte Empfänglichkeit für Kokain geht wahrscheinlich auf die hohe Progesteronkonzentration während der Schwangerschaft zurück. Diese Beobachtungen zeigen, wie wichtig es ist, sowohl den Fötus als auch die schwangere Mutter zu untersuchen. Wir können Erkenntnisse, die an nichtschwangeren Erwachsenen gewonnen wurden, nicht einfach extrapolieren und davon ausgehen, daß der Fötus oder seine Mutter genauso reagieren werden.

Bei vielen Formen des Drogenmißbrauchs kommt es zu intrauteriner Wachstumsretardierung. Zudem treten aber auch intrauterine Entwicklungsstörungen des Gehirns auf: Wie sich gezeigt hat, führt Heroin-, Morphium-, Kokain- und Alkoholmißbrauch bei schwangeren Frauen zu einem verminderten Kopfumfang beim Baby, was wahrscheinlich auf ein kleineres Gehirn zurückzuführen ist; der verringerte Kopfumfang läßt sich sogar noch im Alter von zwei Jahren nachweisen. Wir müssen damit rechnen, daß kritische Stadien der Gehirnentwicklung möglicherweise ausgefallen sind oder nicht in der normalen Reihenfolge stattgefunden haben – die planmäßige Aufeinanderfolge der Entwicklungsschritte ist ein wichtiger Faktor, der über die künftigen Fähigkeiten des Kindes mitentscheidet.

Bevor wir das Thema der mütterlichen Lebensweise beenden, müssen wir jedoch noch auf die Konsequenzen von Arbeit, Schlafgewohnheiten und körperlicher Aktivität der Mutter für die Entwicklung des Fötus zu sprechen kommen. Derzeit vermag kein Arzt die Blutversorgung der Gebärmutter so günstig zu beeinflussen wie echtes Entspannen. Ruhe ist außerordentlich wichtig, vor allem, wenn Zwillinge unterwegs sind, denn dann sind die Anforderungen an die Mutter doppelt so hoch – wie das ja auch nach der Geburt der Fall sein kann.

Was körperliche Bewegung anlangt, braucht eine werdende Mutter wegen der Schwangerschaft nicht auf ihre sonstigen Gewohnheiten zu verzichten. In Entwicklungsländern leisten Frauen während der gesamten Schwangerschaft schwere körperliche Arbeit. Allerdings entzieht intensive körperliche Betätigung der Gebärmutter Blut und führt es den arbeitenden Muskeln zu. Deshalb verringert jedes lang anhaltende und intensive Training die Sauerstoffversorgung der Plazenta und den Nährstoffgehalt im Blut. Bei Frauen, die ein gewisses Maß an körperlicher Tätigkeit gewöhnt sind, kommt der Körper auch während der Schwangerschaft ohne weiteres damit zurecht. Generell sind maßvolle Bewegungen sowie Schwangerschaftsübungen zur Stärkung der Beckenbodenmuskulatur und zur Vorbereitung auf die Geburt sehr zu empfehlen.

Das American College of Obstetricians, das amerikanische Geburtshilfeinstitut, gab Richtlinien über das Maximalmaß körperlicher Betätigung bei schwangeren Frauen heraus: Generell wird empfohlen, jede Art von Training und Sport während der Schwangerschaft unterhalb der Grenze zu halten, die je nach Gewicht, Alter und körperlicher Belastbarkeit im nichtschwangeren Zustand angemessen wäre. Wie weit Sie gehen können, ohne sich und Ihr Kind zu gefährden, sollten Sie mit Ihrem Gynäkologen besprechen. Bei Überschreiten eines Mittelmaßes an Bewegung verändert sich der fötale Herzrhythmus, und man kann davon ausgehen, daß sich dies auf den Fötus negativ auswirkt. Gehen, Schwimmen, Radfahren sind die besten Formen aerober Bewegung während der Schwangerschaft – am allerbesten ist wahrscheinlich Schwimmen, denn es belastet den Körper der schwangeren Frau am wenigsten.

Dr. James Clapp III., eine Autorität in Sachen Sport während der Schwangerschaft, ist der Ansicht, daß für Frauen, die vor der Schwangerschaft regelmäßig Sport getrieben haben, andere Richtlinien gelten sollten als für Frauen, die zuvor kaum körperlich aktiv waren. In umfangreichen Studien konnte er nachweisen, daß der Körper während der Schwangerschaft mit den normalen Aktivitäten durchaus zurechtkommt; was Routine ist, braucht während der Schwangerschaft nicht reduziert zu werden. Wenn jedoch die Frau vor der Schwangerschaft kaum Sport getrieben hat, sollte die künftige Mutter sich nicht ausgerechnet jetzt an anstrengenden Übungen versuchen. Es ist wahrscheinlich vernünftiger, nicht gerade während der Schwangerschaft mit einem intensiven Sportprogramm zu beginnen: Bleiben Sie lieber bei sanftem, regelmäßigem Spazierengehen oder Schwimmen.

Wir sehen also, daß unsere Lebensweise genau das ist, was das Wort aussagt: die Art und Weise, wie wir leben. Wenn wir darüber hinaus auf die Gesundheit und das soziale Gleichgewicht unserer Kinder achten, tun wir damit nicht nur das Beste für sie, sondern wahrscheinlich werden sie auf diesem Wege ihrerseits fürsorgliche Eltern, die ihre guten Eigenschaften auch an die nächste Generation weitergeben. »Stubenhocker« beispielsweise sind keine guten Vorbilder für ihre Kinder. Eltern, die zuviel Alkohol, Zigaretten und Medikamente konsumieren, können das Leben nicht nur ihrer Kinder, sondern sogar noch ihrer Enkelkinder negativ beeinflussen.

# Kapitel 12
# Der richtige Zeitpunkt der Geburt

> *Alles hat seine Stunde. Für jedes Geschehen unter dem Himmel gibt es eine bestimmte Zeit: eine Zeit zum Gebären und eine Zeit zum Sterben ...*
>
> Buch Kohelet, 3, 1–2

Der normale Geburtsverlauf ist für ein gesundes Baby, das bis zum Ende ausgetragen wurde und ausgereift ist, der wichtigste Einzelfaktor, der bestimmt, ob das Baby einen guten Start ins Leben hat und sich an seine neue Umgebung außerhalb der Gebärmutter ausreichend anpassen kann. Wie der Geburtsvorgang gesteuert wird, wer bestimmt, wann der richtige Zeitpunkt gekommen ist und wie lange die Schwangerschaft dauert – das sind Fragen, die den Wissenschaftlern lange Zeit Kopfzerbrechen verursacht haben. Einige Antworten liefern nun die Arbeiten verschiedener Forschungsteams rund um die Welt. Je mehr wir über den Geburtsvorgang wissen, desto besser sind alle Beteiligten in der Lage, sich auf ihn vorzubereiten und ihn zu genießen. Denn es hilft enorm, wenn die Eltern, die Familie, Arzt und Hebamme gemeinsam und mit vereinten Kräften auf die Geburt zugehen, die der natürlichste Vorgang der Welt ist. Eine normale Geburt ist eine glückliche und verbindende Erfahrung für die gesamte Familie. Andererseits aber können Schwierigkeiten bei der Geburt zu Spannungen aller Art führen, und das Baby wird in eine Welt voller Angst hineingeboren. Zum Wohl des Babys wie auch seiner Familie ist es deshalb wichtig, daß wir alles tun, was in unserer Macht steht, damit die Geburt so unkompliziert wie möglich verläuft.

Selbstverständlich ist es ein Vorteil, wenn alle Beteiligten wissen, was im Fötus und in der Mutter während des letzten Schwangerschaftsstadiums vor sich geht. In den vergangenen zwanzig Jahren hat uns die Forschung einige bemerkenswerte und sehr detaillierte Erkenntnisse über den Ablauf des Geburtsvorgangs geliefert. Heute begreifen wir besser, was in dieser Partnerschaft zwischen Mutter und Fötus geschieht. Unter normalen Umständen übernimmt das Baby etwa vier bis fünf Wochen vor seiner Geburt das Kommando. Der Fötus hat sein eigenes Programm, das ihm mitteilt, wie lange die Schwangerschaft dauern soll; hat er das Programm aktiviert, gibt er die Information an seine Mutter weiter. Zwar spricht er mehrere Systeme seiner Mutter an, die ihm helfen, die Geburt erfolgreich hinter sich zu bringen, aber er selbst ist es, der den Prozeß in Gang setzt. Angesichts der Tatsache, daß wir selbst bei der zeitlichen Steuerung unseres Eintritts in die Welt eine derart wichtige Rolle gespielt haben, ist es schade, daß wir uns nicht besser daran erinnern. Aber glücklicherweise vermittelt uns die Forschung heute einige sehr aufschlußreiche Einblicke in den gesamten Geburtsverlauf.

Die Natur hat ein präzises Programm ausgearbeitet, das die Entwicklung eines Babys in der Gebärmutter steuert. Wie wir bereits gesehen haben, müssen während der vierzig Schwangerschaftswochen viele lebenswichtige Systeme soweit heranreifen, daß sie selbständig funktionieren. Aber nicht genug damit: zusätzlich zu solchen komplexen Vorgängen muß sich der Fötus während dieser Zeit auch noch mit sämtlichen Problemen befassen, die für sein Leben im Uterus charakteristisch sind. Einige dieser Grundbedürfnisse haben wir bereits erörtert, beispielsweise die Umleitung des Blutflusses zu bestimmten Körperregionen bei Sauerstoffmangel und den Wechsel zwischen atmungsaktiven Phasen und Zeiten der Ruhe. Gliedmaßen, Organe, Nervensystem, Herz und Blutkreislauf, endokrine Drüsen: das alles muß soweit heranreifen, daß der erfolgreiche Übergang in ein unabhängiges Leben außerhalb der Gebärmutter gewährleistet ist. Die verspätete oder fehlgeleitete Entwicklung nur eines einzigen lebenswichtigen Systems des Fötus kann für das Baby zu einer großen Gefahr werden. Zu früh auf die Welt zu kommen, bevor alle Vorbereitungen abgeschlossen sind, kann ebenfalls problematisch werden.

Die Erhaltung einer normalen Schwangerschaft über neun Monate ist ein wunderbarer und ehrfurchtgebietender biologischer Prozeß. Dank eines präzise zusammengestellten Programms wird der Fötus während seines Heranwachsens und Reifens von der Mutter toleriert – denn es spricht einiges dafür, daß der Körper der Mutter den Eindringling eigentlich abstoßen müßte: Er entzieht ihrem Blut Nährstoffe und Sauerstoff; zu Zeiten bewegt er sich ununterbrochen und verursacht ihr Unbehagen; er wächst, bis der Uterus ein vielfaches seiner Normalgröße erreicht. Glücklicherweise gibt es einige sehr wirksame Mechanismen, die trotz dieser einschneidenden Veränderungen im Körper der Mutter die Schwangerschaft erhalten. Dazu gehört das Hormon Progesteron, dessen Wirkung die spontanen Kontraktionen des Uterusmuskels hemmt. Die Schwangerschaft gibt nicht nur dem Baby Zeit, zu wachsen und zu reifen, sondern erlaubt auch der Mutter, ihre Physiologie diesem neuen Menschen anzupassen, an dem sich schon bald die ganze Familie erfreuen wird. Doch ehe sich das Neugeborene zu seiner Familie gesellen kann, müssen sämtliche Faktoren beseitigt werden, dank deren die Schwangerschaft neun lange Monate hindurch aufrechterhalten wurde. Die Übereinkunft, daß die Schwangerschaft lange genug gedauert hat und das Baby ausreichend gereift ist, um in der Außenwelt überleben zu können, ist sicherlich eine Entscheidung von großer Tragweite, und die brennende Frage war immer: Wer trifft die Entscheidung – die Mutter oder der Fötus?

Die richtige zeitliche Koordinierung der Geburt ist deshalb notwendig, weil der Übergang von der Gebärmutter in die Außenwelt alles andere als direkt erfolgt. Innerhalb kürzester Zeit, in der er zum Neugeborenen wird, muß der Fötus äußerst komplizierte Veränderungen an seinen lebenswichtigen Systemen vornehmen. Zaudern kann er sich nicht leisten. Bis zum Augenblick der Geburt hat der Fötus seinen Sauerstoff über die Plazenta ausschließlich von der Mutter erhalten: Seine nie benutzte Lunge ist noch nicht geöffnet. Wir haben gesehen, daß er den Gebrauch der Lunge zwar geübt hat, aber die Lunge mit Luft und Sauerstoff zu füllen muß er erst noch lernen.

Im Augenblick der Geburt muß das Neugeborene mit dem »Trockentraining« aufhören und ins kalte Wasser springen. Viele der Regeln, nach denen es als Fötus gelebt hat, gelten jetzt nicht mehr. Das Baby kann nicht länger damit rechnen, daß die Sauerstoffversorgung durch die Mutter auch unter wesentlich anderen Bedingungen weiter funktioniert – es muß selbst etwas dazu beitragen. Auf einmal muß es, wenn der Sauerstoff knapp wird, diesen Blasebalg in seiner Brust betätigen, muß mit Brustmuskeln und Zwerchfell um sein Leben pumpen – jetzt, als neugeborenes Baby, muß es seine Lunge benützen, um überleben zu können. Es wird hineingeboren in die lebenslange Mühsal des Atmens, um am Leben zu bleiben.

Im Uterus hat der Fötus bis zur Geburt seinem Gehirn allererste Priorität eingeräumt. Sein sauerstoffreichstes Blut hat er direkt ins Gehirn gepumpt und dafür gesorgt, daß das Gehirn alles erhielt, was für sein Wachstum erforderlich war, notfalls auf Kosten der anderen Gewebe. Vom Augenblick der Geburt an hat er nun unverzüglich seinen Kreislauf neu zu strukturieren und darf nicht länger sein Gehirn bevorzugen: Von nun an erhalten alle Teile seines Körpers (mit Ausnahme der Lunge) Blut mit demselben Sauerstoffgehalt.

Das Neugeborene beherrscht eine ganze Reihe schlauer Tricks, um sich bei seinen Eltern und anderen Personen seiner Umgebung einzuschmeicheln. Es kann gestikulieren, schreien, strampeln, saugen, sehen, brabbeln und vieles mehr. Diese wunderbaren Muskelbewegungen werden in charakteristischer Babymanier koordiniert. Mit dem Durchtrennen der Nabelschnur müssen alle diese neuen Reaktionen auf die Herausforderungen seiner Umgebung in Gang kommen. Selbstverständlich ist es lebenswichtig für den Fötus, sich den richtigen Zeitpunkt für seine Geburt auszusuchen: den Augenblick, in dem alle seine Systeme auf »Start« eingestellt sind.

Ein wesentlicher Durchbruch in dieser Richtung war die Entdeckung, daß der Fötus den Zeitpunkt der Geburt selbst bestimmt. Wie es dazu kam, ist eine hochinteressante Geschichte.

Der griechische Philosoph, Physiker und Wissenschaftler Hippokrates, der im siebenten vorchristlichen Jahrhundert lebte, war fest davon überzeugt, daß das Baby selbst entscheidet, wann es auf die Welt kommt. Er sagte: »Wenn das Kind groß genug ist und die Mutter es nicht länger ernähren kann, kämpft es sich frei und bahnt sich seinen Weg in die Welt, aller Fesseln ledig.« Hippokrates glaubte, das Startzeichen zur Geburt werde von der Plazenta gegeben, wenn sie nicht mehr in der Lage sei, den wachsenden Nahrungsbedarf des Fötus zu decken. Sir Joseph Barcroft, Professor und Leiter des Instituts für Physiologie an der Universität Cambridge, England, unternahm als erster in den dreißiger Jahren Versuche direkt an trächtigen Schafen, während das Lamm sich noch im Uterus befand, um die verschiedenen Funktionen des Fötus beurteilen zu können. Sir Joseph erfand etliche Techniken, mit denen er unter Anästhesie kleine Katheter in Blutgefäße des Lammfötus und des trächtigen Schafs einführte und dem mütterlichen wie dem fötalen Blut gleichzeitig Proben entnahm, um die Sauerstoffmenge und andere darin enthaltene Moleküle zu messen.

Nach Abschluß seiner Untersuchungen stellte Sir Joseph die Theorie auf, daß der Sauerstoffbedarf des heranwachsenden Fötus mit der Zeit die Möglichkeiten der Mutter übersteige, ihn über die Plazenta ausreichend zu versorgen. Den normalen Geburtsvorgang sah Barcroft als Wettlauf zwischen einerseits der Erstickungsgefahr aufgrund von Sauerstoffmangel im Uterus und andererseits der Geburt noch vor dem Zusammenbruch der Sauerstoffversorgung. Er schrieb zahlreiche wissenschaftliche Arbeiten über die Umgebung, in der sich der Fötus entwickelt; insbesondere interessierte er sich für das fötale Gehirn und hätte neuere Erkenntnisse, wonach das fötale Gehirn durchaus schon im Uterus aktiv und leistungsfähig ist, sicherlich unterstützt – die Ausrufung der neunziger Jahre zum »Jahrzehnt des Gehirns« hätte Joseph Barcroft wahrscheinlich entzückt. Doch die ungeheure Geschwindigkeit der Beobachtungen, die der Forschung in den letzten zwanzig Jahren dank neuer Technologien, Instrumente und Sensoren an Versuchstieren und schwangeren Frauen gelangen, hätte selbst einen wie ihn verblüfft, und mit Staunen hätte er festgestellt, wie aktiv und selbstverantwortlich das fötale Gehirn bereits ist.

Die Überlegungen von Hippokrates vor zwei Jahrtausenden und von Barcroft vor fünfzig Jahren weisen eine gewisse Ähnlichkeit auf: Beide gingen davon aus, daß die Wahrnehmung eines einsetzenden Versorgungsdefizits beim Fötus das Bedürfnis auslöst, auf die Welt zu kommen. Hippokrates meinte, der Fötus könne spüren, wenn die Nährstoffversorgung knapp werde; Barcroft hingegen war der Ansicht, der eigentlich kritische Zustand, den der Fötus wahrnehme, sei der Sauerstoffmangel. Beide Hypothesen bringen erstmals die Vorstellung vom fötalen Gehirn als einer Art entscheidungsfähigem »Computer« ins Spiel, der Sinneswahrnehmungen analysiert und dementsprechend handelt. Trotzdem wiesen die von Hippokrates und Barcroft aufgestellten Theorien drei gravierende Mängel auf. Erstens verfügte keiner der beiden über die experimentellen Daten, die bewiesen, daß am Ende der Schwangerschaft tatsächlich eine Knappheit an Sauerstoff, Nährstoffen oder irgendeinem anderen Faktor auftritt. Hippokrates führte keine Experimente durch, und Barcroft hatte damals noch nicht wie wir heute die Möglichkeit, trächtige Tiere mehrere Tage hindurch zu beobachten, um signifikante Entwicklungen während der Schwangerschaft festzustellen. Zweitens konnte keiner der beiden ein Modell präsentieren, das die Art und Weise erklärte, wie der Fötus eine drohende Gefahr überhaupt wahrnehme. Und drittens waren beide nicht in der Lage, die besondere Natur der Mechanismen zu erklären, die der Fötus – vorausgesetzt, er spürt tatsächlich den bevorstehenden Mangel an lebenswichtigen Stoffen – anwendet, um seine Geburt in Gang zu setzen. In ihren Schriften findet sich kein Hinweis auf die Lokalisierung der »Uhr« (oder »Uhren«), die bestimmt, daß die Schwangerschaft lange genug gedauert hat und daß es Zeit ist, auf die Welt zu kommen.

Da weder Hippokrates noch Barcroft imstande waren, einen wissenschaftlichen Beweis vorzulegen, können wir ihre Theorien schlimmstenfalls als Spekulation abtun und bestenfalls als hilfreiche Arbeitshypothesen ansehen, anhand deren sich spezielle Experimente entwerfen lassen. Es brauchte noch Jahre gründlicher Forschung, ehe man sich daran machen konnte, das »Uhrwerk« im fötalen Gehirn zu identifizieren und den Mechanismus festzustellen, mit dem der Fötus den Prozeß der Geburt in Gang setzt. Trotzdem war die Vorstellung vom Gehirn des Fötus als einem Computer, der Entscheidungen trifft, ein logischer und nützlicher Ausgangspunkt.

Um zu verstehen, wie ein Baby sich einen bestimmten Geburtszeitpunkt aussucht, brauchen wir Informationen über die Art der Reize, die an die Zentralsteuerung (den Computer) geleitet werden, über die Prozesse, die tatsächlich zur Geburt führen, und über die Mechanismen – die Werkzeuge, wenn Sie so wollen –, die der Fötus zu diesem Zweck einsetzt. Wir sind uns noch immer nicht recht im klaren, welche Informationen der Fötus prüfen und beurteilen muß, bevor er sagen kann: Okay, es ist soweit! Nichtsdestotrotz haben wir in den vergangenen zwanzig Jahren viel über den Zentralcomputer und die Signale aus dem fötalen Gehirn erfahren, die den Geburtsprozeß in Gang setzen.

Erst die Beobachtungen ungewöhnlicher Erkrankungen bei schwangeren Frauen und trächtigen Tieren führten die Forscher auf die richtige Fährte, auf der es gelang, das Geheimnis um die Rolle des Fötus bei seiner eigenen Geburt zu lüften. Im Jahr 1933 veröffentlichte Percy Malpas, ein Gynäkologe, einen medizinwissenschaftlichen Artikel, in dem er die Verlängerung der Schwangerschaft beim Menschen infolge einer Anenzephalie (Fehlen beziehungsweise schwere Degeneration wesentlicher Gehirnteile) beim Fötus beschrieb. Bei Anenzephalie konnten die vorderen Gehirnteile sich nicht entwickeln, auch das Schädeldach fehlt, und nur in einem von tausend Fällen wird das Baby lebend geboren. Doch selbst wenn das gehirnlose Baby die Geburt übersteht, kann es nur wenige Stunden ohne die Unterstützung seiner Mutter über die Plazenta überleben. Treten keine weiteren Komplikationen auf, kommen anenzephalische Babys meist erst einige Zeit nach dem errechneten Geburtstermin zur Welt. Manche Forscher betrachteten dies als ersten Hinweis darauf, daß in diesen Fällen die entscheidenden Startsignale für den Geburtsprozeß möglicherweise fehlen. Folglich müßten die Signale von dem Teil des Gehirns ausgehen, der sich bei Anenzephalie nicht entwickelt hat.

Den nächsten Hinweis lieferten Veterinärmediziner. Anfang der sechziger Jahre kursierten in den westlichen Bundesstaaten der USA Berichte über drei ähnliche Fälle, die bei zwei Kühen und einem Schaf natürlich aufgetreten waren; in allen Fällen war die Trächtigkeitsdauer verändert, und in allen Fällen waren ähnliche Anomalien des fötalen Gehirns und des fötalen endokrinen Systems festzustellen. Sowohl beim erwachsenen Tier als auch beim erwachsenen Menschen wird das endokrine System weitgehend vom Gehirn gesteuert. Die Steuerung erfolgt vor allem über den Teil des Gehirns, der als Hypothalamus bezeichnet wird. Er liegt im Zwischenhirn und ist über den Hypophysenstiel mit der Hypophyse verbunden. Das Blutsystem des Hypophysenstiels ist sozusagen eine private Kommunikationsleitung zwischen dem Hypothalamus und der Hypophyse.

Die Hypophyse steuert mehrere andere endokrine Drüsen, indem sie Hormone direkt ins Blut ausschüttet; sie ist die endokrine Hauptdrüse – ihr unterstehen so viele andere endokrine

Drüsen, daß sie als »Dirigentin des endokrinen Orchesters« bezeichnet wurde. In ihrer Rolle als Dirigentin gibt die Hypophyse den anderen endokrinen Drüsen einerseits das zu spielende Stück vor und sagt ihnen andererseits, wann, wie laut oder leise und wie lange sie zu spielen haben. Hormonbotenstoffe, die von der Hypophyse ins Blut ausgeschüttet werden, wandern durch den Körper, bis sie die jeweils angesteuerten Drüsen (die sogenannten Erfolgsorgane) erreichen. Diese verfügen über Zelloberflächenrezeptoren, darauf ausgerichtet, ein spezifisches Hypophysenhormon aufzunehmen. Ein solches System – wie es auch bei der Festlegung des Geburtszeitpunkts eine Rolle spielt – setzt eine Hierarchie endokriner Drüsen voraus. Der Hypothalamus steuert die Hypophyse, indem er das Hormon CRH (*Corticotropin releasing hormone:* Kortikotropin freisetzendes Hormon) ausschüttet. CRH regt seinerseits die Hypophyse an, Kortikotropin (ACTH: adrenocorticotropes Hormon) auszuschütten. ACTH wiederum bestimmt die freizusetzende Menge Kortisol, eines anderen Hormons, das aus der Nebennierenrinde stammt; und Kortisol schließlich steuert die Funktion mehrerer verschiedener Gewebe. Jeder einzelne dieser Schritte eröffnet Möglichkeiten zur Kontrolle des gesamten Systems. Alle zusammen bilden zudem eine Pyramide, die ihr Potential von oben nach unten rasch und effizient erweitern kann – sozusagen eine Kettenreaktion mit Verstärkungseffekt.

In Kalifornien, nahe der Stadt Stockton, berichtete ein Farmer, daß manche Kühe aus einer Herde von Guernsey-Rindern zu spät kalbten. Überlange Tragzeiten wurden auch in einer Holstein-Friesen-Herde in der Nähe registriert. Den Veterinärpathologen an der University of California in Davis gelang der Nachweis, daß bei den betroffenen neugeborenen Kälbern die oben beschriebene endokrine Hierarchie nur auf sehr niedrigem Niveau funktionierte.

Etwa zur selben Zeit wurde eine sehr dramatische Meldung aus Idaho bekannt: Bei trächtigen Schafen, die auf Bergweiden gehalten wurden und zu Beginn ihrer Trächtigkeit eine mit dem Aaronstab verwandte Giftpflanze *(Symplocarpus foetidus)* gefressen hatten, verlängerte sich die Tragzeit auf über zweihundert Tage – was außerordentlich ist: Normalerweise bringen Schafe ihre Jungen nach etwa hundertfünfzig Tagen zur Welt. Die Föten der Schafe indessen, die *Symplocarpus foetidus* gefressen hatten, wurden überhaupt nicht geboren. Sie mußten durch Kaiserschnitt aus dem Leib der Mutterschafe geholt werden. Manche Lämmer brachten es sogar auf zweihundertfünfzig Tage im Uterus – was beim Menschen einer Schwangerschaft von etwa fünfzehn Monaten entspräche. Die Lammföten, die nicht geboren wurden, waren gräßlich deformiert, hatten beispielsweise nur ein Auge wie Polyphem, der Kyklop, außerdem Gehirnmißbildungen, die auch Hypothalamus und Hypophyse betrafen. Eingehende chemische Analysen zeigten, daß die Mißbildungen durch eine bestimmte toxische Verbindung in *Symplocarpus foetidus* hervorgerufen wurden. Fraß das Mutterschaf diese Pflanze während eines kritischen fötalen Entwicklungsstadiums – und zwar am vierzehnten Tag der Trächtigkeit, wie durch Untersuchungen nachgewiesen wurde –, bildete das Gehirn des Fötus sich nicht normal aus.

Allen diesen Beobachtungen verlängerter Schwangerschaften liegt ein gemeinsames Element zugrunde: Sie alle lassen darauf schließen, daß der Hypothalamus, die Hypophyse und die Nebennierenrinde des Fötus am Geburtsvorgang beteiligt sind. Worin das Signal besteht, von wo es ausgeht und wann es gegeben wird, war allerdings noch unklar. Nun war es an der Zeit, kontrollierte Experimente an Tieren durchzuführen, um die Art der Anomalien zu untersuchen, die in solchen Fällen zu einer extrem verlängerten Tragzeit beziehungsweise Schwangerschaft führen, das heißt, die Anenzephalie beim Menschen, Hypophysen- und Nebennierenanomalien bei Rindern sowie Mißbildungen aufgrund einer toxischen Verbindung im Futter trächtiger Mutterschafe. Die Forscher gingen davon aus, daß wir mit Hilfe einer genaueren Kenntnis des normalen Geburtsbeginns in einer besseren Position wären, um die Ursachen von Frühgeburten und nicht normal verlaufenden Geburten festzustellen: Denn wenn der Gynäkologe weiß, warum es zu einer Frühgeburt kommt, ist er eher in der Lage, vorbeugende Maßnahmen zu treffen. So ließe sich sowohl die hohe Sterblichkeitsrate als auch die Häufigkeit langfristiger Schädigungen senken, unter denen viele zu früh und zu klein geborene Babys zu leiden haben.

Kontrollierte experimentelle Untersuchungen am fötalen Gehirn wurden erstmals Ende der sechziger Jahre durchgeführt. Im allgemeinen hat jede Erkrankung eine Primärursache, aber beim Kranken ist das Bild häufig durch Sekundärfolgen getrübt.

Sobald der Sekundärprozeß einsetzt, läßt sich zunehmend schwer feststellen, was die Ursache und was die Wirkung ist. Um aber die Signale identifizieren zu können, die der Schwangerschaft ein Ende setzen und die Geburt einleiten, müssen wir im Rahmen sorgfältig kontrollierter Experimente die Primärursachen von den Sekundärfolgen trennen. Entscheidend für den Erfolg des Experiments ist, daß der Ausführende möglichst immer nur jeweils einen Faktor verändert, nur so läßt sich die Wirkung des zentralen Schlüsselfaktors – oder der Schlüsselfaktoren – präzise beschreiben. Um zu prüfen, ob der Fötus oder die Mutter die Dauer der Schwangerschaft bestimmt, mußten Experimente speziell entworfen werden. Sofern – wie anzunehmen war – der Fötus den Ausschlag gibt, galt es die Quelle des Anfangssignals herauszufinden. Man mußte also prüfen, welche Rolle das fötale Gehirn, der Hypothalamus, die Hypophyse und die Nebennieren bei der Dauer der Schwangerschaft jeweils spielen.

Sämtliche Hinweise deuteten sehr darauf hin – waren aber noch kein Beweis –, daß die fötale Hypophyse über die Dauer der Schwangerschaft mitentscheidet. Professor Mont Liggins, ein Gynäkologe aus Neuseeland, führte im Rahmen eines Forschungsaufenthaltes an der University of California eine Reihe klassischer Untersuchungen durch. Er ging davon aus, daß er durch chirurgische Entfernung der fötalen Hypophyse in der frühen Trächtigkeit eine verlängerte Tragzeit, wie sie in den sehr viel komplexeren Fällen von Anenzephalie bei menschlichen Föten, bei anomalen Kälbern und den kyklopenäugigen Schafsföten auftrat, künstlich hervorrufen könnte. Er führte daher eine Reihe sorgfältig geplanter und präziser Studien durch.

Liggins fand heraus, daß die Entfernung der Hypophyse aus dem Schafsfötus etwa um den hundertfünfzehnten Tag der Trächtigkeit die Tragzeit weit über die normale Dauer von hundertfünfzig Tagen verlängert. Bei anderen Experimenten stellte er fest, daß auch die Entfernung beider fötalen Nebennieren zu einer verlängerten Tragzeit führt. Damit hatte er den klaren experimentellen Beweis, daß er sich auf die Steuerung der fötalen Nebenniere durch das Hormon Kortikotropin (ACTH) konzentrieren mußte, das von der fötalen Hypophyse ausgeschüttet wird. Im Gegensatz dazu, dachte er, müßte sich die Tragzeit verkürzen, wenn er den Prozeß umkehrte und die Nebenniere des

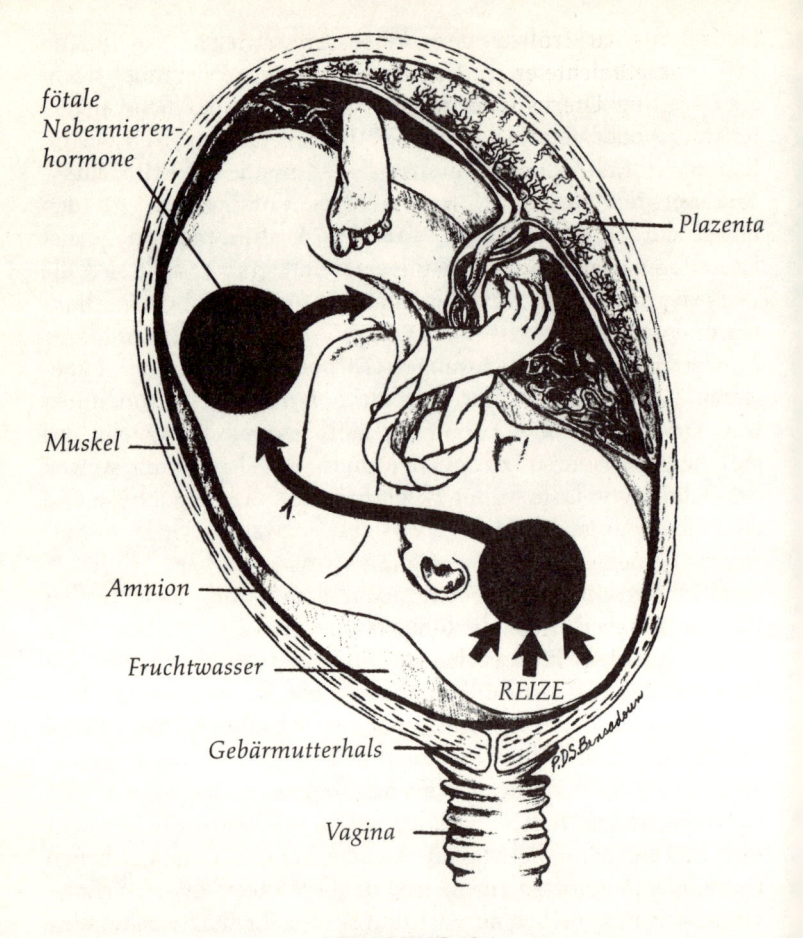

**ABBILDUNG 12.1**
*Steuerung des Geburtsvorgangs durch das fötale Gehirn. Das Gehirn – der zentrale Computer – registriert bestimmte Informationen, analysiert sie und schickt daraufhin bestimmte Befehle an die Gewebe des Fötus, der Plazenta und der Mutter, die wiederum den Uterusmuskel dazu bringen, in dem Rhythmus zu kontrahieren, der schließlich zur Geburt führt.*

Lammfötus zu frühzeitigem Wachstum anregte: Zu diesem Zweck verabreichte er einem Lammfötus nach einhundertzwanzig Tagen im Uterus eine Infusion mit dem auf die Nebennierenrinde wirkenden Hormon ACTH. Vier Tage später kam das Lamm zur Welt. Überging er einen Schritt in der Hierarchie und verabreichte den Föten Kortisol, das Hauptprodukt der Nebenniere, wurden die Lämmer bereits nach drei Tagen geboren. Lammföten, denen im Kontrollversuch eine Salzlösung verabreicht wurde, kamen nicht früher zur Welt: Sie blieben im Uterus und wurden zur richtigen Zeit geboren, also nach etwa einhundertfünfzig Tagen. Diese höchst aussagefähigen Experimente waren ein deutlicher Beweis, daß bei Schafen das Signal zur Geburt vom Fötus selbst kommt. Ebenso deutlich zeigten sie, daß die Haupttransportwege, auf denen die Signale zur Einleitung des Geburtsvorgangs weitergegeben werden, die Hypophyse und das Nebennierensystem des Fötus sind. Professor Liggins leistete damit einen enormen Beitrag zum Gesamtwissen der Physiologie und wurde in Anerkennung seiner Verdienste 1991 von Königin Elisabeth II. in den Adelsstand erhoben.

CRH aus dem Hypothalamus steuert die ACTH-Produktion im Lammfötus. CRH wird von zwei vegetativen Kerngebieten ausgeschüttet, den sogenannten Nuclei paraventriculares, kleinen Nervenansammlungen in der Größe etwa eines Kugellagers, die auf beiden Seiten des fötalen Hypothalamus liegen. Auf diese Nuklei konzentrierten sich neuere Experimente, die Dr. Thomas McDonald und ich an der tiermedizinischen Fakultät der Cornell University durchführten. Wir wiesen nach, daß sich die Tragzeit verlängert, wenn nach hundertzwanzig Tagen Tragzeit die beiden Nuklei im fötalen Hypothalamus durch Hochfrequenzwellen zerstört werden. Unabhängig davon bestätigten Dr. Peter Gluckman und sein Team in Auckland, Neuseeland, diese Ergebnisse. Damit hat sich das Spektrum der verschiedenen Möglichkeiten reduziert: Wir können jetzt davon ausgehen, daß die Nuclei paraventriculares bei der Einleitung der Geburt eine zentrale Rolle spielen. Auf jeden Fall besitzen wir nun endlich einen klaren wissenschaftlichen Beweis, daß das fötale Gehirn eine Schlüsselrolle, wahrscheinlich sogar die entscheidende Rolle bei der Festsetzung der Schwangerschaftsdauer spielt.

Mittlerweile verfügen wir über eine Reihe gesicherter experimenteller Beweise für die Tatsache, daß der Lammfötus gegen

Ende der Trächtigkeit, etwa zwanzig Tage vor der Geburt, die Ausschüttung von ACTH aus der Hypophyse erhöht, wodurch seine Nebennierenrinde zum Wachstum angeregt wird und mehr Kortisol herstellt. Auch die Hypophyse der Mutter erzeugt ACTH, vor allem unter Streß. Deshalb fragt man sich, ob die Streßreaktion der Mutter möglicherweise genügend ACTH produziert, um die Nebenniere des Fötus zu beeinflussen. Weitere Experimente ergaben die Antwort: Nein, ACTH im Blut des trächtigen Mutterschafs beeinflußt den Fötus nicht, denn es gelangt nicht durch die Plazenta; die Nebenniere des Fötus ist daher vor den Auswirkungen eines streßbedingten erhöhten ACTH-Spiegels der Mutter geschützt. Dies bedeutet jedoch nicht, daß bestimmte widrige Umstände bei der Mutter nicht ebenfalls zu einer Frühgeburt führen können. Wie wir sehen werden, kann sich eine Anomalie in der Physiologie der Mutter auf verschiedene Weise negativ auf das Baby auswirken. Eine schwangere Frau kann viel tun – vor allem hinsichtlich ihrer Lebensweise –, um ihrem Baby ein normales Wachstum zu ermöglichen und eine Frühgeburt zu vermeiden. Wir werden später noch darauf zurückkommen, wie Probleme der Mutter die Entwicklung des Fötus unter Umständen negativ beeinflussen und das Risiko einer Frühgeburt erhöhen.

Insgesamt zeigt die Reihe von Experimenten an trächtigen Schafen, daß der Fötus infolge erhöhter Gehirnaktivität mehr ACTH und Kortisol ausschüttet, und diese wiederum bewirken die Veränderungen, die zur Geburt führen. Die Muskelschichten des Uterus (das Myometrium) werden von stimulierenden ebenso wie von hemmenden Hormonen (Inhibitoren) gesteuert. Während der Schwangerschaft verschiebt sich das Verhältnis zugunsten der Inhibitoren, das heißt, Uteruskontraktionen werden verhindert, so daß die Schwangerschaft bestehen bleibt. Damit die Geburt stattfinden kann, muß sich das Verhältnis gegen Ende der Schwangerschaft wiederum in Richtung Stimulierung verschieben. Bei Schafen und anderen Spezies übt das Hormon Progesteron eine hemmende Wirkung auf das Myometrium aus; Östrogene hingegen stimulieren das Myometrium. Kortisol im Blut des Lammfötus regt die Plazenta zur Erzeugung von Enzymen an, die Progesteronmoleküle in Östrogene umwandeln: Der Rückgang der Progesteronausschüttung und parallel dazu der Anstieg der Östrogenproduktion ist der erste

Schritt einer wunderbaren und zeitlich präzise abgestimmten Folge von Ereignissen – einer fortlaufenden Wechselwirkung zwischen den einzelnen Komponenten der endokrinen Kettenreaktion, die in ihrer Exaktheit und Ordnung dem Aufbau einer Mozart-Symphonie gleichen. Wenn die Progesteronausschüttung durch die Plazenta abnimmt und der Östrogenspiegel steigt, verschiebt sich allmählich das Gleichgewicht, das den Uterusmuskel während der Schwangerschaft relativ ruhig gehalten hat, zugunsten der stimulierenden Steroidhormone, der Östrogene. Das allererste Signal, ausgesandt vom Gehirn des Fötus, wurde in Anweisungen an die Mutter umgesetzt: Die in ihrem Körper eintretenden Veränderungen werden den Uterus schließlich zu Kontraktionen anregen.

Die natürliche körperliche Reaktion der Mutter auf die Gegenwart fremder Gewebe in ihrem Uterus wäre ein Abstoßungsprozeß. Erst jetzt wird uns allmählich klar, *wie* fremd der Körper des genetisch völlig verschiedenen Fötus vom Augenblick der Empfängnis an tatsächlich ist. Der Körper der Mutter muß viel von seiner Energie und den Fähigkeiten seiner Funktionen aufwenden, um der Tendenz zur Abstoßung der wachsenden fötalen Gewebe entgegenzuwirken. Je mehr der Fötus heranwächst und sich bewegt, je mehr der Bauch anschwillt und der Leib schwerfälliger wird, desto mehr muß die Mutter die Muskelschicht ihrer Gebärmutter beruhigen. Von Natur aus würde der Uterusmuskel, das Myometrium, dazu tendieren, den kleinen Eindringling mit Hilfe von Kontraktionen hinauszubefördern. Der Hauptwirkstoff zur Beruhigung der Gebärmutter ist das Hormon Progesteron, das in ausreichenden Mengen produziert wird, um das Gleichgewicht aufrechtzuerhalten.

Der Geburtsvorgang kommt zunächst nur sehr zögerlich voran: Zahlreiche Vorbereitungen müssen getroffen werden, bevor die eigentlichen Wehen einsetzen können. Zuerst finden mehrere Prozesse statt, die den Uterus zu Kontraktionen anregen, beispielsweise die Erzeugung von Prostaglandin. Viele Frauen spüren laut eigener Aussage, wie der Uterus sich in den letzten Tagen der Schwangerschaft zunehmend verhärtet oder sogar deutlich erkennbar kontrahiert. Mit den hormonellen Veränderungen in der Plazenta und im Amnion ist schließlich alles bereit für den letzten Höhepunkt der Schwangerschaft. Der Zeitpunkt der Geburt ist gekommen.

Mehrere Systeme müssen perfekt funktionieren, damit der Geburtsvorgang einsetzen und normal ablaufen kann. Die beiden wichtigsten Organe der Mutter sind der Uterusmuskel und der Gebärmutterhals (die Zervix). Durch kraftvolle Kontraktionen des Muskels in der Uteruswand wird das Baby ausgetrieben. Damit es aber durch den Geburtskanal ins Freie gelangt, muß die Zervix sich dehnen: Während der Schwangerschaft diente sie als fester Verschluß der Uterusöffnung und half, den Fötus im Uterus zu halten. Es ist ein verbreiteter Irrtum zu glauben, der Gebärmutterhals sei ein fest verschlossener Muskel, der dem vorzeitigen Abgang des Fötus vorbeuge. Der normale Gebärmutterhals ist vielmehr eine feste, unnachgiebige Ansammlung von Faserstängen, die aus langen, fadenähnlichen, fest aneinanderhängenden Molekülen bestehen. Wie die zahlreichen miteinander verwobenen Seidenstränge, die Seide zu einer der stärksten bekannten Fasern machen, verdankt die Zervix ihre große Festigkeit dem dichten Fasergewebe: Es ähnelt dem Bindegewebe in einer Muskelsehne oder in den Fasern, aus denen Gelenkkapseln wie das Kniegelenk gebildet sind. Der Gebärmutterhals enthält nur sehr wenig Muskelgewebe und ist während der gesamten Dauer der Schwangerschaft normalerweise fest geschlossen: Es ist wahr, daß diese feste Struktur das Herausgleiten des Babys vor der Zeit verhindert. Bei manchen schwangeren Frauen ist der Gebärmutterhals aus noch nicht ganz geklärten Gründen während der Schwangerschaft nicht vollständig geschlossen. Unter Umständen klafft eine Lücke im Muttermund, und die Fruchtblase ragt ein Stück in die Vagina: In diesem Fall spricht der Gynäkologe von einer »Zervixinsuffizienz«, die sorgfältig überwacht werden muß, denn sie kann zu vorzeitigen Wehen, sogar zu Fehlgeburten führen. Wenn die Zervix sich schon in einem frühen Stadium der Schwangerschaft dehnt, führt der Gynäkologe eine sogenannte Cerclage durch, eine Kreisnaht oder Umschlingung des Zervikalkanals, um den Gebärmutterhals zu stützen.

Nachdem im Normalfall die Zervix fest verschlossen ist, verhindert sie auch das Eindringen von Infektionserregern aus der Vagina in den Uterus: Infektionen gelten heute als eine der Hauptursachen von Frühgeburten.

Glücklicherweise bleibt die Zervix bei den allermeisten Schwangerschaften bis zu den letzten drei oder vier Schwangerschaftswochen fest geschlossen: Erst dann wird sie allmählich weich und bereitet sich auf die Dehnung während des Geburtsvorgangs vor. Die erste Erweichung beginnt als langsamer Prozeß, der sich über mehrere Tage erstreckt: Die ursprünglich feste Verbindung der Fasermoleküle lockert sich nach und nach. In vielen Fällen läßt sich die beginnende Nachgiebigkeit des Gebärmutterhalses bei der gynäkologischen Untersuchung schon drei bis vier Wochen vor dem errechneten Geburtstermin feststellen. In den ersten Stunden der eigentlichen Geburt findet eine erstaunliche Veränderung statt: Der Gebärmutterhals verkürzt sich, wird dünner und weitet sich schließlich – bis der Geburtskanal etwa hundertmal weiter ist als zuvor und das Baby sicher aus dem Uterus gleiten kann. Die Zervixdehnung ist ein bemerkenswerter Vorgang: Eine straffe, konische Struktur, ein wenig mehr als daumendick, wird zu einem schlaffen, papierdünnen Gewebe mit einem Durchmesser von nur wenigen Millimetern. Im nichtschwangeren Zustand und während der längsten Zeit der Schwangerschaft ist der Gebärmutterhalskanal so eng, daß er kaum als »Kanal« bezeichnet werden kann. In den Wochen nach der Geburt nimmt die Zervix langsam wieder die Form und Konsistenz an, die sie vor der Schwangerschaft hatte – was zeigt, daß der ursprüngliche Zustand auf erstaunliche Weise in den Zervixzellen gespeichert ist. Der Gebärmutterhals ist kein elastischer Ring, der einfach in seine Form zurückspringt: Der Körper muß die Originalform aktiv wiederherstellen.

Die Gebärmutter ist ein Muskelsack, der in vielerlei Hinsicht dem Herzen ähnlich ist. Beide entziehen sich der bewußten Kontrolle; es ist unmöglich, die Funktion des Herzens oder des Uterus durch einen Willensakt zu beeinflussen: Beide Organe sind unwillkürliche Muskeln. Natürlich gibt es auch Unterschiede, aber die Feinstruktur der einzelnen Muskelzellen im Herzen, im Verdauungstrakt und im Uterus ähneln einander. Sehr deutliche Unterschiede bestehen hingegen zu den Muskelzellen der Gliedmaßen, die sich willkürlich, durch einen bewußten Willensakt bewegen lassen. Die Uteruswand besteht aus zwei großen Schichten unwillkürlicher Muskeln: Eine verläuft quer, die andere längs zum Uterus. Wenn der Längsmuskel sich zusammenzieht, verkürzt sich der Uterus, und der Fötus wird – sofern die Zervix sich genügend weit geöffnet hat – durch den Geburtskanal hinausgedrängt. Eine Kontraktion beider Muskelschichten des Uterus erfolgt vollkommen unwillkürlich; die schwangere Frau kann die Kontraktion ihres Uterus genausowenig kontrollieren, wie sich der Herzschlag oder die Peristaltik in Magen und Darm steuern läßt. Der Verlust der aktiven Kontrolle und das Ausgeliefertsein gegenüber den Vorgängen im Körper sind es, die viele Frauen die Geburt als gleichermaßen angstvolles wie berauschendes Ereignis erleben lassen.

Die Tatsache, daß die Uteruskontraktionen sich nicht willkürlich steuern lassen, bedeutet freilich nicht, daß die schwangere Frau Verlauf und Dauer der Schwangerschaft nicht durch ihre Lebensweise und Gewohnheiten beeinflussen könnte. Im Gegenteil, sie kann sogar sehr viel tun, um die gesunde Entwicklung ihres Babys zu fördern und damit das Risiko einer Frühgeburt möglichst gering zu halten. Von der günstigen Wirkung ausreichender Ruhe und Entspannung auf die Durchblutung des Uterus sowie Wachstum und Reifung des Fötus war bereits die Rede. Maßvolle, nicht allzu anstrengende Bewegungen – auch Sport, sofern die werdende Mutter daran gewöhnt ist –, gute Ernährung, erholsamer Schlaf, Vermeidung außergewöhnlicher Streßfaktoren und Verzicht auf schädliche Angewohnheiten wie Tabak, Alkohol, starke Medikamente und Drogen – das alles hilft dem Fötus, sich auf seine Weise sein eigenes Programm zurechtzulegen. Ja, man kann durchaus sagen, daß der Fötus in der Regel am besten weiß, was ihm guttut. Mit seinen eigenen Mitteln, ohne schädliche Einflüsse von außen kann er sehr gut für sich selbst sorgen. Wenn er schließlich das geplante Reifestadium erreicht hat, besteht der nächste logische Schritt darin, die Geburt in Gang zu setzen.

In den letzten Schwangerschaftswochen durchläuft der Körper der Frau eine Reihe von Veränderungen im Uterus, im Gebärmutterhals und in den Brüsten, die ihn Schritt für Schritt auf die Wehen vorbereiten. In weit voneinander entfernten Geweben müssen die Umstellungen so koordiniert sein, daß sie in der richtigen Reihenfolge stattfinden: Zum Beispiel muß das Brustgewebe seine Funktion so einrichten, daß nach einer bestimmten Anzahl von Tagen das Baby gestillt werden kann. Steuerung und Koordinierung der Umstellungen erfolgen über das endokrine System (Hormonproduktion) und das Nervensystem mit lokalen parakrinen Botenmolekülen (Mediatoren), über die Zellen mit ihrer unmittelbaren Umgebung kommunizieren.

Die Gebärmutterschleimhaut verwendet parakrine Botenmoleküle, um mit den darunterliegenden Muskelzellen in Verbindung zu treten, während sie gleichzeitig parakrine Mediatoren von der Fruchtblase rund um den Fötus empfängt. Bei so vielen verschiedenen, gleichzeitig stattfindenden »Gesprächen« ist es höchst erstaunlich, daß die Leitungen nicht durcheinandergeraten! Eine Methode des Körpers, die parakrinen Botschaften an Zellen auf jeweils eine kleine Region beschränkt zu halten, besteht darin, die Trägermoleküle zu vernichten, sobald sie ins Blut gelangen: Auf diese Weise beeinflussen sie lediglich die Zellen in der Umgebung ihres Entstehungsortes. Die gesamte komplexe Wechselwirkung zwischen neuralen, endokrinen und parakrinen Mediatoren funktioniert wie ein gut aufeinander eingespieltes Orchester, in dem jeder Musiker seinen Part genau kennt, jeden Einsatz und jede Modulation, die er – oder sie – zu spielen hat. Das genetische Programm, festgeschrieben in den Chromosomen in allen Zellen des Fötus, ist die Partitur, nach der alle spielen.

Manche dieser Steuermoleküle verändern die Kontraktionseigenschaften des Uterusmuskels. Wie wir bereits gesehen haben, übt Progesteron, ein Steroid wie viele an der Geburt beteiligten Hormone, eine hemmende Wirkung auf die Kontraktilität des Uterus aus, während Östrogen, der Gegenspieler von Progesteron, die Uteruskontraktionen stimuliert. Dies geschieht teilweise durch Anweisungen an die Uterusschleimhaut (die Dezidua), die daraufhin die Produktion von Prostaglandinen – parakrinen Mediatoren – erhöht. Die Prostaglandine diffundieren aus den Zellen der Dezidua in die darunterliegenden Muskelzellen und regen sie zur Kontraktion an. Stärke, Art und Rhythmus der uterinen Muskelkontraktionen sind abhängig vom Verhältnis zwischen den Faktoren, die den Uterusmuskel eher inaktiv halten, und den Faktoren, die seine Aktivität fördern. Um eine normale Schwangerschaft während der gesamten neun Monate zu erhalten, ist ein Ungleichgewicht zugunsten der hemmenden Faktoren notwendig; bei der Geburt jedoch verschiebt sich das Verhältnis: Nun treten die stimulierenden Faktoren in den Vordergrund, und der Uterusmuskel stellt sich von seinem unregelmäßigen, schwachen Aktivitätsmuster während der Schwangerschaft auf starke, gut koordinierte Wehenkontraktionen um. Der veränderte Kreislauf von Hormonen und parakrinen Mediatoren bewirkt gleichzeitig die Dehnung der Zervix. Die Geburt hat begonnen!

Eine Frage hat die medizinische Wissenschaft jahrhundertelang beschäftigt: Welches Signal (oder welche Signale) bewirkt die plötzliche Veränderung der Muskelaktivität und löst damit am Ende der Schwangerschaft die Geburt aus? Bestimmt die Mutter oder das Baby, wann es Zeit ist, die Reise in die Außenwelt anzutreten? Ist es das Baby, das sagt: »Ich bin reif genug, um in der Außenwelt überleben zu können«, oder sagt vielmehr die Mutter: »Jetzt hab' ich aber genug – raus mit dir«? Wer ist der Pilot und wer nur Kopilot?

Das meiste, was uns an Beweismaterial zur Verfügung steht, um die Frage heute wahrscheinlich beantworten zu können, stammt aus Experimenten an Schafen. Der Skeptiker mag nun einwenden: »Gut, Sie haben uns hochinteressante Fakten geliefert, die eindeutig zeigen, daß es beim Schaf der Fötus ist, der den Geburtsprozeß auslöst. Trotzdem«, fährt der Skeptiker fort, »sind Menschen durchaus verschieden von Schafen. Woher sollen wir wissen, daß diese Mechanismen – so oder ähnlich – auch beim Menschen zutreffen?« Nun, es stimmt, daß die menschliche Physiologie sich in mancherlei Hinsicht von der Physiologie anderer Tiere unterscheidet, aber man darf nicht vergessen, daß die verzögerte Geburt im Fall einer Anenzephalie einer der ersten Hinweise darauf war, daß der Fötus an der Einleitung des Geburtsvorgangs beteiligt ist. Die Tatsache, daß der Fötus eines Säugetiers fähig ist, die Prozesse in Gang zu setzen, die ihn zum Zeitpunkt ausreichender Reife zur Welt kommen lassen, ist derart vorteilhaft, daß ein solches wertvolles System wohl kaum wieder verschwindet, nachdem die Evolution es erst einmal hervorgebracht hat: Es ist höchst unwahrscheinlich, daß das, was bereits ein Schaf kann, auf dem evolutionären Weg bis zum Menschen wieder verlorengeht.

Die meisten Experimente, auf denen diese Erkenntnisse beruhen, wurden nicht nur deshalb an Schafen durchgeführt, weil die Trächtigkeit von Schafen und die Schwangerschaft beim Menschen im großen und ganzen zahlreiche Ähnlichkeiten aufweisen, sondern auch, weil Schafe sich für derartige Versuche sehr gut eignen. Natürlich gibt es Unterschiede zwischen den Systemen des Schafs und denen des Menschen; dank einiger Experimente an Affen und Pavianen, die stammesgeschichtlich unsere engsten Verwandten sind, haben wir sogar etliche Anhaltspunkte, worin diese Unterschiede wahrscheinlich bestehen.

Zwei Beweislinien, die aus Experimenten an Affen stammen, lassen darauf schließen, daß Mechanismen ähnlichen jenen, die so sorgfältig und eindeutig an Lammföten nachgewiesen wurden, auch bei nichtmenschlichen Primaten am Ende einer normalen Trächtigkeit die Geburt in Gang setzen. Im letzten Zehntel der Tragzeit beginnt die fötale Nebenniere immer mehr Kortisol ins Blut abzugeben, bis die Kortisolkonzentration bei der Geburt auf einen zwanzigmal höheren Wert angestiegen ist als noch fünfzehn Tage vorher. Wie bereits erwähnt, stimuliert Kortisol die Östrogenproduktion und hemmt gleichzeitig die Erzeugung von Progesteron durch die Plazenta, wodurch sich das Verhältnis der Faktoren, die während der ganzen Schwangerschaft die Uteruskontraktionen im Gleichgewicht hielten, verschiebt.

Affen tun genau das gleiche, nur auf andere Weise. Die Nebenniere des Affenfötus sondert in erster Linie das Steroid Dehydroepiandrosteronsulfat (DHEAS) ab, das in der Plazenta zu Östrogen umgewandelt wird. Die graphischen Darstellungen des Kortisolanstiegs im Blut des Lammfötus während des letzten Zehntels der Tragzeit und des DHEAS-Anstiegs im Blut von Affenföten während desselben Trächtigkeitsstadiums sind praktisch deckungsgleich (siehe Abbildung 12.2) Die Strategie beider Spezies unterscheidet sich geringfügig, aber das Endergebnis ist dasselbe. Der Affenfötus instruiert seine Nebenniere, Vorläufersubstanzen oder Bausteine zu erzeugen, aus denen die Zellen in der Plazenta Östrogen bilden können. Der Lammfötus hingegen verwendet Kortisol, um in der Plazenta Enzyme zu erzeugen, die Progesteron in Östrogen umwandeln. Bei beiden Spezies unterstützt Östrogen die Wirkung von Oxytocin, das der Körper der Mutter herstellt (wie wir im nächsten Kapitel sehen werden), wodurch die Prostaglandinproduktion stimuliert wird und die Kontraktionsfähigkeit des Uterusmuskels erhöht.

Der wichtigste Punkt aber ist, daß bei beiden Spezies das Gehirn des Fötus die wesentliche Rolle bei der Entscheidung über die Dauer der Trächtigkeit spielt, und zwar über den Mechanismus der Achse Hypothalamus-Hypophyse-Nebenniere. Bei beiden Spezies ist der Pilot der kleine Kerl im Uterus.

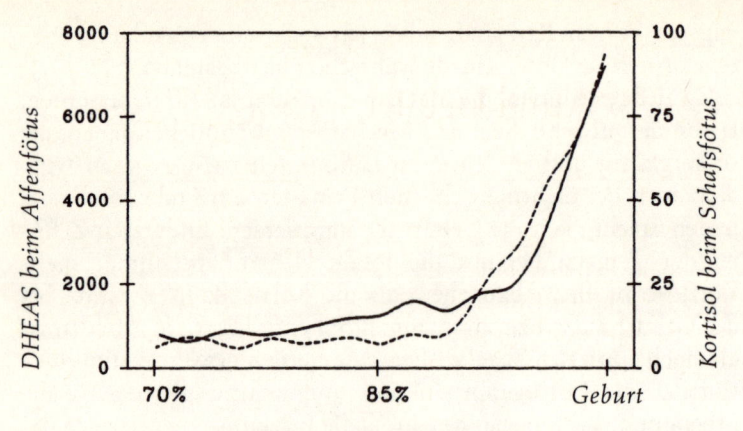

**ABBILDUNG 12.2**
*Ein Vergleich zwischen dem wichtigsten Nebennierenhormon DHEAS im Blut von Affenföten und dem Kortisolgehalt im Blut von Schafsföten am Ende der Tragzeit zeigt, daß bei beiden Spezies die Konzentration der fötalen Nebennierenhormone im Blut in sehr ähnlicher Weise ansteigt.*

Deshalb ist der Fötus keineswegs ein passiver Teilnehmer am Geburtsvorgang – im Gegenteil: Er selbst löst den Prozeß aus, der am Ende einer normalen Schwangerschaft zu einer normalen Geburt führt. Er tut dies, indem er eine Kettenreaktion aus selbst erzeugten und weiterbeförderten Hormonen und lokalen Mediatoren in Gang setzt. Die Vorbereitungen zur Geburt erstrecken sich über mehrere Tage. Je mehr der Prozeß in Fahrt kommt, desto mehr Funktionen der Mutter wie auch des Fötus werden herangezogen, um sicherzustellen, daß der Geburtsvorgang rasch, aber sorgfältig kontrolliert abläuft. Gemeinsam stimulieren die Steuerungsmechanismen der Mutter und des Fötus den Uterusmuskel zu effizienten und regelmäßigen Kontraktionen. Dieselben hormonellen Veränderungen, die den Uterusmuskel zu Kontraktionen anregen, lassen auch den Gebärmutterhals weich werden und dehnen ihn so sehr, daß sich das Baby, wie Hippokrates sagte, »seinen Weg in die Welt bahnt, aller Fesseln ledig«.

# Kapitel 13

# Wehen und Geburt – Arbeit für beide

Die Geburt ist ein zu wichtiger Vorgang, um lediglich von einem einzigen Mechanismus gesteuert zu werden. Wäre nur ein einziger Mechanismus für die Wehen verantwortlich, bestünde größte Gefahr für Baby und Mutter – denn er könnte versagen. Hat die Geburt erst einmal begonnen, muß sie auch innerhalb einer vernünftigen Zeit abgeschlossen sein. Damit der Prozeß zügig ablaufen und sich steigern kann, muß eine Kettenreaktion von Mechanismen einsetzen: Manche werden von der Mutter, andere vom Fötus gesteuert, und der letzte Akt, die Geburtswehen, ist eine Zusammenarbeit von beiden. Die Tatsache, daß es zahlreiche Sicherheits- und Reservemechanismen gibt, erklärt unter anderem, weshalb die meisten Entbindungen glatt und ohne Probleme vonstatten gehen.

An den Wehen und der Geburt sind mehrere Hormone beteiligt. Wie in Kapitel 12 beschrieben, stimulieren Östrogene die Produktion einer Gruppe parakriner Mediatoren (Prostaglandine), die ihrerseits den Uterusmuskel zu heftigen Kontraktionen anregen; sie werden in der Fruchtblase, der Plazenta, der Uterusschleimhaut und in den Muskelzellen des Uterus erzeugt. Während der Schwangerschaft besteht eine der Wirkungen von Progesteron darin, die Erzeugung von Prostaglandinen zu unterbinden, wodurch jede Neigung des Uterus, mit Kontraktionen und Geburtswehen zu beginnen, auf ein Minimum beschränkt bleibt. Prostaglandine sind ihrerseits in der Lage, die Erzeugung von Progesteron zu hemmen. Sobald also die Progesteronproduktion abnimmt, bilden sich immer mehr Prostaglandine, wodurch ein eskalierendes »Feedforward«-System entsteht.

Ein System mit positivem Feedforward-Effekt potenziert sich selbst, das heißt: hat der Effekt erst einmal eingesetzt, kommt er immer schneller in Fahrt. Bei der Geburt besteht der Zweck eines solchen Systems darin, den gesamten Ablauf unaufhaltsam zu beschleunigen und zu intensivieren. Der positive Feedforward-Effekt führt zwar rasch zum Ziel, der Preis jedoch ist hoch: Feedforward-Systeme lassen sich kaum steuern. Sie sind auch potentiell gefährlich, weil sie immer stärker und stärker werden – etwa wie ein außer Kontrolle geratener Kernreaktor. Der Körper setzt den Feedforward-Effekt nur sehr selten und nur in Ausnahmefällen ein: Sicher ist das System nur dann, wenn der Prozeß ein natürliches Ende hat, das nach einer begrenzten Zeit erreicht sein muß – wie es bei der Geburt eines Babys der Fall ist. Denn sobald das Baby den Uterus verlassen hat und die Nachgeburt ausgestoßen wurde, ist der Prozeß beendet. Die Dehnung des Uterus durch seinen Inhalt, der die Kontraktionen hervorruft, die Stimulierung der Östrogenproduktion durch die Plazenta und die Prostaglandinproduktion finden nicht mehr statt; bei einem Prozeß wie diesem, der mit seinem Abschluß seinen Zweck erreicht hat, ist deshalb der positive Feedforward-Effekt akzeptabel, ja wünschenswert: Der Vorgang kommt dadurch rascher zum Ende.

Der negative Feedback-Effekt funktioniert hingegen auf entgegengesetzte Weise. Ein Beispiel ist die Art und Weise, wie wir unseren Blutdruck regulieren. Sobald etwas geschieht, das den Blutdruck signifikant erhöht, senden kleine Sensoren in den Arterien Botschaften ans Gehirn, die etwa folgendermaßen lauten: »Blutdruck steigt, Abhilfe schaffen!« Die Abhilfe umfaßt mehrere Umstellungen, einschließlich der Verringerung von Frequenz und Intensität des Herzschlags. Daraufhin sinkt der Druck im Blutkreislaufsystem, bis wieder ein Normalwert erreicht ist. Systeme mit negativem Feedback dienen dazu, langfristige Stabilität innerhalb eines engen Funktionsbereichs zu erzielen.

Prostaglandine, die, wie wir gesehen haben, parakrine Mediatoren sind, also lokal wirksame Steuerungsmoleküle, unterbinden nicht nur die Progesteronerzeugung, sondern wirken auch unmittelbar auf den Uterusmuskel und veranlassen ihn zu Kontraktionen. Prostaglandine bewirken außerdem die Erweichung der Zervix, damit sie sich leichter dehnen kann. Solche Mediatorstoffe können mehr als nur ein System beeinflussen, denn sie beziehen immer mehr Komponenten in den komplexen interaktiven Prozeß mit ein. Der Geburtsvorgang beginnt in Reaktion auf vielfältig wirkende Hormone und steigert sich unaufhaltsam – mit voller Kraft voraus – zu einem positiven Feedforward-Prozeß.

Sobald die Geburt begonnen hat, werden viele Faktoren hin-

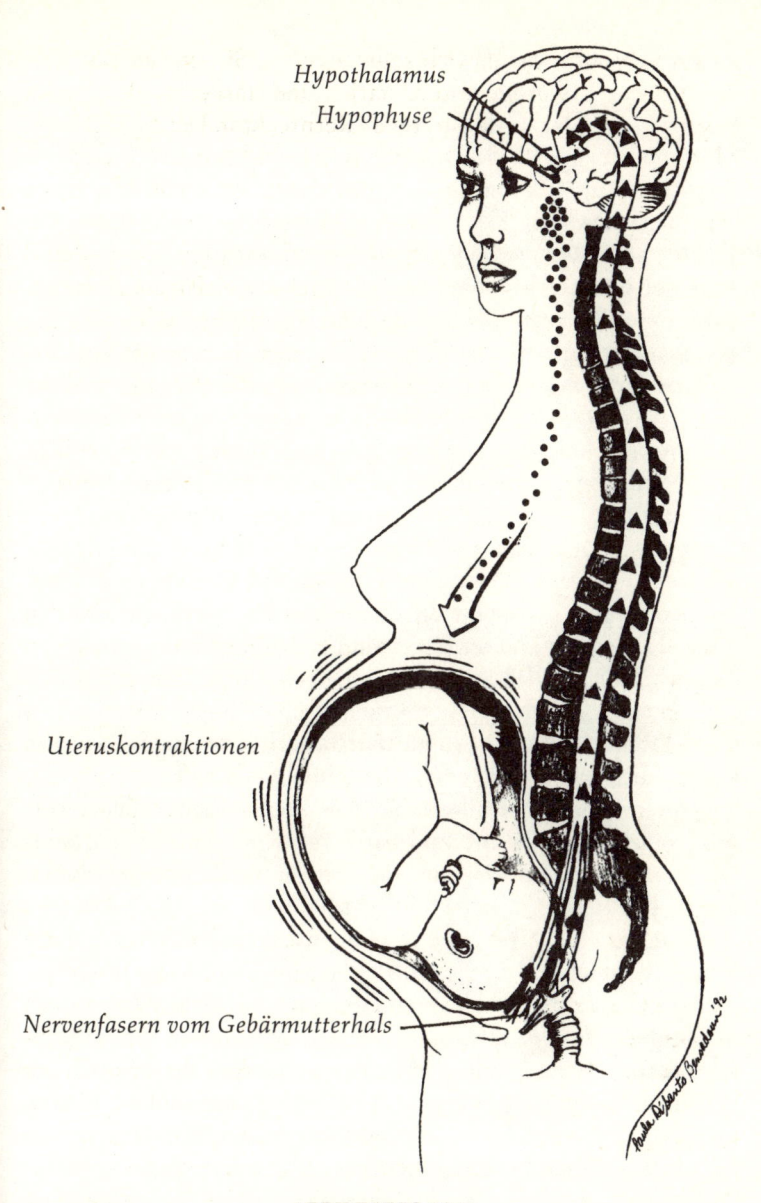

**ABBILDUNG 13.1**
*Reflexive Oxytocinausschüttung. Nervenfasern transportieren Botschaften von der Zervix zum Gehirn der Mutter und stimulieren die Oxytocinausschüttung. Oxytocin wiederum stimuliert die Uteruskontraktion.*

zugezogen, um die Uteruskontraktionen zu verstärken. Ein wesentlicher Beitrag der Mutter ist Oxytocin, ein starkes Hormon aus der Hypophyse. Oxytocin gelangt ins Blut der Mutter und regt die Muskelzellen im Uterus zu starken Kontraktionen an. Infolge der Kontraktionen weitet sich der Gebärmutterhals. Der Kopf des Babys dehnt ihn im Verlauf der Wehen noch weiter: Dadurch wiederum wird ein Nervenreflex vom Gebärmutterhals über das Rückenmark der Mutter bis hinauf ins Gehirn geschickt und regt die Hypophyse an, noch mehr Oxytocin auszuschütten. Die reflexbedingte Produktion von Oxytocin durch die Mutter bewirkt weitere Uteruskontraktionen, und umgekehrt stimuliert die Uteruskontraktion ihrerseits eine weitere Ausschüttung von Oxytocin: Diese Reaktionsschleife ist ein ausgezeichnetes Beispiel für einen positiven Feedforward-Effekt.

Oxytocin aber hat noch ein zweite wehenbeschleunigende Wirkung: Es regt die Zellen der Uterusschleimhaut zur Ausschüttung von Prostaglandinen an, die ihrerseits den Uterusmuskel zu noch stärkeren Kontraktionen stimulieren. Angesichts dieser beiden starken Stimulatoren, Oxytocin und Prostaglandinen, erzeugt durch Mechanismen, die auf positivem Feedforward-Effekt beruhen, ist es nicht erstaunlich, daß die Wehen sich kaum noch zum Stillstand bringen lassen, wenn sie einmal begonnen haben. Wir sehen also, daß am normalen Geburtsvorgang neurale, endokrine und parakrine Faktoren beteiligt sind: Die Kombination verschiedener Prozesse mit zahlreichen Beteiligten beinhaltet miteinander verbundene Reaktionsschleifen mit Feedforward-Effekt, die in einer exakt festgelegten Reihenfolge interagieren.

Die Geburt setzt alle die wunderbaren Reaktionsmechanismen in Gang, die der Fötus während der letzten Wochen der Schwangerschaft entwickelt hat. Die fortwährenden Kontraktionen des Uterus drücken während seines Durchgangs durch den Geburtskanal auf den Kopf des Fötus. Dadurch werden Schilddrüsenhormone und Adrenalin freigesetzt, die ihm später, wenn er in der Außenwelt angelangt ist, helfen werden, seine Temperatur zu regeln. Der Druck auf seinen Kopf verhindert außerdem, daß er zu atmen beginnt, bevor der Kopf ganz aus dem Geburtskanal ausgetreten ist: Das ist sehr wichtig, denn bei dem Versuch zu atmen könnte Flüssigkeit aus dem Geburtskanal in seine Lunge geraten. Das Baby wartet also, bis der Kopf im Freien ist, denn dann kann es gefahrlos zu atmen beginnen.

Die Natur hat dem Baby einen mehr als angemessenen Sicherheitsspielraum eingeräumt. Wie man aus Experimenten an Lämmern weiß, sinkt der Sauerstoffgehalt im Blut des Fötus im Verlauf einer normalen Geburt höchstens geringfügig: Noch während der Geburt funktionieren sämtliche Kompensationsmechanismen zur Aufrechterhaltung der Sauerstoffzufuhr zum Gehirn erstaunlich effizient. Außerdem hat der Gynäkologe die Möglichkeit, den Herzschlag des Fötus zu überwachen, um sicherzugehen, daß es ihm gutgeht und er mit den Mühen der Geburt fertig wird. Die Mütter können beruhigt sein: Das Baby hat bemerkenswerte Strategien entwickelt, um den gesamten Geburtsvorgang sicher zu überstehen; ohnehin muß das Baby normalerweise nur sehr viel geringere Schwierigkeiten bewältigen als beispielsweise der zehnte Welpe oder das zehnte Ferkel eines Wurfs. Bei richtiger Vorbereitung und ausreichender Gesundheitsvorsorge während der Schwangerschaft ist die Geburt in der Regel ein durchaus natürlicher Vorgang, sofern das Baby vollständig ausgetragen ist. Tatsächlich spricht manches dafür, daß die vielfältigen Streßsituationen einer vaginalen Geburt dem Baby sogar guttun – es wird auf diese Weise meist besser auf das Leben außerhalb des Uterus vorbereitet als ein Baby, das durch Kaiserschnitt zur Welt kommt. Eine Kaiserschnittgeburt torpediert den Vorbereitungsprozeß – die wiederholten Stimulationsphasen aufgrund der Wehen finden nicht statt. Erst künftige Forschungsarbeiten werden uns zeigen, welche Auswirkungen die jeweiligen Geburtsarten auf die weitere Entwicklung des Neugeborenen haben, vielleicht sogar bis ins Erwachsenenalter.

Es könnte sich zeigen, daß die Wehen noch weitere Aufgaben erfüllen als lediglich die Austreibung des Babys durch den Gebärmutterhals und in medizinischer Hinsicht nicht minder geheimnisvoll sind. Man kennt sie als offenkundige und durchaus nicht angenehme Eigenheit des Geburtsvorgangs. Geburtswehen sind meistens kurz, sie dauern nicht viel länger als eine Minute (in der Regel zwanzig bis sechzig Sekunden) und treten alle paar Minuten auf, gut koordiniert und effizient. Während der letzten Wochen und Tage der Schwangerschaft jedoch kommt es zu wiederholten Aktivitätsschüben des Uterusmuskels: unre-

A

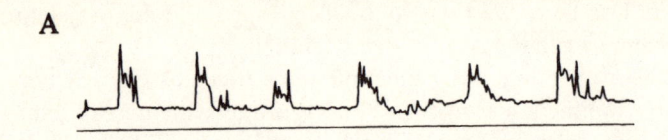

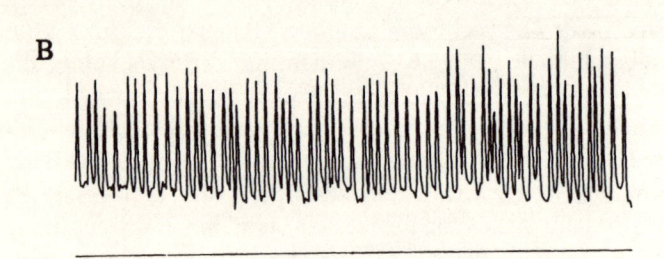

B

10 min

ABBILDUNG 13.2
*Die Aktivitäten des Uterusmuskels äußern sich während der Schwangerschaft in zweierlei Form: (A) Druckunterschiede durch Schwangerschaftswehen, die während der gesamten Schwangerschaft auftreten, und (B) die Wehenkontraktionen während der Geburt.*

gelmäßige Kontraktionen, die weniger auffallen, etwa fünf bis fünfzehn Minuten dauern und alle zwanzig bis vierzig Minuten auftreten. Zur Unterscheidung von den Geburtswehen nannten wir diese schwachen Uteruskontraktionen Schwangerschaftswehen.

Schwangerschaftswehen sind eine Form der Uterusaktivität, die bei den meisten bisher untersuchten Spezies auftritt, einschließlich der Affen und Paviane. Wir sind halbwegs zuversichtlich, daß wir eines Tages in der Lage sein werden, uns auch von den Vorgängen bei schwangeren Frauen ein genaues Bild zu machen. Die einzige Möglichkeit, die Kontraktionsaktivitäten während einer Schwangerschaft beim Menschen zu verfolgen, ist das Tokodynamometer, der Wehenschreiber, der am Bauch der Frau befestigt wird – ein kleines Gerät, das recht nützlich ist, wenn die Frau sehr schlank ist. Aber mehr als dreißig Pfund

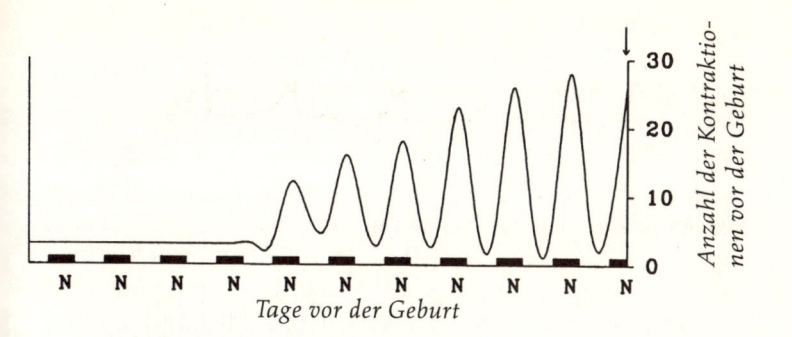

**ABBILDUNG 13.3**
*Nächtliche Höhepunkte der Kontraktionsaktivität mehrere Tage vor der Geburt, die bei einem trächtigen Affenweibchen aufgezeichnet wurden. N bedeutet Nacht.*

überschüssiges Körperfett während der Schwangerschaft kann die Ergebnisse bereits verfälschen. Die Medizinwissenschaftler benötigen dringend ein dem Elektrokardiographen vergleichbares Diagnostikwerkzeug, das sich in der Schwangerschaft verwenden läßt. Das Elektrokardiogramm (EKG) gibt sehr präzise Aufschluß über die Herzaktivität des Menschen; zur Messung der Uteruskontraktionen steht jedoch leider kein derartiges Gerät zur Verfügung – wir könnten damit normale und anomale Wehen sehr viel leichter voneinander unterscheiden.

Im Jahr 1872 machte ein Arzt namens John Braxton Hicks auf die Tatsache aufmerksam, daß viele Frauen in relativ häufigen Abständen während der Schwangerschaft spüren, wie ihr Bauch sich zusammenzieht: Die Beschreibung solcher Kontraktionen erinnert sehr an die Berichte über Schwangerschaftswehen, die man von Untersuchungen trächtiger Tiere her kennt. Die Kontraktionen, die Braxton Hicks beschrieb, treten jedoch keineswegs bei allen Frauen auf: Manche Frauen spüren die ganze Schwangerschaft hindurch nichts. Ohne entsprechend empfindliche Aufzeichnungsgeräte können wir nur annehmen, daß bei vielen Schwangerschaften die Wehen zu schwach sind, um von der Frau bemerkt zu werden. Viele Frauen spüren nicht einmal die ziemlich heftigen Kontraktionen, die stark genug sind, daß sogar der Wehenschreiber sie aufzeichnen kann – so wie viele Frauen auch nicht sämtliche Fötusbewegungen spüren, die bei einer Ultraschalluntersuchung festgestellt werden.

Bei der Geburt gehen die Schwangerschaftswehen in echte Geburtswehen über. Dieser Wechsel ist entscheidend, damit das Baby auf normale Weise und sicher aus dem Uterus ausgetrieben wird. Ein besseres Verständnis der Mechanismen, die den Wechsel von Schwangerschafts- zu Geburtswehen bewirken, würde uns sehr helfen, die Gefahr einer Frühgeburt im voraus zu diagnostizieren und ihr vorzubeugen. Aber wir brauchen noch weitere Forschungen und bessere Instrumente, um die normalen Aktivitätsmuster definieren und die Faktoren und Situationen identifizieren zu können, die aus Schwangerschaftswehen Geburtswehen werden lassen.

Eine Richtung, in der wir suchen und vielleicht Antworten auf viele Fragen finden werden, betrifft die innere Vierundzwanzigstundenperiodik der Mutter: Welche Rolle spielt sie bei der Festlegung des exakten Zeitpunkts bei Tag oder Nacht, zu dem das Baby geboren wird?

Bei trächtigen Affenweibchen, die in einer Umgebung mit genau kontrollierter Lichteinstrahlung gehalten werden – das heißt täglich vierzehn Stunden Helligkeit und zehn Stunden Nacht –, hängt der Übergang von Schwangerschafts- zu Geburtswehen mit dem Beginn der Dunkelheit zusammen. Der Wechsel erfolgt abrupt: In einem Augenblick entspricht das Muster der Uterusaktivität noch den Schwangerschaftswehen, die während beinahe der ganzen Schwangerschaft aufgetreten sind, und schon im nächsten Augenblick besteht die Uterusaktivität nur noch aus Geburtswehen.

Schwangerschafts- und Geburtswehen scheinen sich über mehrere Tage progressiv zu entwickeln. Bei Affen ist ein charakteristisches Kennzeichen der normalen Geburt, daß die Kontraktionen am ersten Abend nach dem Übergang von Schwangerschafts- zu Geburtswehen nur etwa eine Stunde dauern. Dann erfolgt eine neuerliche Umstellung, und es sind nur noch Schwangerschaftswehen festzustellen. Am nächsten Abend treten erneut Geburtswehen ein, diesmal aber dauern sie etwas länger, und die Kontraktionen sind meistens ein wenig stärker als in der ersten Nacht. In den folgenden Nächten dauern die Perioden echter Wehen immer länger, bis sie eines Nachts zur Geburt des

Babys führen. Zwar setzen die Geburtswehen etwa gleichzeitig mit der Dunkelheit ein, aber der eigentliche Geburtszeitpunkt – bei Tag oder Nacht – hängt von der jeweils erforderlichen Länge der Wehentätigkeit ab, und diese wird von vielen verschiedenen Faktoren bestimmt, beispielsweise der Größe des Babys im Vergleich zur Körpergröße der Mutter, der Stärke der Kontraktionen, der ausreichenden Dehnung des Gebärmutterhalses und der Fähigkeit oder Bereitschaft der Mutter, mit den Bauchmuskeln aktiv mitzupressen.

Viele schwangere Frauen berichten von einer nächtlich wiederkehrenden Wehentätigkeit mehrere Tage vor der Geburt. Auch aus meiner Familie gibt es eine Anekdote zu erzählen. Vor kurzem besuchte ich meine Heimatstadt und war bei einer meiner Nichten zum Tee eingeladen. Alison hatte drei Tage zuvor ihr zweites Kind zur Welt gebracht, den kleinen Callum, der jetzt in seinem Gitterbett schlief, von seiner dreijährigen Schwester Charlotte gewissenhaft bewacht. »Wie war die Geburt?« fragte ich Alison. »Es war sehr merkwürdig«, antwortete sie, »ich glaube, ich hatte eine ganze Woche lang jede Nacht Wehen.« An dieser Stelle unterbrach ich sie. Ich kenne meine skeptischen Kollegen, und deshalb fragte ich Alison, ob sie bereit sei, mir zu bestätigen, daß ich ihre Schilderung von Callums Geburt nicht beeinflußt und auch keine Anstalten in dieser Richtung getroffen hätte. Ich bat sie, mir eine notariell beglaubigte Erklärung abzugeben, daß ihre Beschreibung der Geburt ihres Sohnes ganz allein ihre Sache sei, ohne mein Zutun und ohne Einflußnahme durch mich. Sie lachte, und ich glaube, sie ahnte bereits, worauf ich hinauswollte.

Zum Teil ist diese Geschichte deshalb so bedeutsam, weil Alison, die eine Buchhalterin Mitte zwanzig ist, Krankenhäuser verabscheut und nach Möglichkeit jedem (professionellen) Kontakt mit Medizinern aus dem Weg geht. Allein der Geruch von Äther oder irgend etwas anderem, was mit Biologie oder Medizin zu tun hat, irritiert sie. Ganz sicher war sie nicht darauf aus, Argumente von medizinischem Interesse zu liefern, geschweige denn, meine Hypothese zu untermauern.

»Also«, fuhr Alison fort, »eine Woche vor Callums Geburt spürte ich jeden Tag gegen Abend einen starken Druck im Bauch. Mir war klar, daß das noch keine richtigen Wehen waren – es waren ganz andere Schmerzen als die Wehen bei Charlottes

Geburt. Aber nach sechs oder sieben Abenden, am Dienstag spät abends [drei Tage vor unserem Gespräch also], wußte ich plötzlich, daß das Kind noch in der Nacht auf die Welt kommen würde. Malcolm und ich stiegen ins Auto und fuhren ins Krankenhaus, und um ein Uhr früh wurde Callum geboren.«

»Weißt du, daß du genau das beschreibst, was trächtigen Affenweibchen passiert, wenn die Geburtswehen beginnen«, sagte ich daraufhin. »Auch sie haben bereits mehrere Abende vor der eigentlichen Geburt echte Wehen.« – »Ich bin aber kein Affenweibchen!« protestierte Alison unter allgemeinem Gelächter, und damit war jede ernsthafte Diskussion über biologische Verwandtschaften und das, was die experimentelle Wissenschaft uns durch den Vergleich der Wehen bei Menschen und Affen beizubringen vermag, beendet. »Das glaubst *du*!« dachte ich und notierte mir, was sie gesagt hatte.

Wenn wir nur wüßten, welche Faktoren für diesen Vierundzwanzigstundenrhythmus mit wiederkehrenden Spitzen in den Abendstunden verantwortlich sind, kämen wir in unserem Verständnis der normalen Geburt sowie der Frühgeburten ein gutes Stück voran. Der Hormonspiegel im Blut sowohl des Fötus als auch der Mutter zeigt einen deutlichen Vierundzwanzigstundenrhythmus in der Konzentration von Östrogen und der Vorläufersubstanz DHEAS. Diese deutliche Periodik beeinflußt zweifellos in irgendeiner Art und Weise den Übergang von Schwangerschafts- zu Geburtswehen.

Trotzdem müssen wir genau unterscheiden zwischen den Faktoren, die die Voraussetzungen schaffen und sowohl im Uterus als auch in der Zervix die für Wehen und Geburt nötigen Veränderungen in Gang setzen, und den Faktoren, die den Zeitpunkt der Geburt bestimmen. Wenn der Arzt die Schwangerschaft ihren normalen Lauf nehmen läßt, finden Geburten eher nachts statt. Experimentelle Ergebnisse deuten zudem darauf hin, daß die Mutter den tatsächlichen Zeitpunkt der Geburt durchaus beeinflußt; auf welche Weise dies aber geschieht, ist uns nicht recht klar. Wahrscheinlich ist es kein bewußter Mechanismus, allerdings wissen wir von manchen Tieren, zum Beispiel trächtigen Stuten, daß die Kontraktionsrhythmen bei Wehen und Geburt durch Streß beeinflußt werden. In Anwesenheit eines Fremden, die eine trächtige Stute als höchst streßerzeugend erlebt, ist sie imstande, den tatsächlichen Zeitpunkt der Geburt hinauszuzögern. Vielleicht haben Sie selbst schon einmal versucht, eine Stute, die Sie nicht kannte, beim Fohlen zu beobachten: Sie standen herum und warteten stundenlang gespannt, um die Geburt eines Fohlens mitzuerleben, aber irgendwann hat Sie die Geduld verlassen, Sie sind für ein paar Minuten weggegangen – und wahrscheinlich fanden Sie bei Ihrer Rückkehr das neugeborene Fohlen vor. Vielleicht hielten Sie die Stute bloß für störrisch. Aber das stimmt nicht: Vielmehr hat Ihre Gegenwart sie unter Druck gesetzt, und sie wollte die Geburt nicht zu Ende bringen, solange Sie in der Nähe waren. Wenn der Gebärmutterhals vollständig geöffnet ist, hängt das letzte Stadium der Geburt sehr von den Bauchmuskeln der Mutter ab, nicht von den Kontraktionen des Uterus. Und die Bauchmuskeln kann die Stute sehr wohl kontrollieren.

Der Fötus hat seinen Teil geleistet, indem er bereits viele Tage vorher die vermehrte Östrogenproduktion in Gang gesetzt hat. Anscheinend besteht die Rolle des Östrogens darin, die Reizschwelle der Uterusmuskelzellen herabzusetzen, damit sie auf ein anderes Signal – das wahrscheinlich von der Mutter kommt – durch Kontraktionen reagieren können. So entscheidet zwar der Fötus, wann die Schwangerschaft lange genug gedauert hat und er ausreichend gereift ist, und leitet selbst die Geburt ein, doch schließlich muß auch die Mutter bereit sein. Sie bestimmt die Tageszeit, zu der die Geburtswehen einsetzen.

Das Mitspracherecht der Mutter ist biologisch wertvoll insofern, als sie die Möglichkeit hat, das Baby zur bestmöglichen Tageszeit zur Welt zu bringen. Manche Tiere suchen sich vorzugsweise eine Zeit aus, in der sie vor Raubtieren sicher sein können oder in der die klimatischen Bedingungen am besten sind. So sind beispielsweise Ratten normalerweise nachtaktive Tiere; tagsüber sitzt das trächtige Rattenweibchen sicher im Nest und gebiert in der Regel am Nachmittag, noch bei Tageslicht. Trächtige Alpakas auf den Hochebenen der südamerikanischen Anden gebären ihre Jungen in den frühen Morgenstunden: So sind die Jungtiere nicht schon unmittelbar nach der Geburt den extrem kalten Nächten ausgesetzt, sondern haben Zeit, um zu trocknen und auf die Beine zu kommen. Der Mensch hingegen kommt meist nachts zur Welt – die meisten Primaten sind tagaktive Tiere und verbringen die Nacht in der Sicherheit des Horts, den sie sich als Heim oder Rastplatz ausgesucht haben. Es ist wohl kein Zufall, daß die Weihnachtsgeschichte sich des Nachts abspielt – unter einem besonderen Stern.

Wir wissen jetzt, daß der Fötus zwar die Gesamtdauer der Schwangerschaft festlegt und selbst die Entscheidung trifft, wann die Geburt beginnt, aber die genaue Geburtszeit bestimmt weitgehend die Mutter. Es gibt derzeit zu diesem Thema noch ebenso viele ungeklärte wie einigermaßen befriedigend gelöste Fragen. Klar ist, daß der exakte Zeitpunkt der Geburt in irgendeiner Weise mit der inneren Hell-Dunkel-Periodik zusammenhängt. Aber solange wir nicht über bessere Techniken verfügen, um sie experimentell einsetzen zu können, bleibt uns nichts anderes übrig, als uns – bildlich gesprochen – weiterhin die Nase am Fenster plattzudrücken und ins unbekannte Innere zu spähen.

# Kapitel 14

# Die Anpassung des Neugeborenen ans Leben

*Wir Neugebornen weinen, zu betreten*
*Die große Narrenbühne*

William Shakespeare: *König Lear*\*

König Lear hatte schon recht, als er sich die Geburt als dramatisches und in der Tat theatralisches Erscheinen auf der Weltbühne vorstellte. Auch der Begriff »Narren« ist durchaus treffend, wenn wir an die tragischen und vermeidbaren Folgen eines Arzneimittel- oder Suchtgiftmißbrauchs denken. Medizinisch gesehen war er natürlich im Unrecht, wenn er dachte, daß ein Baby bei der Geburt deshalb weine, weil es mit einemmal erkennt, worauf es sich eingelassen hat.

In Wahrheit geschieht folgendes – und das ist auch der Grund für den ersten Schrei: Knapp bevor der Kopf des Babys durch den Geburtskanal ins Freie gelangt, kommt es zu einer kurzen, leichten Hypoxämie. Der Sicherheitsspielraum in der Sauerstoffversorgung des Fötus und seine Fähigkeit, bei leichter Sauerstoffknappheit dem Blut mehr Sauerstoff zu entnehmen, bedeuten, daß eine Unterversorgung in diesem Ausmaß normal und keineswegs lebensbedrohlich ist. Wie wir gesehen haben, ist ein vorübergehender Sauerstoffmangel beim Fötus das Ergebnis mehrerer gleichzeitig stattfindender Ereignisse: Die Muskulatur der Uteruswand zieht sich zusammen, und jede Kontraktion drückt auf die Blutgefäße der Mutter an der Verbindungsstelle zwischen Uteruswand und Plazenta. Deshalb gelangt weniger Sauerstoff von der Mutter in die Plazenta. Die Nabelschnur, die Lebensleitung des Fötus, durch die er mit der Plazenta verbun-

---

\**Shakespeares Werke*, a. a. O., Bd. IV, 6., deutsch von Wolf Graf Baudissin.

den ist, dehnt sich infolge der Kontraktionen und wird möglicherweise sogar gequetscht. Schließlich beginnt sich die Plazenta von der Uteruswand abzulösen. Trotz dieser Veränderungen macht das Baby seinen ersten Atemversuch erst, wenn sein Kopf bereits aus dem Geburtskanal ausgetreten ist. Es kann durchaus sein, daß die paradoxe Reaktion des Fötus im Fall einer Hypoxämie auch jetzt noch anhält und das Gehirn des Neugeborenen erst einmal die Anweisung gibt, nicht zu atmen – noch nicht: denn bald wird ihm ohnehin nichts anderes übrigbleiben.

Noch ein zweiter Kontrollmechanismus sagt dem Baby, daß es nicht atmen soll. Während der Wehen erzeugt die Plazenta verstärkt Prostaglandine, und sowohl beim Fötus wie auch bei der Mutter steigt die Prostagladinkonzentration im Blut. Im Experiment wurde nachgewiesen, daß die steigende Prostaglandinkonzentration im Blut des Lammfötus Atemversuche unterbindet. Umgekehrt ist die Hemmung der Prostaglandinproduktion atemanregend. Hier sehen wir die großartige Effizienz und Wirtschaftlichkeit der Planung, die sich in allen Stadien des vorgeburtlichen Lebens zeigt. Dieselben Prozesse, die den Geburtsvorgang einleiten, sichern gleichzeitig den Fötus ab, damit er sich nicht durch Atemversuche während des Geburtsvorgangs selbst in Gefahr bringt. Auch hier sehen wir, auf welch wunderbare Weise die jeweiligen Systeme des Fötus, der Plazenta und der Mutter miteinander verbunden sind. Die Vorgänge während der Wehen sind hervorragend aufeinander abgestimmt: Die Prostaglandine, die eine entscheidende Rolle bei der Austreibung des Fötus aus dem Uterus spielen, tragen gleichzeitig dazu bei, ihn am Atmen zu hindern. Das ist sehr wichtig, denn wenn das Baby zu atmen versuchte, während sich sein Kopf noch im Geburtskanal befindet, gerieten möglicherweise Blut und andere Flüssigkeit in seine Lunge, und es bestünde die Gefahr einer Lungenentzündung.

Sobald der Kopf aus dem Geburtskanal ausgetreten ist, kommt das Baby zum erstenmal mit der Außenwelt in Kontakt. In dieser neuen Welt verändert sich vieles unwiderruflich. Mit der Durchtrennung der Nabelschnur ist das Baby von der Prostaglandinquelle Plazenta abgeschnitten, das heißt, die Prostaglandinausschüttung in den Blutkreislauf endet abrupt, und nachdem die noch im Blut zirkulierenden Prostaglandine innerhalb weniger Minuten abgebaut werden, ist damit einer der wichtigsten atemhemmenden Faktoren ausgeschaltet. Das Baby kann also auf natürliche Weise atmen, sobald das Gehirn ihm aufgrund anderer Reize die Anweisung dazu erteilt. In seiner neuen Umgebung ist es kälter als je zuvor in seinem bisherigen Leben. Der nachlassende Druck auf den Kopf und andere sensorische Reize sowie die neue Reaktion auf Sauerstoffmangel stimulieren gemeinsam das Atemzentrum im Gehirn, das daraufhin die Anweisung zu seinem so wichtigen ersten Atemzug gibt. Der Schrei des Neugeborenen teilt der Welt mit: »Ich bin da!«

Wir haben bereits gesehen, daß das Gehirn des Babys schon vor der Geburt die Reaktion auf Situationen wie Sauerstoffmangel gut steuern konnte. Zum Zeitpunkt der Geburt übernimmt das Gehirn des Neugeborenen die Kontrolle nun endgültig. Die Steuerung des Atemrhythmus wird vollständig neu organisiert. Sie erinnern sich: Die paradoxe Reaktion des Fötus auf eine Hypoxämie bestand darin, daß bei jeder Sauerstoffknappheit die Atmung eingestellt wurde. Gerade dies darf das Neugeborene auf keinen Fall tun, deshalb muß das Gehirn bei Sauerstoffmangel »umdenken« und völlig anders reagieren. Früher war man der Ansicht, die Umstellung von der paradoxen Reaktion bei Sauerstoffmangel auf den gegenteiligen Reflex, nämlich Atembeschleunigung, erfolge bei der Geburt – plötzlich und vollständig. Studien an neugeborenen Tieren haben indessen gezeigt, daß bei vielen Spezies der Übergang zwischen diesen konträren Reaktionen keineswegs so eindeutig oder schnell vor sich geht, wie man früher angenommen hatte. Neugeborene Lämmer reagieren auf Sauerstoffmangel durch eine anfänglich verstärkte Atmung, können sie jedoch auf Dauer nicht aufrechterhalten. Die Atemfrequenz bleibt zwar erhöht, doch die Maximalleistung läßt sich nur wenige Minuten durchhalten. Wie bereits erwähnt wurde, können Experimente wie die Untersuchung der Reaktion eines neugeborenen Lamms auf eine Hypoxämie Kinderärzten bei der Entwicklung neuer Methoden helfen, um die Eltern von Risikokindern, bei denen ein plötzlicher Kindstod nicht ausgeschlossen ist, zu warnen. Sehr wahrscheinlich werden die Forscher in den kommenden Jahren in der Lage sein, Tests zur Erkennung von Risikobabys auszuarbeiten. Freilich muß auf diesem Gebiet noch sehr viel mehr geforscht werden.

Die Geburt ist eine gewaltige Herausforderung für alle Körpersysteme des Neugeborenen. Sämtliche Vorbereitungen, die gegen Ende des fötalen Lebens stattfanden, werden nun innerhalb kürzester Zeit auf die Probe gestellt. Das Herz des Babys braucht das Blut nicht länger zur Plazenta zu pumpen, auch die Umleitung des Blutkreislaufs über den Ductus arteriosus und das Foramen ovale im Herzen muß unverzüglich eingestellt werden. Systeme und Strategien, die für den Fötus im Uterus ideal waren, eignen sich nicht länger für das unabhängige, neugeborene Baby.

Der erste Atemzug ist ein kraftvoller, bestimmter und selbständiger Akt. Manche sagen, wir vollbrächten in unserem ganzen Leben keine größere Leistung als den ersten Atemzug. In gewisser Weise ist diese drastische Formulierung wohl wahr: Wenn wir den ersten Atemzug nicht schaffen, schaffen wir überhaupt nichts mehr. Vier wesentliche Veränderungen treten gleichzeitig als direkte Folge des ersten Atemzugs ein: die Lungen füllen sich mit sauerstoffhaltiger Luft, die Klappe über dem Foramen ovale schließt sich, die Nabelschnur wird gedehnt, wodurch die Nabelarterie sich schließt und damit die fötale Blutzufuhr zur Plazenta kappt, und endlich schließt sich auch der Ductus arteriosus. Betrachten wir die Ursachen und Folgen jedes einzelnen dieser einschneidenden Ereignisse.

Mit dem ersten und allen folgenden Atemzügen wird Luft in die Lunge gesogen, und sofern die Lunge ausgereift ist, öffnen sich die Lungenbläschen. Der Sauerstoff in der Luft wirkt unmittelbar entspannend auf die Muskelwände der Blutgefäße in der Lunge des Babys, die sich dadurch erweitern. Der Widerstand gegen die Durchblutung der Lunge läßt nun rapide nach, das Blut fließt nicht mehr durch den Ductus arteriosus und in die Aorta, sondern durch die Lungenarterie in die Lunge und reichert sich währenddessen mit Sauerstoff an. Anschließend kehrt es über die Lungenvenen in den linken Vorhof des Herzens zurück. Der jäh erhöhte Blutandrang im linken Vorhof läßt den Druck ansteigen: Zum erstenmal herrscht dort jetzt ein höherer Druck als im rechten Vorhof, so daß das kleine Klappenventil auf der linken Seite der Scheidewand zwischen den beiden Vorhöfen gegen das Septum gedrückt wird und der Blutstrom durch das Foramen ovale mit einem Schlag abbricht – das Klappenventil wurde zuvor nur offengehalten, weil der Druck im rechten Vorhof höher war als im linken. Eine der beiden fötalen Kurzschlußverbindungen, das Foramen ovale, wird also sofort unterbrochen, und wenn alles in Ordnung ist, fließt kein Blut mehr vom rechten in den linken Vorhof.

In den nächsten Wochen wächst ein dichtes Netz aus Fasergewebe und verklebt die Ränder der Klappe über dem Foramen ovale fest mit der Vorhofscheidewand; die entstehende Struktur ist permanent, das Loch öffnet sich nie mehr. Wenn hingegen ein Klappenfehler vorliegt, die Verklebung unvollkommen oder die Öffnung zu groß ist, um sich ganz zu schließen, kann sich ein bleibender Durchgang bilden: In diesem Fall heißt es, das Baby habe »ein Loch im Herzen«, und je nach der Größe des Lochs und der Blutmenge, die hindurchfließt, ist unter Umständen ein chirurgischer Eingriff erforderlich. Denn da sich nun das Druckgefälle zwischen den beiden Vorhöfen umgekehrt hat, passiert das Blut, das weiterhin durch das Foramen ovale fließt, die Lunge zweimal. Dieser doppelte Kreislauf ist unökonomisch – aber immerhin nicht so lebensbedrohlich wie die vollständige Umgehung der Lunge.

Die Nabelarterien reagieren sehr empfindlich auf Dehnung. Die Nabelschnur dehnt sich, wenn das Baby geboren ist, und deshalb verschließen sich die Nabelarterien automatisch sehr fest – andernfalls liefe das Baby Gefahr, bei der Abtrennung viel Blut zu verlieren. Natürlich wird bei Geburten unter Mithilfe eines Arztes oder einer Hebamme die Nabelschnur vor der Durchtrennung vorsorglich abgeklemmt. Die Dehnung und das zusätzliche Abbinden oder Abklemmen der Nabelschnur bewirken beide dasselbe. Sie erhöhen den Druck im gesamten Kreislauf, weil das Blutsystem des Neugeborenen nicht länger mit der Plazenta verbunden ist, die nur geringen Widerstand bietet.

So sind also zwei wesentliche Veränderungen im Blutkreislauf vonstatten gegangen. Der Widerstand auf der linken Seite des Kreislaufs ist gestiegen, während der Widerstand im Lungenkreislauf nach Öffnung der Lunge und Einsetzen der Atmung drastisch gesunken ist. In der Aorta herrscht nun ein höherer Druck als in der Lungenarterie, und das Blut fließt in entgegengesetzter Richtung durch den Ductus arteriosus, also von der Aorta durch die Lungenarterie. Das Blut in der Aorta kommt aus der linken Herzkammer, hat also kurz zuvor die Lunge passiert und ist daher sehr sauerstoffreich. Unter Einwirkung von Sauerstoff zieht die glatte Muskulatur in der Wand des Ductus arteriosus sich zusammen, und der Ductus schließt sich allmählich.

Das dauert eine Weile, in der Regel zehn bis fünfzehn Stunden. Während dieser Zeit kann der Arzt ein Geräusch über dem Herzen des Babys hören, das jedoch – wie viele andere Phänomene bei Neugeborenen – kein Grund zur Beunruhigung ist. Es zeigt nur, daß durch den Ductus arteriosus noch ein wenig Blut von links nach rechts fließt. Solche Turbulenzen im Blutkreislauf sind ein Beispiel für die vielen faszinierenden Veränderungen, die im Körper des neugeborenen Babys vor sich gehen.

Die großartig organisierte Regulierung der Körperfunktionen läßt sich am Beispiel der unterschiedlichen Wirkung von Sauerstoff auf die Blutgefäße der Lunge und des Ductus arteriosus gut veranschaulichen: In der Lunge bewirkt Sauerstoff, daß die Zellen der glatten Muskulatur in den Blutgefäßwänden sich entspannen; das System ist so angelegt, daß Sauerstoff ins Blut gelangt, weshalb es für das Blut sinnvoll ist, zu den sauerstoffreichen Regionen der Lunge zu fließen. Im Ductus arteriosus hingegen bewirkt der Sauerstoff die Verengung der glatten Muskelzellen in der Gefäßwand, denn in der sauerstoffreichen Welt außerhalb des Uterus wird das Neugeborene über die Lunge und nicht mehr durch die Plazenta versorgt: In diesem Fall ist der Sauerstoff das Signal für den Körper, die Kurzschlußverbindung abzubrechen, die das Blut von der Lunge ab- und der Plazenta zuleitet. Das Neugeborene hat ohnehin keine Plazenta mehr – sie ist überflüssig geworden. Es ist in der Tat ein Wunder, wie der Sauerstoff für eine Muskelgruppe in einem Teil des Blutkreislaufs das Signal zur Entspannung gibt, und in einer anderen Gruppe von Muskelzellen in anderen Gefäßen ganz im Gegenteil die Zusammenziehung bewirkt.

Während des vorgeburtlichen Lebens wirkten die Prostaglandine im Blut des Fötus muskelentspannend auf den Ductus arteriosus und hielten ihn damit offen. Wenn jetzt die Prostaglandine aus dem Blut des Neugeborenen verschwinden und die Sauerstoffkonzentration steigt, zieht die Ductusmuskulatur sich zusammen und schneidet den Blutfluß ab. Innerhalb weniger Stunden ist der Ductus vollständig geschlossen, zwischen der Lungenarterie und der Aorta besteht keine Verbindung mehr. Aber solange der Ductus arteriosus noch nicht vollkommen unpassierbar geworden ist, bestimmt das Druckgefälle die Richtung, in der das Blut fließt: nämlich von links nach rechts. Für das Neugeborene besteht keine große Gefahr, denn die noch bestehende Flußrichtung von der Aorta zur Lungenarterie durch das Foramen ovale führt lediglich dazu, daß eine relativ geringe Menge Blut die Lunge zweimal passiert, ohne zuvor sämtliche Körpergewebe zu versorgen. Das ist zwar ein wenig unökonomisch, aber solange nicht viel Blut durch diesen Kurzschluß fließt, wird das Herz nicht übermäßig belastet. Am Ende dringen in den Ductus arteriosus Zellen ein, bilden ein dichtes Fasergewebe und verschließen das fötale Blutgefäß permanent.

Infolge dieser Veränderungen im Blutkreislauf kann das Neugeborene sich nun selbst mit Sauerstoff aus der Lunge versorgen (sofern sie ausreichend gereift ist). Die beiden fötalen Verbindungswege zur Umgehung der Lunge sind geschlossen, und in mehreren Regionen des Kreislaufs hat der Druck sich drastisch verändert. Ist die Lunge noch unreif, so daß die Lungenbläschen nicht offenbleiben, ist die Sauerstoffversorgung unzureichend. In diesem Fall ist das Neugeborene in erheblicher Gefahr: Wenn die Blutgefäße in der Lunge verschlossen bleiben, die Lunge also weiterhin einen hohen Widerstand darstellt, bleiben das Foramen ovale und der Ductus arteriosus unter Umständen offen, und das Blut umgeht die Lunge weiterhin. Es ist, als sagte sich das Neugeborene: »Meine Lunge funktioniert nicht gut, also umgehe ich die Lunge und schicke das Blut durch Foramen ovale und Ductus arteriosus zur Plazenta. Das hat schließlich mein ganzes Leben lang immer gut geklappt.« Leider gibt es aber keine Plazenta mehr, und die Umgehung der Lunge ist nicht nur sinnlos, sondern macht die Sache nur noch schlimmer. Der Neonatologe, der neugeborene Babys mit Atemwegsproblemen behandelt, muß hart arbeiten, um eine ausreichende Sauerstoffversorgung aufrechtzuerhalten und gleichzeitig den Blutfluß so umzuleiten, wie es für das Neugeborene normal ist, damit sich am Ende die fötalen Lungenumgehungswege permanent schließen.

Dank jahrelanger intensiver Arbeit fanden die Forscher heraus, wie die Atembewegungen beim Fötus und beim Neugeborenen reguliert werden. Wie wir bereits gesehen haben, spielt die Auskleidung der Lungenbläschen mit einer Substanz aus Fettmolekülen, Proteinen und Kohlenhydraten, Surfactant genannt, eine entscheidende Rolle. Sie verringert die Oberflächenspannung der Lungenbläschen und verhindert auf diese Weise den Kollaps der Lunge. Sorgfältig geplante Experimente verschafften uns genauere Einblicke sowohl in die Funktion des Surfactant als auch in seine Erzeugung beim Fötus, die hormonell gesteuert wird, und erweiterten unser Wissen über die Faktoren, die den Blutfluß durch die Lunge des Fötus und des Neugeborenen regeln. Diese Einsichten waren die Voraussetzung für die Entwicklung klinischer Verfahren für die neonatologische Intensivmedizin: Tausende zu kleiner, unreifer Babys verdanken ihr Leben der praktischen Anwendung von Erkenntnissen, die wir aus Tierversuchen gewonnen haben.

Als direkte Folge – wie zum Beweis dafür, daß Wissen keine Grenzen kennt – werden dieselben Verfahren aus der neonatalen Humanmedizin auch bei der Behandlung frühgeborener Tiere eingesetzt, insbesondere unreifer Fohlen. In einer Hinsicht können wir sagen, daß unreife Fohlen nun auch von den Erfahrungen profitieren, die wir in zwei Jahrzehnten bei der Behandlung neugeborener Menschenbabys gesammelt haben. So war das neugeborene Menschenbaby gewissermaßen das Versuchstier für das neugeborene Fohlen.

Wir haben gesehen, daß das vom Fötus selbst hergestellte Kortisol für die vermehrte Erzeugung von Surfactant am Ende einer Schwangerschaft normaler Länge weitgehend verantwortlich ist. Kortisol bereitet auch das Schilddrüsensystem auf die Aktivitätssteigerung vor, die nötig ist, damit das Neugeborene auf die niedrigeren Temperaturen außerhalb des Uterus reagieren und mehr Wärme erzeugen kann. Viele weitere lebenswichtige Fähigkeiten verdankt das Neugeborene der Wirkung des Kortisols auf den Körper des Fötus während der letzten Tage vor der Geburt.

Kortisol schafft außerdem die Verbindung zwischen dem fötalen Gehirn und der Plazenta, über die der Fötus seine Geburt einleitet (siehe Kapitel 12). Die Methode, mit deren Hilfe der Fötus sicherzustellen versucht, daß seine lebenswichtigen Systeme nach der Geburt uneingeschränkt bereit sind, sich an die Außenwelt anzupassen, besteht darin, die Reifung der wichtigen Organsysteme mit den Mechanismen zur Einleitung der Geburt in Verbindung zu bringen. Leider kommt es, wie wir im nächsten Kapitel sehen werden, in den Industriestaaten in etwa einem von zehn Fällen zu einer verfrühten Geburt, und in den Entwicklungsländern ist der Prozentsatz sogar noch höher. Eine Frühgeburt kann zahlreiche Ursachen haben – auf jeden Fall aber stellt sie ein erhebliches Risiko für das Baby dar. Wie hoch das Risiko ist, hängt davon ab, wie weit – gemessen an der normalen Entwicklung – die jeweiligen Körpersysteme und vor allem die Lunge sich entfalten konnten, wenn das Baby geboren wird und auf sie angewiesen ist.

Nach der Geburt strömt eine Flut von Informationen auf das Gehirn des neugeborenen Babys ein, die sehr verschieden sind von den Reizen, die der Fötus vor der Geburt empfangen hat. Das Neugeborene lebt nun in einer Atmosphäre, die fünfmal soviel Sauerstoff enthält, wie dem Fötus zur Verfügung stand. Die höhere Sauerstoffkonzentration eröffnet dem Neugeborenen völlig neue Möglichkeiten: Seine Nervenzellen können nun rascher arbeiten und ihre Fähigkeiten vollständig entfalten.

Das Baby muß jedoch nicht nur die Sinneseindrücke verarbeiten, sondern auch sein Verhalten an das der Mutter anpassen, um mit der Muttermilch die optimale Ernährung zu erhalten. Bei allen Säugetieren ist die Mutter-Kind-Bindung prägend und von wesentlicher Bedeutung für eine anhaltende Beziehung, also auch für die richtige Entwicklung des Babys.

Über das Verhalten von Neugeborenen und Kleinkindern wurden einige interessante Untersuchungen angestellt, die zeigen, wie entscheidend die Umgebung für die Entwicklung des Gehirns ist. Der Schlüssel zu unserem Erfolg als Spezies liegt in der Kombination von elterlicher Fürsorge und der außerordentlichen Fähigkeit des Nervensystems, Informationen aufzunehmen, zu assimilieren und umzusetzen. Unser Gehirn ist ein unersättliches Speicherorgan, das sich um so besser entwickelt, je mehr es eingesetzt wird, solange es noch jung und empfänglich ist. Wie wir in Kapitel 8 gesehen haben, wiesen mehrere Experimente nach, daß die Fähigkeit von Nervenzellen, Verbindungen zu benachbarten Zellen aufzubauen, sich mit zunehmender Aktivität ständig verbessert. Junge Tiere, die in einer anspruchsvollen, fordernden Umgebung mit vielfältigen und abwechslungsreichen Sinnesreizen aufgezogen werden, entwickeln ein leistungsfähigeres Nervensystem.

Anpassung an die Außenwelt bedeutet, daß das Neugeborene versuchen muß, die Aufnahme und Ausscheidung von Flüssigkeiten und Mineralstoffen fortan aus eigener Kraft im Gleichgewicht zu halten. Vor der Geburt diente ihm die Plazenta als Niere; Wasser und die verschiedenen Salze, aus denen unsere Körperflüssigkeiten bestehen, wurden je nach Bedarf von der Plazenta bereitgestellt. Aus Experimenten wissen wir zwar ziemlich genau Bescheid, wie bei Schafen der Transport lebenswichtiger Körperbestandteile über die Plazenta funktioniert (siehe Kapitel 5), aber wie derselbe Vorgang beim Menschen vonstatten geht, ist uns noch nicht recht klar. Solange die Plazenta normal funktioniert, leidet der Fötus in der Regel weder unter Mangel an wichtigen Bestandteilen seiner Körperflüssigkeiten noch unter einem Überschuß: Tatsächlich haben der Fötus wie auch die Plazenta ausgezeichnete und hochempfindliche Instrumentarien entwickelt, um den Körperhaushalt des Fötus im Gleichgewicht zu halten. Ein hervorragendes Beispiel ist die konstante Versorgung mit Kalzium, einem wichtigen Bestandteil jeder Körperzelle, das für die normale Knochenbildung, aber auch für die Sekretionsprozesse in allen Zellen unerläßlich ist. Aus Experimenten wissen wir, daß der Schafsfötus stets einen normalen, gleichbleibenden Kalziumspiegel aufrechterhält, unabhängig davon, ob das Mutterschaf normal viel, extrem viel oder extrem wenig Kalzium durch die Nahrung aufnimmt. Die Kalziumzufuhr von der Mutter zum Fötus wird durch die Plazenta reguliert: Sie nimmt zu, wenn bei der Mutter Kalziummangel herrscht, und verringert sich bei Kalziumüberschuß. Diese Schutzeigenschaft der Plazenta ist für die normale Knochenbildung beim Fötus entscheidend.

Nach der Geburt erhält das Baby Kalzium und alle anderen Nahrungsmittelbestandteile über die Muttermilch. Das Verdauungssystem des Babys ist jedoch viel weniger in der Lage als die Plazenta, die Nährstoffaufnahme an den Bedarf anzupassen, und deshalb wird nun die Zusammensetzung der Körperflüssigkeiten über die Nierenausscheidung geregelt. Die Nieren des Neugeborenen sind noch nicht vollständig entwickelt: Eine Funktion, die sich noch verbessern muß, ist die Fähigkeit, Wasser auszuscheiden, falls das Neugeborene zuviel Flüssigkeit zu sich nimmt. Wir sollten daran denken, daß Muttermilch die am besten geeignete Flüssigkeit für das Neugeborene ist, sowohl in der absoluten Menge der Bestandteile als auch in deren jeweiligem Anteil.

Die ersten Wochen nach der Geburt sind eine aufregende Zeit für die Eltern, die weitere Familie und die Freunde der Familie. Das Baby vollbringt täglich neue Meisterleistungen, lernt neue Laute, neue Bewegungen, ein neues Lächeln. Sein Nahrungsbedarf nimmt zu, je mehr es wächst und sich entwickelt. Beim Menschen dauert die Zeit der elterlichen Fürsorge länger als bei allen anderen Spezies. Die Interaktionen des Babys mit seiner

Umgebung verstärken die Bindung zwischen dem Baby und seinen Eltern, und gleichzeitig verschaffen sie dem heranwachsenden Zentralnervensystem die für seine Entwicklung erforderlichen Sinnesreize.

Unser heutiges Wissen vom Leben vor der Geburt kann uns helfen, die Bedürfnisse des Neugeborenen besser zu verstehen. Im nächsten Kapitel werden wir sehen, wie entscheidend unsere Kenntnisse sind, falls etwas schiefgeht – wenn der Kinderarzt um das Leben eines Frühgeborenen kämpfen muß, wenn Babys auf der Neugeborenenstation intensive Pflege brauchen. Selbst ein Baby, das nach einer völlig normalen Schwangerschaft zur Welt kommt, kann nur davon profitieren, wenn wir mehr Einsichten in die bestimmenden Faktoren einerseits während seiner vorgeburtlichen Entwicklung und andererseits während der ersten Tage, Wochen und Monate nach der Geburt besitzen.

Als Beispiel wollen wir den Schlaf-Wach-Rhythmus des Neugeborenen betrachten. Wie wir bereits gesehen haben, werden die Sinneseindrücke, die auf das fötale Gehirn einströmen, nicht nur aufgenommen und gespeichert, sondern beeinflussen ihrerseits die Gehirnentwicklung. So wie Sie oder ich zu gewissen Zeiten nicht gestört werden wollen und zu anderen Zeiten durchaus aufnahmewillig sind, reagiert auch das Gehirn des Babys je nach Tageszeit verschieden. Wir brauchen noch viel mehr systematische und kontrollierte Forschung, ehe wir wissen, welche Strategien wir anwenden sollten, um dem Gehirn des Fötus die bestmöglichen Entwicklungschancen einzuräumen – sowohl bei Risikoföten als auch bei normalen Föten, denn für Babys, die am Ende einer normalen Schwangerschaft geboren werden, gilt dasselbe wie für Frühgeburten. Mit unserem derzeitigen Wissen stehen wir an der Schwelle zu einem neuen Zeitalter, in dem wir in der Lage sein werden, vernünftige und wirksame Behandlungsmethoden zur Intensivbetreuung Neugeborener zu entwickeln, die in den Klinikstationen an die Praxis angepaßt und eingesetzt werden. Das Leben vor der Geburt hat das Baby mit allen notwendigen Voraussetzungen ausgestattet, damit es sein gesamtes Potential entfalten kann: Jetzt ist es bereit für die Zukunft.

# Kapitel 15
# Unreife: zu früh oder zu klein geboren

*Ich, um dies schöne Ebenmaß verkürzt,*
*Von der Natur um Bildung falsch betrogen,*
*Entstellt, verwahrlost, vor der Zeit gesandt*
*in diese Welt des Atmens, halb kaum fertig ...*

William Shakespeare: *Richard der Dritte**

Ein Frühgeborenes ist ein Baby, das zur Welt kommt, bevor es Zeit hatte, die Entwicklung sämtlicher Organsysteme soweit in Gang zu bringen, daß sie in der Lage sind, außerhalb des lebenserhaltenden mütterlichen Uterus selbständig zu funktionieren. Wir haben gesehen, wie der Fötus heranwächst, gestützt auf einen internen Bauplan: Er verfügt über ein Programm sorgfältig aufeinander abgestimmter Entwicklungsschritte, die dafür sorgen, daß die Lunge, das Verdauungssystem, die Muskeln und Knochen bis zum Augenblick der Geburt ausgereift sind; und wir haben gesehen, daß er der Entwicklung seines Gehirns stets Priorität einräumt. Auch in anderer Hinsicht ist der Prozeß hervorragend geplant: Dieselben Signalmechanismen, die für die Entwicklung lebenswichtiger Organe wie der Lunge verantwortlich waren, bestimmen auch die normale Geburt. Die beiden Prozesse, Reifung und Geburt, sind untrennbar miteinander verbunden, und in der Regel verhindert diese enge Verbindung, daß ein Baby geboren wird, ehe es reif genug ist, um außerhalb des Uterus überleben zu können.

Leider geht manchmal einiges schief, und das Baby kommt zu früh zur Welt, bevor es auf den nächsten Schritt seines großen Abenteuers ausreichend vorbereitet ist. Befassen wir uns also mit den üblichen Ursachen einer Frühgeburt und betrachten wir die Folgen einer Geburt »vor der Zeit«. Babys, die vor der

---

* *Shakespeares Werke*, a.a.O., Bd. V, deutsch von A. W. Schlegel.

siebenunddreißigsten Schwangerschaftswoche zur Welt kommen, gelten als Frühgeborene (prämature oder präterme Kinder). Allerdings ist das Datum der letzten Monatsblutung nicht immer genau bekannt, und deshalb trifft man die Entscheidung über Reife oder Unreife eines Babys häufig anhand des Geburtsgewichts. Entsprechend den Standardgewichtskurven wird ein Baby, das weniger als zweitausendfünfhundert Gramm wiegt, als prämatur angesehen. Nach einer anderen Beurteilungsmethode gelten alle Babys unter zweitausendfünfhundert Gramm als untergewichtig und Babys unter eintausendfünfhundert Gramm (ein Prozent aller Geburten) als sehr untergewichtig. Zwei von tausend Babys kommen mit extrem niedrigem Geburtsgewicht zur Welt: Sie wiegen weniger als siebenhundertfünfzig Gramm.

In den USA liegt die Häufigkeit von Frühgeburten knapp unter zehn Prozent. Der Tod eines Fötus während der Wehen oder eines Neugeborenen im ersten Lebensmonat ist in mindestens fünfundsiebzig Prozent der Fälle auf Unreife zurückzuführen. Prämature Babys sterben zweihundertmal häufiger während des ersten Lebensjahrs und leiden zehnmal häufiger an schweren neurologischen Behinderungen als Reifgeborene. Sie sind eher anfällig für chronische Leiden, die ihr Leben beeinträchtigen, etwa Sehstörungen oder Lungeninsuffizienz. Bei sechzehn Prozent der sehr untergewichtigen Babys und dreißig Prozent aller extrem untergewichtigen Babys treten später bleibende neurologische Schäden auf.

Die Ursache einer Frühgeburt festzustellen war nicht einfach. Bis vor kurzem stammte der weitaus größte Teil der uns vorliegenden Daten aus statistischen Analysen medizinischer Aufzeichnungen. Natürlich sollten wir Statistiken mit Vorbehalt begegnen; dennoch können sie oft wichtige Hinweise liefern. Zum Beispiel wissen wir, daß zwischen bestimmten Leiden und vorzeitigen Wehen eine Verbindung besteht. Dabei dürfen wir jedoch nicht vergessen, daß ein statistischer Zusammenhang zwischen zwei Ereignissen nicht mehr ist als eben dies: ein statistischer Zusammenhang – das zeitliche Zusammentreffen zweier Ereignisse beweist noch keine ursächliche Verbindung. Epidemiologie ist die Wissenschaft, die sich mit der Entstehung und dem Verlauf von Krankheiten (und Seuchen) unter Berücksichtigung verlaufsbeeinflussender Faktoren befaßt: Umwelt, Familiengeschichte, Lebensweise und andere Faktoren, die bei einer

Krankheit möglicherweise eine Rolle spielen. Die Epidemiologie ist eine sehr wichtige medizinische Forschungsrichtung, aber sie kann uns lediglich den Weg zu Kausalzusammenhängen weisen.

Eine der wichtigsten Erkenntnisse der Epidemiologie war in den sechziger Jahren die Feststellung, daß Lungenkrebs und Tabakrauch miteinander in Verbindung stehen. Der ursächliche Zusammenhang ist mittlerweile zwar gesichert, dennoch kann die Tabakindustrie auch heute noch jede Kausalität leugnen, weil die Epidemiologie, anders als wissenschaftliche Experimente, nicht in der Lage ist, den unbestreitbaren Nachweis zu erbringen, daß bei Veränderung eines einzigen Faktors etwas anderes unausweichlich geschieht. Dies jedoch ist die einzig verläßliche Methode, eine Ursache und deren Wirkung aufzuzeigen.

Ein wissenschaftliches Experiment wäre zum Beispiel die Entfernung der Bauchspeicheldrüse bei einer Ratte, woraufhin wir feststellen, daß die Ratte an Diabetes erkrankt. Die Bauchspeicheldrüse braucht nicht chirurgisch entfernt zu werden; bestimmte Medikamente greifen die insulinerzeugenden Zellen in der Bauchspeicheldrüse an und zerstören sie. Man kann also sagen: Diese Wirkstoffe verursachen Diabetes. Zusätzlich läßt sich mit Hilfe des Mikroskops nachweisen, daß die betreffenden Wirkstoffe ausschließlich die insulinerzeugenden Zellen der Bauchspeicheldrüse zerstören. Der endgültige Beweis, daß Diabetes durch Insulinmangel verursacht wird, läßt sich erbringen, indem man Insulin injiziert und die Konsequenzen der nicht mehr funktionsfähigen Bauchspeicheldrüse damit aufhebt.

Ich habe dieses Beispiel so ausführlich dargestellt, um auf die Bedeutung kontrollierter wissenschaftlicher Experimente bei der Suche nach den Ursachen von Frühgeburten hinzuweisen. Das epidemiologische Datenmaterial liefert uns zwar außerordentlich wertvolle Informationen, aber einen Zusammenhang zwischen Ursache und Wirkung beweist es noch nicht. Im und nach dem Ersten Weltkrieg nahm der Zigarettenkonsum rapide zu – während des Stellungskriegs hockten die Soldaten gelangweilt in ihren feuchten Schützengräben und hatten stundenlang nichts anderes zu tun als zu rauchen und auf den unvermeidlichen Angriff mit Bajonetten zu warten. Viele Jahre nach dem Krieg nahm die Häufigkeit von Lungenkrebs deutlich zu, und für viele starke Raucher war der Tod durch Lungenkrebs ebenso unentrinnbar, wie für andere der Tod im Schützengraben gewesen war.

Aufgrund sozialer Faktoren begannen Frauen später zu rauchen als Männer, und natürlich trat auch der Lungenkrebs bei Frauen erst später häufiger auf.

Der Zusammenhang dieser beiden Ereignisse war freilich kein geplantes Experiment, bei dem sich kein anderer Faktor veränderte. Um den Wert von Statistiken zu veranschaulichen, hat man spaßeshalber darauf hingewiesen, daß in denselben Jahren, in denen die Krebstumoren in den Lungen der Raucher wucherten und schließlich Millionen das Leben kosteten, auch der Bananenkonsum zunahm: Rein vom zeitlichen Zusammenhang her betrachtet, wären Bananen folglich als Ursache von Lungenkrebs ebenso denkbar wie Tabakrauch. Aus Gründen wie diesen können die Aussagen der Epidemiologie niemals die Grundlagenforschung ersetzen; jedoch ergänzen die beiden Fachgebiete einander recht gut.

Epidemiologische Studien helfen uns insofern, als sie zeigen, daß die Veränderung eines bestimmten Merkmals unserer Lebensweise oder Umgebung die Häufigkeit einer bestimmten Krankheit verringern kann. Als die ersten Statistiken über den Zusammenhang zwischen Lungenkrebs und Rauchen erschienen, gab es eine Gruppe von Fachleuten, die diesen deutlichen Hinweis auf Ursache und Wirkung rasch akzeptierten. Es waren die Ärzte der Patienten, die nach jahrelangem starkem Rauchen an Lungenkrebs erkrankt waren. Viele der Ärzte, die selbst rauchten, hörten daraufhin auf. Dadurch lieferten sie, ohne es zu beabsichtigen, statistisches Material, das geeignet ist, Ursache und Wirkung zu bestimmen: Tatsächlich sank die Krebsrate bei den Ärzten, die das Rauchen aufgegeben hatten, während jene, die weiterrauchten, auch weiterhin in Scharen am Lungenkrebs zugrunde gingen. Aber sogar dieser wirklich stringente Beweis war anfechtbar und wurde in der Tat von der Tabakindustrie in Mißkredit gebracht, die geltend machte, die Krebsrate sei nur bei jenen gesunken, die genug Willenskraft hätten, um das Rauchen aufzugeben – womit angedeutet wurde, daß Ärzte mit »Willenskraft« eine eigene Gruppe darstellten, innerhalb derer auch andere Faktoren die Erkrankungshäufigkeit beeinflußt haben könnten.

Aus epidemiologischen Untersuchungen haben wir jedoch eine Menge über Frühgeburten erfahren. Zum Beispiel wissen wir heute, daß bestimmte Faktoren bei der Mutter ein höheres

Frühgeburtsrisiko mit sich bringen. Frühgeburten sind häufiger einerseits bei sehr jungen Frauen und andererseits bei Frauen, die bereits auf das Ende ihrer fruchtbaren Jahre zugehen. Eine erhöhte Tendenz zu Frühgeburten wird auch mit vorangegangenen Frühgeburten und mit bestimmten Krankheiten der Mutter wie Nierenleiden und Verwachsungen sowie anderen strukturellen Anomalien im Uterus in Verbindung gebracht. Der Zusammenhang zwischen strukturellen Anomalien und einer frühzeitig reißenden Fruchtblase oder einer unzureichenden Uterusauskleidung, die für die volle Leistungsfähigkeit der Plazenta erforderlich ist, liegt auf der Hand. Wenn der Gynäkologe und die werdende Mutter im Hinblick auf eine gute pränatale Vorsorge während der Schwangerschaft zusammenarbeiten, stehen die Chancen gut, daß sich derlei Beeinträchtigungen diagnostizieren und nach Möglichkeit beseitigen lassen.

Wie bereits erwähnt, konnte eine epidemiologische Studie nachweisen, daß Frauen, die bei ihrer eigenen Geburt wachstumsretardiert waren, eher zu Frühgeburten neigen. Welche Mechanismen die Geburtsgeschichte der Mutter und die ihres Kindes in Zusammenhang bringen, ist uns freilich keineswegs klar. Manchmal läßt sich leicht feststellen, warum ein bestimmter Schwangerschaftsverlauf zwangsläufig zu einer Frühgeburt führt. So dehnt beispielsweise die übermäßige Produktion von Fruchtwasser (Polyhydramnie) den Uterus weit über den normalen Umfang. Jeder Muskel, der zu sehr gedehnt wird, reagiert durch Kontraktion. Wenn die Kontraktionsneigung infolge zunehmender Polyhydramnie zunimmt, kommt es zu vorzeitigen Wehen. Die übermäßige Dehnung der Uteruswand ist wahrscheinlich die Ursache für das häufigere Auftreten von Frühgeburten bei Zwillings- und Drillingsschwangerschaften.

Die Ärzte sind heute der Ansicht, daß bis zu dreißig Prozent der Frühgeburten auf Infektionen zurückzuführen sind. Bakterien und andere Mikroben erzeugen Toxine – organische Giftstoffe, die die Abwehrzellen des Körpers mobilisieren, also die verschiedenen Arten weißer Blutkörperchen. Eine Leukozytenart, die sogenannten Makrophagen, eilen daraufhin an den Ort der Infektion und scheiden chemische Substanzen aus, die eine Verbreitung der Mikroben zu unterbinden und die bereits vorhandenen zu töten versuchen. Diese chemischen Substanzen entfalten ein breites Wirkungsspektrum: unter anderem stimulieren sie die Prostaglandinproduktion. Wie wir gesehen haben, regen Prostaglandine einerseits die Uterusmuskeln zu Kontraktionen an und veranlassen andererseits den Gebärmutterhals zur Dehnung. Es ist daher nicht erstaunlich, daß die Gefahr einer Frühgeburt zunimmt, wenn Infektionen nicht behandelt oder vom Abwehrsystem des Körpers rechtzeitig besiegt werden.

Eine Infektion des Fortpflanzungstrakts der schwangeren Frau ist um so wahrscheinlicher, je schlechter ihre Ernährung und ihr allgemeiner Gesundheitszustand sind. Anämie, hoher Blutdruck, Mangelernährung, unzureichende pränatale Versorgung – kombiniert oder einzeln – bereiten einen günstigen Boden für Infektionen. Wir müssen daher besonderen Nachdruck auf die angemessene Versorgung jeder werdenden Mutter und jedes ungeborenen Babys legen! Die Gesellschaft hat die unabwendbare Pflicht, sich um die jeweils nächste Generation zu kümmern. Außerdem müssen die Mechanismen erforscht werden, die zu einer Frühgeburt führen – zur Rechtfertigung des Forschungsaufwands brauchen wir nur daran zu denken, was es kostet, schwer geschädigte, frühgeborene Babys ein Leben lang medizinisch zu betreuen: Bis zu hundertfünfzigtausend Dollar jährlich betragen die Behandlungskosten. Aber unsere Mittel sind begrenzt, und wir müssen sie möglichst ökonomisch einsetzen. Vorbeugung ist immer besser als Behandlung, zumal für das Baby und seine Familie.

Aus epidemiologischen Untersuchungen weiß man ferner, daß die Lebensweise der Mutter die Häufigkeit von Frühgeburten beeinflußt. Dr. Emile Papiernik und seine Kollegen in Frankreich führten mehrere Studien durch, mit denen sie nachwiesen, wie positiv sich die Veränderung nachteiliger Faktoren im Leben der Mutter auswirkte. Sie zeigten, daß mehrere Streßfaktoren in der Umgebung und der Lebensweise der Mutter das Risiko einer Frühgeburt erhöhen; sogar der Streß eines Wohnungswechsels während der Schwangerschaft wurde mit einem erhöhten Frühgeburtsrisiko in Verbindung gebracht. Wie wir bereits wissen, sondern die Streßhormone aus den Nebennieren der Mutter und des Fötus bestimmte Vorläufersubstanzen ab, die in der Plazenta in Östrogene umgewandelt werden. Es überrascht daher nicht, daß eine ganze Reihe von Streßfaktoren in der Lage ist, die hormonellen Veränderungen zu beschleunigen, die normalerweise zu vermehrten Uteruskontraktionen führen. Anhand zahlreicher

Studien ließ sich belegen, daß Streß unter Umständen die Uterusaktivität steigert und den Wechsel von Schwangerschafts- zu Geburtswehen verursacht.

Nicht jede Frühgeburt endet als Katastrophe. Manchen Frühgeborenen gelingt es, sich auf ihr frühzeitiges Erscheinen in der Welt außerordentlich gut einzustellen. Wie wir schon sagten, war Isaac Newton bei seiner Geburt so klein, daß es hieß, er hätte in einer Halbliterkanne Platz gefunden. Es ist ein scheinbares Paradox, daß frühgeborene und überdies wachstumsretardierte Babys – die sogar noch kleiner sind, als sie im jeweiligen Schwangerschaftsstadium sein müßten – nach der Geburt häufig sehr viel besser zurechtkommen als andere Babys im selben Fötalalter. Die Gründe dafür sind leicht zu verstehen: Höchstwahrscheinlich litt das wachstumsretardierte Baby im Uterus längere Zeit hindurch unter Nährstoff- und Sauerstoffmangel, reagierte aber angemessen und richtig auf die ungünstigen Umstände, indem es die Kortisolsekretion verstärkte und seine Nährstoffreserven mobilisierte. Es ist kampferprobt! Deshalb ist seine Lunge wahrscheinlich sogar reifer als bei einem Baby, das eine Zeitlang streßfrei im Uterus gelebt hat und schließlich infolge einer Notsituation unerwartet geboren wurde. Hingegen hat das chronisch gestreßte, wachstumsretardierte Baby vielleicht für sich die Entscheidung getroffen, daß es ihm außerhalb des Uterus wohl besser gehen würde.

Anfang der fünfziger Jahre stellte Dr. Virginia Apgar ein Punkteschema für die Zustandsdiagnostik des Neugeborenen unmittelbar nach der Geburt auf. Das nach ihr benannte, heute als Akronym zur Gedächtnisstütze verwendete sogenannte APGAR-Schema beurteilt die folgenden fünf Merkmale: **Atmung, Puls, Grundtonus, Aussehen, Reflexe.** Jeder Faktor erhält eine Note: 0 (niedrig), 1 oder 2 (hoch); das perfekte Baby kommt damit auf zehn Punkte. Anhand der Bewertungskriterien ermißt der Arzt, wie gut das Gehirn eines Babys sein Herz (P), seine Atmung (A), Gesichtsmuskeln und Aussehen des Körpers (A) sowie die Gliedmaßen (G) steuert. Der sogenannte APGAR-Index wird eine, fünf und zehn Minuten nach der Geburt bestimmt. Ein gesundes Baby hat eine Minute nach seiner Geburt einen Wert zwischen 7 bis 10. Ein Wert unter 7 Punkten gilt als Depressionszustand: Möglicherweise muß der Neonatologe der Lunge des Babys mit Hilfe eines Ventilators Sauerstoff zuführen, um den Übergang von der Plazentaabhängigkeit zur eigenständigen Atmung zu erleichtern. Das Baby wird sanft abgetrocknet, um den Wärmeverlust des Körpers zu verlangsamen; auch ein Heizstrahler ist dabei hilfreich. Wir wissen, daß es sehr wichtig ist, das Baby warm und seine Körpertemperatur gleichmäßig zu erhalten.

Liegt der APGAR-Wert unter 3, hat der Neonatologe noch sehr viel mehr zu tun. Der erste Schritt zur Wiederbelebung eines Babys, das eine Weile braucht, um auf seine neue Umgebung zu reagieren, besteht darin, ihm Sauerstoff zuzuführen, den es von der Plazenta nicht mehr bekommt. Sauerstoff durch eine Atemmaske oder notfalls durch Intubation der Luftröhre versorgt das Baby so lange mit Luft, bis es allein und ausreichend atmet. Im Extremfall ist das Baby vielleicht noch gar nicht in der Lage, seine Lunge zu entfalten, und außerstande, selbständig zu atmen, so daß es notwendig sein kann, die unreifen Lungen mechanisch zu belüften. Der Fötus hat aber, wie wir bereits wissen, in einer Umgebung gelebt, in der ihm nur etwa ein Fünftel soviel Sauerstoff zur Verfügung stand wie in der Außenwelt. Erhält deshalb das Neugeborene zuviel Sauerstoff, besteht die Gefahr einer Sauerstoffintoxikation, die Augen und Lungen schädigen kann. Es ist ein Dilemma: bei zuwenig Sauerstoff besteht das Risiko einer Gehirnschädigung; zuviel Sauerstoff hingegen schädigt möglicherweise Augen und Lunge, denn wenn die Netzhaut des Neugeborenen einem Sauerstoffüberschuß ausgesetzt ist, wächst Bindegewebe in die lichtempfindlichen Zellen ein, und das Baby wird blind. Der Neonatologe muß die über eine Maske oder auf andere Weise zugeführte Sauerstoffmenge nach verschiedenen sorgfältig gewählten Verfahren, die sich auf detaillierte Forschungsergebnisse stützen, exakt regulieren. Die in der Neonatologie angewandten Verfahren sind der klinische Ausdruck der Erkenntnisse und Erfahrungen, die während der letzten dreißig Jahre in den Labors gesammelt wurden. Dank dem Wissen der Medizin über Wachstum und Entwicklung des Fötus sind tausende frühgeborener Babys heute am Leben und gesund.

Die langfristige Prognose für das Baby hängt von dem Stadium ab, in dem die Schwangerschaft beendet wurde, dem Reifegrad des Fötus zu diesem Zeitpunkt und der medizinischen Versorgung unmittelbar nach der Geburt. Die größten Gefahren bei

Frühgeburten sind Gehirnschädigungen aufgrund von Blutungen im Gehirn, Unausgereiftheit des Magen-Darm-Trakts, der eine spezielle Ernährung erfordert, mangelnde Reifung der Nieren und damit die Unfähigkeit, den Flüssigkeits- und Mineralhaushalt im Körper zu regeln, unzureichende Lungenentwicklung, die zusätzliche Belüftung nötig macht, die Unfähigkeit, den Wärmeverlust des Körpers auszugleichen, und deshalb Absinken der Körpertemperatur, Glukose- und Kalziummangel, dem zuvor die Plazenta vorgebeugt hat, und Ikterus (Gelbsucht), weil die Leber des Neugeborenen noch nicht in der Lage ist, die Farbpigmente zu zerlegen, die als Abbauprodukte der roten Blutkörperchen entstehen (Bilirubin). Außerdem ist das neugeborene Baby anfälliger für Infektionen und die Auswirkungen von Streß. Jede dieser Anomalien birgt potentielle Langzeitgefahren in sich. Wenn beispielsweise die Abbauprodukte des roten Blutfarbstoffs im Baby akkumulieren, lagern sie sich unter Umständen in bestimmten Gehirnregionen ab und rufen dort bleibende Schäden hervor, die zu einer Reihe neurologischer Störungen führen. Gehirnblutungen des Neugeborenen können Nervenschäden und geistige Mangelerscheinungen zur Folge haben. Intrakranialblutungen (Gehirnblutungen) treten bei fünfundsiebzig Prozent aller Babys auf, die mit weniger als einem Kilo Körpergewicht geboren werden. Trotzdem ist das noch in Entwicklung befindliche Nervensystem bemerkenswert robust. Nicht einmal als Erwachsene benutzen wir unsere gesamte Gehirnkapazität – selbst nach dem Trauma eines schweren Gehirnschlags ist ein Erwachsener in der Lage, verlorene Fähigkeiten neu zu erlernen, indem er dazu andere Teile seines Gehirns einsetzt. Neugeborene können Schädigungen sogar noch besser kompensieren.

Auf der neonatologischen Intensivstation wird getan, was man kann, um die Situation im Uterus zu simulieren. Früher waren solche Stationen in der Klinik ein Ort ständigen Aufruhrs: Rund um die Uhr waren High-Tech-Apparaturen im Einsatz und versuchten in dramatischen Rettungsaktionen, sehr kranke Babys am Leben zu erhalten. Zum Teil läßt sich dieses Drama auch heute nicht vermeiden – schließlich entwickeln sich lebensbedrohliche Situationen häufig dramatisch. Das allesdurchdringende Summen und Piepsen der Geräte und grelle Lichter sind beherrschend: Ein solcher Ort hat wahrscheinlich nichts mit der warmen, behaglichen, sicheren, flüssigkeitsgefüllten Umgebung im

Uterus gemein, wo es bestenfalls dämmrig ist und nur die regelmäßigen Vierundzwanzigstundenrhythmen der Mütter spürbar sind. Auf der Intensivstation der Neonatologie gibt es keine Schwangerschaftswehen, die das Neugeborene sanft stimulieren und seinem Gehirn nach und nach neue Sinneseindrücke vermitteln. Viele neonatologische Stationen versuchen nun im kleinen Maßstab eine der intrauterinen Situation möglichst ähnliche Umgebung zu schaffen – ein sehr vernünftiger Versuch, unsere Erkenntnisse aus der Forschung auf die Pflege des unreifen Babys anzuwenden, insbesondere seines Gehirns. Natürlich ist es eine äußerst heikle Arbeit, um so mehr, als sie ein emotional sehr belastetes Gebiet der Medizin betrifft. Der Neonatologe vollführt eine schwierige Gratwanderung zwischen einer Behandlung, bei der er nicht alles einsetzt, was er kann, und einer Überbehandlung, die durch den gegenwärtigen Wissensstand nicht gerechtfertigt ist.

Die Behandlung sehr kleiner Frühgeborener ist für Babys, die ohne größere Anomalien überleben, ein technisches Wunder unserer Zeit. Das Problem ist, daß wir keinerlei Möglichkeit haben, festzustellen, welche Babys geringe oder keine Defizite davontragen und welche unter verschiedenen langfristigen Behinderungen leiden werden. Die Behinderung ist nicht nur ein persönliches Unglück, sondern auch eine finanzielle Last für die Gesellschaft. Am meisten Pflege und Aufmerksamkeit brauchen natürlich die Babys, die am schwersten betroffen sind und damit auch die schlechtesten Aussichten haben.

Erst heute erkennt man, daß viele gehirngeschädigte Babys ihr Leben lang Betreuung brauchen. Auch wenn im Alter von zwei Jahren noch kaum Mängel aufgetreten sind, können sie sich sehr wohl später manifestieren. Pilotstudien zeigen indessen, daß eine frühe Betreuung mit gezielter Förderung und anderen Therapien zur Entwicklung des Nervensystems durchaus etwas bewirken kann – genauso, wie der Körper eine Wachstumsretardierung unter Umständen aufholt. Wir wissen noch nicht genug über die Formbarkeit des Nervensystems von Neugeborenen; erhebliche Summen ließen sich einsparen, weil wir weniger für die Sonderbetreuung ausgeben müßten, wenn wir spezielle Förderungsprogramme für frühgeborene Babys entwickeln könnten, die ihren Bedürfnissen gerecht werden.

Jeder, der die Folgen einer Gehirnschädigung aus eigener

Erfahrung kennt, weiß, wie bedrückend dieses Leiden ist. Für die Kinder bedeutet es lebenslange Abhängigkeit, für die Eltern fortgesetzte Betreuung ihres Nachwuchses; es zwingt die Gesellschaft zu komplizierten und teuren Pflegeeinrichtungen. Vor allem aber ist ein gehirngeschädigter Mensch niemals in der Lage, sein Potential uneingeschränkt zu verwirklichen oder seinen vollen Beitrag zur Gemeinschaft zu leisten. Dank der weltweiten perinatalen Forschung in den Labors während der letzten dreißig Jahre sind unsere Kenntnisse so weit fortgeschritten, daß wir heute nahe daran sind, das schwerwiegende Problem von Frühgeburten einzuschränken oder sogar völlig auszumerzen und damit das Auftreten von Gehirnschäden drastisch zu senken.

## Kapitel 16
# Die Zukunft

*Welch ein Meisterwerk ist der Mensch.*
William Shakespeare: *Hamlet**

*Es heißt, die Moral einer Regierung sei daran zu messen, wie sie jene behandelt, die sich in der Morgendämmerung ihres Lebens befinden, die Kinder; jene in der Abenddämmerung des Lebens, die Alten; und jene, die im Schatten des Lebens stehen – die Kranken, Bedürftigen und Behinderten.*
Widmung für das Hubert-H.-Humphrey-Gebäude, New York, vom 1. November 1977 (*Kongreßaufzeichnungen*, 4. November 1977, Band 123, S. 37287)

Für jedes neugeborene Kind hält die Zukunft einen Schatz an unerforschten und noch nicht erfüllten Versprechen bereit. Jedes Kind ist wie ein neues Buch, in dem noch beinahe alle Seiten leer sind. Der elterliche Instinkt sorgt dafür, daß wir unsere Kinder aufziehen, so gut wir können, und ihnen jede mögliche Chance einräumen, damit sie, je nach ihren Bedürfnissen und ihrem Wesen, alle ihre Ziele und Wünsche verwirklichen können. Der Instinkt der Elternliebe ist die stärkste menschliche Empfindung, ein tief verwurzelter Trieb, stärker als jede andere Form von Altruismus – so sehr, daß man meint, die elterliche Liebe müsse eine physische Grundlage haben, in irgendeiner Weise genetisch verankert sein. In allen Künsten fand die Liebe zu den Kindern ihren Widerhall, in der Malerei, der Musik, in Literatur

---

* *Shakespeares Werke*, a.a.O., Bd. I, deutsch von A. W. Schlegel.

und Dichtung. Kinder sind die Wächter unserer Zukunft. Die Fackel des Lebens geht von einer Generation auf die nächste über, damit die Jungen sie entgegennehmen und weitertragen. Über die menschliche Kette setzt das Gefüge unserer Gesellschaft sich fort und wird von jeder nachfolgenden Generation verändert und neu aufgebaut. Wie wir gesehen haben, hängt die Fähigkeit jedes neugeborenen Kindes, die Fackel entgegenzunehmen und das Gefüge mitzuformen, zuallererst davon ab, wie gut es umsorgt und aufgezogen wurde und seine Anlagen während des vorgeburtlichen Lebens entwickeln konnte.

Jede Generation hat die erhabene Verpflichtung jenseits der Grenzen des Individuums, alles zu tun, was in ihrer Macht steht, um der nächsten Generation ein besseres Leben zu ermöglichen. Auf die Frage, welche herausragende Bedeutung der finanzielle Aufwand für die Schwangerenbetreuung hat, zumal im Vergleich zu den sonstigen Kosten für gemeinnützige Einrichtungen – Straßen, Schulen, Verteidigungshaushalt, Renten und so weiter –, will ich hier nicht näher eingehen. Dennoch möchte ich betonen, wie dringend notwendig es ist, Probleme, die für jedes Neugeborene eine Beeinträchtigung der Lebensqualität darstellen, beizeiten vorzubeugen. Immer wieder hat sich erwiesen, daß Vorbeugung billiger und wirksamer ist als die nachträgliche Behandlung. Die Gesellschaft ist sich über diese offenkundige Tatsache nur allzugut im klaren, und doch wird weltweit noch immer nicht genügend Wert auf die pränatale Versorgung gerade der benachteiligten Gesellschaftsschichten gelegt, die davon am meisten profitieren würden.

Ich möchte es jedoch lieber positiv formulieren. Wir müssen uns schon vor der Geburt der Kinder über ihre Bedürfnisse Gedanken machen und alles dafür tun, damit sie so gesund wie nur möglich sind, wenn sie ihren wunderbaren ersten Schrei tun: »Ich bin da!« Wir müssen dafür sorgen, daß schwangere Frauen und ihre Familien gut ernährt und keinem unnötigen Streß ausgesetzt sind. Wir müssen alles tun, was in unserer Macht steht, um die Tendenz der letzten zwanzig Jahre umzukehren, in denen der Standard der pränatalen Versorgung sank. Experten wie Dr. Berry Brazelton sagten, keine Generation von Kindern sei schlechter ernährt und schlechter auf das Leben vorbereitet gewesen als die Babys, die heute zur Welt kommen. Eine Gesellschaft, die so sehr mit materiellen Gütern und Wissen gesegnet ist wie die unsere, muß sich für diesen Zustand wahrhaftig schämen. Neugeborene sind keine Wählerschaft – vielleicht werden sie deshalb von den Politikern so leicht ignoriert.

Dieses Buch will allen Beteiligten – Medizinstudenten, werdenden Eltern, Politikern und Verantwortlichen im staatlichen Gesundheitsbereich – helfen, den Entwicklungsprozeß zu verstehen, den ein Fötus hinter sich bringen muß. Er ist ein derart komplexer Vorgang, daß wir alle nur darüber staunen können; wenn wir ihn begreifen, können wir nichts anderes als größten Respekt empfinden, und aus diesem Respekt wird wohl auch ein besser durchdachter und fürsorglicherer Umgang mit dem vorgeburtlichen Leben erwachsen. Das Wissen um die Entwicklung des Fötus kann uns helfen, das Baby auf das Leben nach seiner Geburt vorzubereiten. Ein Baby ist ein sehr begabtes Individuum – schon vor seiner Geburt. Es hat bereits Meisterleistungen an Wachstum und Entwicklung vollbracht. Sein Gehirn ist bereits fähig, Sinneseindrücke aller Art aufzunehmen und zu entscheiden, wie es darauf reagieren soll. Es hat die Entwicklung seiner Lunge und seines Herzens beobachtet und kam zu dem Schluß, daß es bereit ist, sich auf die Außenwelt einzulassen. Ihm alle Chancen einzuräumen, sein Potential zu entfalten, ist das mindeste, was wir für das Baby tun können.

Wir stehen auf der Schwelle zu Erkenntnissen, mit deren Hilfe wir in der Tat in der Lage sind, das Leben vieler Kinder der nächsten Generationen zu verbessern, die andernfalls für den Rest ihres Lebens für die Störungen und Schwierigkeiten vor ihrer Geburt büßen müßten. In den letzten fünfzig Jahren sind die Forschungsetats der Industrienationen um ein vielfaches gestiegen – eine beispiellose Explosion, die großartige Erfolge gezeitigt hat. Fast zu viele, meinen manche Volkswirte – denn die Erwartungen sind oft rascher gestiegen, als sie angesichts der hohen Kosten der medizinischen Technik erfüllt werden können. Der Chemie und der Physik gelang es, die verborgensten Geheimnisse der Molekularstruktur zu lüften, so daß wir heute eigens entworfene Moleküle synthetisch herstellen können, deren Strukturen sozusagen als Spezialschlüssel für ganz bestimmte Schlösser dienen. Solche Medikamente vermögen Schlaganfällen vorzubeugen, die Dauer und die Folgen einer Infektion drastisch zu verringern, Diabetes zu behandeln und den Blutdruck während der Schwangerschaft zu senken. Der technologische Fortschritt brachte ein Instrumentarium zu diagnostischen und therapeutischen Zwecken hervor, das sich freilich nur die Reichsten leisten können. In der perinatalen Medizin war die Möglichkeit, sehr kleine, frühgeborene Babys so lange zu begleiten, bis sie soweit sind, aus eigener Kraft zu leben, von der Entwicklung elektronischer Überwachungsinstrumente und computergestützter Aufzeichnungsgeräte abhängig. Anhand der Ergebnisse aus der Grundlagenforschung an Tieren schufen die Pharmakologen ein wahres Arsenal pharmazeutischer Wirkstoffe und Lösungen. So steht uns heute dank der Forschungsarbeiten über die Lungenfunktion von frühgeborenen Tieren und Tierföten ein künstliches Surfactant zur Verfügung, das uns hilft, die Lungenbläschen frühgeborener Babys zu öffnen.

Sowohl in wissenschaftlicher wie auch in ethischer und politischer Hinsicht muß noch einiges geschehen, ehe wir in der Lage sind, viele komplizierte persönliche und soziale Probleme zu lösen. Entscheidungen wie die Frage, wann für ein Baby nichts mehr getan werden kann, wann wir in der Intensivstation die Geräte abschalten sollen, fallen uns ungeheuer schwer. Ähnliche Schwierigkeiten haben wir ja auch mit erwachsenen Patienten. Wir suchen verzweifelt nach einer ethisch vertretbaren Antwort auf die Frage, ob es nicht besser ist, eine unerwünschte Schwangerschaft zu beenden, statt Kinder in eine Welt zu setzen, in der sie nicht willkommen sind. Der philosophischen Debatte über die Unterschiede zwischen Abtreibung und Geburtenkontrolle gehen wir aus dem Weg; beide Maßnahmen bewirken, daß ein spezifischer und einzigartiger Genotyp gar nicht erst ins Leben eintritt.

Die Forschung über den Verlauf von Krankheiten hat die Lebenserwartung im letzten Jahrhundert enorm erhöht. Auch die Lebensqualität ist gestiegen. Ein gutes Beispiel ist die Polio-Impfung. Ich erinnere mich noch sehr gut, wie man uns Pfadfindern im Jahr 1952 verbot, im Fluß bei unserem Lager zu schwimmen. Die Sonne schien, hinter unserem Camp ragten die hohen Felsen von Derbyshire auf, das Wasser glitzerte, aber wir durften nicht schwimmen. Warum? Damals war die Kinderlähmung das, was AIDS heute ist. Der Poliomyelitis-Virus verbreitet sich über Wasser, dringt in den Körper ein und befällt die Nervenzellen im Gehirn und im Rückenmark, die die willkürliche Muskulatur steuern. Die lebenswichtigen Zellen gehen zugrunde, und die

Muskeln, die ursprünglich von ihnen versorgt wurden, sind nutzlos geworden – sind die Nervenzellen erst zerstört, bleiben die dazugehörigen Muskeln für immer gelähmt. Ein Mitglied meiner Pfadfindergruppe hatte sich mit Kinderlähmung angesteckt. Dabei hatte er noch Glück im Unglück, weil der Virus nur einen kleinen Teil seines Rückenmarks befiel, so daß nur sein rechter Arm teilweise gelähmt war. Man sah es nicht, aber der Arm war so schwach, daß der Junge nicht einmal eine Axt heben und sich deshalb auch nicht für das Holzfällerabzeichen qualifizieren konnte. Die anderen Pfadfinder verspotteten ihn, als er versuchte, seinen Prüfungsbaum zu fällen. Er war nicht behindert genug, um Mitleid zu erregen, sondern provozierte die Kinder nur zu Gemeinheiten. Glücklicherweise ließ ihn ein großzügiger Gruppenleiter seine Prüfung trotzdem bestehen. Aber in meiner Generation sind noch viele, die über die schrecklichen Folgen der Kinderlähmung eine Geschichte erzählen können.

Heute gibt es eine Schutzimpfung gegen Poliomyelitis; der Impfstoff wurde aus Affennieren gezüchtet. Aber die Menschheit vergißt schnell. Gegner der Forschung im allgemeinen und der Tierversuche im besonderen pflege ich zu fragen, was sie über die Kinderlähmung wüßten. An ihrem Gesichtsausdruck kann ich ihr Alter ablesen: Sind sie jünger als dreißig, erinnern sie sich lediglich, daß sie dagegen geimpft wurden. Dank der neu entwickelten Vakzine brauchen wir keine Eisernen Lungen mehr; sie werden beiseitegeräumt, vergessen, stehen nun aufgereiht an den Wänden der Lagerräume, ausrangiert wie alte Autos. Leider gibt es noch immer sehr viele genauso verheerende Krankheiten wie die Kinderlähmung, die vor oder kurz nach der Geburt auftreten und bisher noch nicht besiegt werden konnten. In der perinatalen Forschung *muß* es darum gehen, zerebrale Kinderlähmung (infantile Zerebralparese) zu verhindern, unsere Kenntnisse über Frühgeborene zu verbessern, jedem Baby sein Geburtsrecht auf einen unversehrten Körper und Geist zuzugestehen und vielleicht eines Tages soweit zu sein, daß die Intensivstationen für Neugeborene ebenso veraltet sind wie heute die Eiserne Lunge.

Die moderne biomedizinische Forschung steht an der Schwelle zu vielen entscheidenden Fortschritten, die sowohl dem Fötus als auch dem Neugeborenen zugute kommen werden. Bereits heute versuchen Kinderchirurgen, lebensbedrohliche Anomalien noch im Fötalstadium zu beheben; die Erfolgsrate solcher Eingriffe ist derzeit noch unannehmbar niedrig. Es sind freilich nicht chirurgische Probleme, die weiteren Fortschritten im Weg stehen. Jeder Mediziner, der die Aktivität der Uterusmuskulatur während der Schwangerschaft erforscht, weiß, daß die meisten Formen von Streß die Kontraktionstätigkeit des Uterus steigern – kein Wunder, daß ein intrauteriner chirurgischer Eingriff am Fötus leider nur allzu häufig eine verfrühte Geburt des Babys zur Folge hat, das noch nicht bereit ist, den Uterus zu verlassen. Von welchen Faktoren die Kontraktionen der Uterusmuskulatur abhängen, ist uns noch nicht vollends klar. Ehe die Chirurgen, die in bahnbrechender Arbeit intrauterine Operationsmethoden für Föten mit lebensbedrohlichen Schädigungen entwickeln, mit einem vorhersehbaren Erfolg rechnen können, müssen wir herausfinden, wie sich die Kontraktionen der Uterusmuskulatur steuern lassen. Noch notwendiger sind Medikamente zur Steuerung der Uterusaktivität jedoch für die aktive Einflußnahme auf den Wehenverlauf bei drohenden Frühgeburten.

Auch über die Auswirkungen eines anomalen Schlaf-Wach-Rhythmus bei Föten, Frühgeborenen und ausgereiften Säuglingen müssen wir noch mehr erfahren. Der Ultraschall zeigt uns, daß in der späten Schwangerschaft jeder Fötus schon seine eigene Persönlichkeit hat. Wir müssen herausfinden, welche Anomalien in der pränatalen Entwicklung den plötzlichen Tod im Kindesalter, Gehirnschäden, Herzfehler und alle anderen chronischen Behinderungen nach sich ziehen, unter denen so viele Kinder leiden. Wir brauchen mehr Informationen, wenn wir unseren Kindern und Enkelkindern helfen wollen, die Herausforderungen zu meistern, mit denen sie in der nächsten Zukunft konfrontiert sein werden: globale Erwärmung, Umweltverschmutzung, Zusammenleben verschiedener Rassen und Religionen auf engem Raum. Das sind Probleme, zu deren Lösung wir wache Köpfe und wohlvorbereitete Menschen brauchen.

Ich glaube, es besteht Anlaß zur Hoffnung, daß wir die Ursache von Phänomenen, die zu Wachstumsstörungen des Fötus und zu Gehirnretardierung führen – wie Bluthochdruck während der Schwangerschaft –, entdecken werden. Die biomedizinische Wissenschaft stellt uns dafür großartige Instrumente zur Verfügung. Ultraschall läßt sich wie eine Videokamera auf den heranwachsenden Fötus richten; wir können seinen Herzschlag messen und seine Reaktionen auf Geräusche und Uteruskontraktionen beobachten.

Aber es gibt noch so vieles zu entdecken. Wir müssen noch eine Menge forschen, um zu erkennen, weshalb die Plazenta in bestimmten Situationen außerstande ist, mit den Bedürfnissen des Fötus Schritt zu halten. Sind wir in der Lage, Methoden zu erfinden, um das Baby zu ernähren, wenn die Plazenta unzureichend ist – vielleicht über die Fruchtblase? Worauf es ankommt, sind gesicherte Daten über die Vorteile und Risiken, damit wir entscheiden können, unter welchen Umständen es günstiger ist, eine Schwangerschaft zu verlängern, den Fötus noch ein wenig länger im Uterus heranreifen zu lassen. Wir haben gesehen, daß die Schlafrhythmen reifer Babys, die nach vierzig Schwangerschaftswochen zur Welt kommen, sich von den Schlafrhythmen Frühgeborener unterscheiden, die bis zu der Zeit, in der sie hätten geboren werden sollen, im Brutkasten heranwachsen. Deshalb mag in bestimmten kritischen Phasen des fötalen Entwicklungsprogramms die Reifung außerhalb des Uterus weniger vorteilhaft sein als im Uterus.

Vielleicht beeinträchtigen außerplanmäßige Reizungen des fötalen Gehirns das richtige Ausmaß und die richtige Reihenfolge seiner Entwicklung. Wir haben gesehen, daß sich Ernährungsstörungen in der frühen und der späten Schwangerschaft auf das Eßverhalten und die Gewichtskontrolle während des ganzen Lebens auswirken. Wir wissen nicht, ob die Kombination von Ernährung und intrauteriner Umgebung möglicherweise bleibende Veränderungen im Gehirn nach sich zieht. Damit Geist und Körper in unserem komplexen zwanzigsten, bald schon einundzwanzigsten Jahrhundert richtig funktionieren, müssen unsere Sinne und unsere Nervensysteme bei der Steuerung unserer Aktivitäten, die wiederum Reize an die Sinne und an das Gehirn, die zentrale Verarbeitungsstelle, zurückleiten, korrekt interagieren. Das Ganze ist immer mehr als die Summe seiner Teile – Störungen in irgendeinem Bestandteil können das gesamte System aus dem Gleichgewicht bringen, und dann gelingt es dem Kind nie, sein gesamtes Potential auszuschöpfen.

Im einundzwanzigsten Jahrhundert wird Kreativität der Schlüssel des Lebens sein. Wir wissen nicht, in welchen Tiefen des Gehirns kreatives Denken entsteht, aber wir wissen, daß geschädigte Gehirne und verkümmerte Körper zu keiner optimalen Kreativität imstande sind. Ein höherer Forschungsaufwand, der das Ziel hat, Störungen vorzubeugen und die Lebensqualität des Fötus zu verbessern, wird sich für die Gesellschaft enorm bezahlt machen.

Jedermann hat das Recht zu träumen, das Recht auf seine Vision von der Zukunft. Auf lange Sicht lassen sich Probleme aller Art – persönliche, finanzielle und soziale – am besten lösen, wenn man ihre Ursache erkennt und beseitigt. Forscher pflegen zu sagen, hinter jedem Problem lauere ein kleineres Problem, das leichter lösbar sei und in der Tat zuerst gelöst werden müsse, bevor man sich dem Hauptproblem zuwenden könne. Der Nobelpreisträger Sir James Black, der die wirksamsten Behandlungsformen für manche schwere Herzerkrankungen und Magengeschwüre entdeckte, sagte mir anläßlich eines Besuchs in meinem Labor, als jungem Wissenschaftler habe man ihm geraten, jedes Problem in immer kleinere Bestandteile zu zerlegen. Diesen Rat sollten wir uns zu Herzen nehmen: Wenn wir jedes Problem so weit zerlegen, bis es nichts mehr zu teilen gibt, dann tritt das eigentliche Problem zutage.

Gute Ratschläge für die Arbeit im Labor lassen sich freilich nicht immer auf den Alltag anwenden. Trotzdem hoffe ich, daß dieses Buch Ihnen genügend Einblicke in das Leben vor der Geburt vermitteln konnte, damit Sie erkennen, wieviel noch zu tun ist, um jedem Neugeborenen bei seinem Eintritt in die Welt die besten Chancen einzuräumen. Unsere Vision von der Zukunft umfaßt die Vorstellung einer Gesellschaft, die auf pränatale Gesundheitsvorsorge und gute Ernährung Wert legt, einer Gesellschaft, die für ihre Jugend sorgt. Die Jugend ist unsere Zukunft, obwohl Kinder – wie Politiker zu betonen pflegen – nicht wählen. Wenn uns die Gesundheit und das Glück unserer Kinder und Enkel genug am Herzen liegen, dann sind wir auch bereit, den nötigen Preis für Forschung und gemeinnützige Einrichtungen zu bezahlen, die das Auftreten von Frühgeburten und den damit einhergehenden chronischen Behinderungen ebenso verringern wie Wachstumsretardierung, die jedem Kind die größtmöglichen Chancen einräumen, sein Potential zu verwirklichen.

Die neunziger Jahre wurden zum Jahrzehnt des Gehirns erklärt. Ich wäre froh, wenn das erste Jahrhundert des neuen Jahrtausends zum Jahrhundert des Kindes erklärt würde. Das nötige Werkzeug zur Forschung haben wir; es fehlt nur noch die Entschlossenheit. Wir wissen sogar, wonach wir suchen – eine wesentliche Voraussetzung für den Erfolg. Vor den Triumph haben die Götter die Demut gesetzt, heißt es. Bevor man sich an irgendein Vorhaben wagt, muß man das Ausmaß der eigenen Unwissenheit kennen. Alles, was die Gesellschaft braucht, sind Engagement und Wille.

Die Wunder des Lebens vor der Geburt sind eingehende Beschäftigung wert. Gleichgültig, ob man das Programm, das unsere Entwicklung im Uterus festlegt, als das Ergebnis unwandelbarer Naturgesetze oder als Ausdruck einer wohlmeinenden göttlichen Macht ansieht – es besteht kaum ein Zweifel, daß wir in der Tat »wunderbar gestaltet« sind. Ich freue mich schon auf eine Zeit, in der allen Müttern (und Vätern), die sich entschlossen haben, ihren Beitrag zum Fortbestand des menschlichen Lebens auf der Erde zu leisten, eine angemessene Schwangerschaftsbetreuung offensteht; auf eine Zeit, in der die Sorge um den Fötus im Uterus genauso wichtig ist wie die medizinische Betreuung eines jugendlichen Diabetikers, eines Herzpatienten im mittleren Alter oder unserer geliebten Großeltern; auf eine Zeit, in der das Leben vor der Geburt in all seiner Faszination verstanden und dafür geachtet wird; auf eine Zeit, in der jedes Neugeborene nicht schreit: »Ich bin da«, sondern sein Schrei bedeutet: »Ich bin perfekt gestaltet.«

# GLOSSAR

*Abort* – Fehlgeburt: vorzeitige Beendigung der Schwangerschaft durch Ausstoßung des Fötus, dem alle Lebenszeichen fehlen.
*ACTH* siehe *Kortikotropin*.
*Adaptation:* abnehmende Nervenreaktion auf einen konstanten Reiz.
*Adhäsionsmoleküle:* spezialisierte Moleküle, die Zellen aneinander anlagern (Liganden) und auf diese Weise den Geweben zu ihrer einzigartigen, individuellen Form verhelfen.
*Adrenalin:* Hormon, das die Zellen des Nebennierenmarks als Reaktion auf Streßfaktoren absondern.
*afferentes Nervensystem* – die Zuleitungsbahnen: Nervenfasern, die Erregungen von peripheren Rezeptoren ans zentrale Nervensystem (Gehirn und Rückenmark) leiten.
*Akromegalie:* abnormes Wachstum der äußersten Körperteile (Nase, Kinn, Extremitäten), bedingt durch eine zu hohe Ausschüttung des Wachstumshormons.
*Aldosteron* Hormon mit wesentlichem Einfluß auf die Steuerung des Natrium-, Kalium- und Wasserhaushalts im Körper, erzeugt von den äußeren Zellen der Nebennierenrinde (Zona glomerulosa).
*Alkoholembryopathie:* durch Alkoholkonsum der Mutter während der Schwangerschaft hervorgerufene pränatale Erkrankung des Fötus mit Wachstumsretardierung; die Entwicklungsstörung betrifft besonders das Gehirn.
*Alveolen* – Lungenbläschen: Ausstülpungen der feinen Verzweigungen der Luftröhrenäste. Die Auskleidung der Lungenbläschen ist so dünn, daß hier der Gasaustausch des Körpers stattfindet: Sauerstoff diffundiert ins Blut, und aus dem Blut diffundiert Kohlendioxid in die Atemwege.
*Aminosäuren* – kleine Moleküle: die Grundbausteine der Eiweiße (Proteine).
*Amnion:* Schafshaut, auch Fruchthaut genannt; Zellschichten rund um die Amnionhöhle, die aus dem Trophoblast gebildet werden, das Fruchtwasser enthalten und der Uterusschleimhaut am nächsten liegen.

*Amnionhöhle:* die schützende Höhle rund um den heranwachsenden Embryo; beide Enden des embryonalen Verdauungssystems öffnen sich in die Amnionhöhle.
*AMP:* Adenosinmonophosphat; siehe *Zyklo-AMP*.
*Anämie:* Hämoglobinmangel in den Erythrozyten (roten Blutkörperchen).
*Antidiuresehormon:* Hormon, das die Hypophyse in Reaktion auf Streßsituationen erzeugt, insbesondere bei Flüssigkeitsmangel; unter seinem Einfluß halten die Nieren Wasser zurück.
*Aorta:* die Hauptarterie des Körpers; sie leitet das Blut aus der linken Herzkammer zum Kopf, zur Brust, zum Bauchraum und zu den Gliedmaßen.
*APGAR-Schema:* Punkteskala für die Zustandsbewertung des Neugeborenen unmittelbar nach der Geburt; geprüft werden Atmung, Puls, Grundtonus, Aussehen und Reflexe.
*asymmetrische Wachstumsretardierung:* unregelmäßige Verzögerung des fötalen Wachstums während der letzten Schwangerschaftswochen; bei Sauerstoff- oder Nährstoffknappheit schützt der Fötus sein Gehirn und die in Kopfnähe liegenden Gewebe: Wachstumsretardierung tritt am Gehirn seltener als an anderen Geweben wie Leber, Beinen und Rumpf auf.
*Atemzentrum:* Ansammlung von Nervenzellen im Hinterhirn; sie steuern die Aktivität der Atemmuskeln und bewirken Rhythmus und Automatie der Atmung.
*Atom:* die kleinste vollständige Einheit eines chemischen Elements.
*Atrium* – Vorhof; die Atrien sind die beiden dünnwandigen, kleineren Vorhöfe des Herzens; ins rechte Atrium fließt Blut, das vom Körper zum Herzen zurückkehrt, das linke Atrium nimmt das von der Lunge zum Herzen zurückkehrende Blut auf.
*Axon* – Achsenzylinder; der Hauptfortsatz einer Nervenzelle, der Informationen zu anderen Zellen transportiert, oft auch über größere Entfernungen (siehe auch *Dendrit*).
*Blastozyste:* Stadium der embryonalen Entwicklung etwa am vierten Tag nach der Befruchtung, wenn die Zygote sich mehrmals geteilt hat und einen Zellhaufen mit Keimblase bildet.
*Carrier:* Trägersubstanz, die beim aktiven Transport von Molekülen eine Rolle spielt und die Diffusion beschleunigt.

*Chimäre:* gentechnologisch hergestellter Organismus, der aus den Genen zweier Spezies besteht: Durch Verschmelzung von Zellen aus zwei verschiedenen Embryonen zu einem frühen Entwicklungsstadium bildet sich ein einziger Organismus – ein Mosaik aus den Zellen der beiden Embryonen.

*Choriongonadotropin:* Hormon, das vom Trophoblast (Langhanszellen) der Plazenta gebildet wird und ein Signal des Fötus an die Eierstöcke der Mutter gibt, den Gelbkörper zu erhalten.

*Chromosomen* – Träger der genetischen Information: lange, fadenähnliche Strukturen innerhalb des Zellkerns, auf denen die Gene linear angeordnet sind.

*Chronobiologie:* Wissenschaft vom zirkadianen Rhythmus der Körperfunktion; sie untersucht den Einfluß der Zeit auf biologische Vorgänge und Systeme.

*Corpus luteum:* Gelbkörper; er entsteht im Eierstock nach dem Eisprung aus dem gesprungenen Follikel. Der Gelbkörper produziert Progesteron, ein Hormon, das eine für die Erhaltung der Schwangerschaft wesentliche Rolle spielt.

*Cortex:* »Rinde«. Bezeichnung für die äußere Schicht einer Struktur, die eindeutig eine innere und eine äußere Schicht aufweist, beispielsweise Großhirnrinde und Nebennierenrinde.

*CRH, Corticotropin releasing hormone:* es wird vom Hypothalamus erzeugt und steuert die ACTH-Produktion durch die Hypophyse.

*DHEAS, Dehydroepiandrosteronsulfat:* Hormon, das von der Nebennierenrinde sowohl der Mutter als auch des Fötus produziert und von der Plazenta zu Östrogen umgewandelt wird.

*Dendriten:* kleine, tentakelähnliche Fortsätze der Nervenzellen; sie dienen dazu, mit anderen Nervenzellen in der nahen Umgebung Kontakt aufzunehmen (siehe *Axon*).

*Desoxyribonukleinsäure (DNS* oder *DNA):* kettenähnliche Struktur sich wiederholender Einheiten (Basen) und wichtigster Bestandteil der Zellkerne. Die Reihenfolge der Einheiten stellt den genetischen Kode dar, aus dem komplexe Moleküle – Proteine oder Enzyme – hergestellt werden.

*Diffusion:* Ausbreitung eines Stoffes durch eine Membran bei Vorhandensein eines Konzentrationsgefälles, wobei sich die Substanz von dem Ort hoher Konzentration zum Ort niedriger Konzentration bewegt, bis ein Ausgleich stattgefunden hat, zum Beispiel der über die Membran der Lungenbläschen erfolgende Gasaustausch zwischen Atemluft und dem in den Lungenkapillaren fließenden Blut (siehe auch *erleichterte Diffusion*).

*dominanter Follikel:* einer von mehreren im Verlauf des Monatszyklus der Frau entstehenden Follikeln, der sich rascher als die anderen entwickelt; dieser Follikel wird beim Eisprung ausgestoßen.

*Ductus arteriosus:* ein sehr kurzes Blutgefäß, das die Lungenarterie des Fötus mit der Aorta verbindet. Beim Embryo und Fötus fließt das Blut über diese Kurzschlußverbindung aus der Lungenarterie in die Aorta, um die noch funktionsunfähige Lunge zu umgehen. Der Ductus arteriosus schließt sich nach der Geburt.

*efferentes Nervensystem:* Nerven, die Erregungen vom zentralen Nervensystem zur Peripherie (z.B. Muskeln) leiten.

*Eierstock* siehe *Ovarium*.

*Eileiter:* enge Röhre, etwa 15 Zentimeter lang, die in unmittelbarer Nähe des Eierstocks beginnt; dient zum Transport der Eizelle in den Uterus.

*Ektoderm:* äußerste Schicht der drei Keimblätter, die den frühen Embryo in der dritten Woche nach der Befruchtung bilden; aus ihr entstehen Oberflächenstrukturen und Sinnesorgane sowie das Zentralnervensystem.

*ektopische Schwangerschaft* – Extrauteringravidität. Einnistung der befruchteten Eizelle außerhalb des Uterus, meistens im Eileiter. Bei extrauterinen Schwangerschaften entsteht meist keine angemessene Plazenta, der entstehende Embryo stirbt daher innerhalb der ersten Schwangerschaftswochen ab. Eine ektopische Schwangerschaft entwickelt sich kaum je bis zu einem Stadium, in dem der Fötus überleben könnte.

*Elektromyographie:* Methode zur Aufzeichnung der Aktionsströme im Muskelgewebe bei Kontraktionen; dabei werden über dem Muskel plazierte Oberflächenelektroden oder in den Muskel eingestochene Nadelelektroden verwendet.

*Embryo:* Frucht in der Gebärmutter während der Zeit der Organentwicklung, also der ersten zwei Schwangerschaftsmonate.

*embryonales Darmrohr:* der primitive Verdauungstrakt.

*endokrine Drüse:* Zellgruppe, die auf die Ausschüttung von Botenmolekülen, Hormone genannt, spezialisiert ist.

*Entoderm:* die innerste Schicht der drei Keimblätter, die den frühen Embryo in der dritten Woche nach Befruchtung der Eizelle durch die Samenzelle bilden.
*Enzyme:* in der Zelle gebildete Proteine, die als Katalysatoren chemischer Reaktionen den Stoffwechsel des Organismus steuern.
*Epidemiologie:* medizinische Forschungsrichtung, die sich mit der Verteilung von Krankheiten sowie deren physikalischen, chemischen, psychischen und sozialen Faktoren und Folgen in der Bevölkerung befaßt, insbesondere mit statistischen Zusammenhängen zwischen bestimmten Erkrankungen und Umwelteinflüssen.
*Epithelgewebe:* oberflächenbildende Zellschichten.
*erleichterte Diffusion:* auch aktiver Transport genannt. Manche Substanzen (z.B. Glukose) passieren die Membran schneller, als es der freien Diffusion entsprechen würde; dies geschieht mit Hilfe einer spezifischen Trägersubstanz (Carrier).
*Follikel:* dichte Zellgruppe rund um die reifende Eizelle. Jeder Follikel enthält eine einzige Eizelle. Während des Monatszyklus entstehen mehrere Follikel, in der Regel aber nur ein dominanter, der beim Eisprung ausgestoßen wird.
*Foramen ovale:* Loch im Septum zwischen dem rechten und linken Vorhof des Herzens. Aus der Plazenta fließt sauerstofffreiches Blut durch das Foramen ovale und wird vom Herzen direkt ins Gehirn des Fötus geleitet. Normalerweise schließt sich die Öffnung nach der Geburt durch Verklebung der kulissenartigen Ränder.
*Fötus,* medizinisch Fetus: Bezeichnung für die Frucht im Mutterleib nach Abschluß der Organentwicklung, also der Embryonalphase, bis zur Geburt: beim Menschen ab der neunten Schwangerschaftswoche.
*Fruchtwasser,* Liquor amnii: Flüssigkeit in der Amnionhöhle, bestehend aus dem Urin sowie aus Absonderungen der Lunge und des Verdauungssystems des Fötus.
*Gameten:* zusammenfassende Bezeichnung für die männlichen und weiblichen Keimzellen, also Spermien und Eizellen. Jede Gamete enthält nur halb so viele Chromosomen wie die anderen Körperzellen.
*Geburtswehen:* starke, schmerzhafte Kontraktionen der Uterusmuskulatur vor und während der Geburt. Die Wehen dauern

zwischen 20 und 60 Sekunden und treten kurz vor der Geburt etwa alle zwei bis drei Minuten auf (siehe auch *Schwangerschaftswehen*).

*Gelbkörper* siehe *Corpus luteum*.

*Gene:* Erbanlagen, die funktionelle Einheit des Genoms, in den Chromosomen linear aneinandergereiht. In den Molekularstrukturen der Gene ist die Information (der Kode) für die Erzeugung der komplexen Moleküle enthalten, aus denen die Zellen eines Körpers gebildet werden, das heißt Gene sind die Baupläne für den heranreifenden Fötus. Man nimmt an, daß jede menschliche Zelle etwa 100 000 Gene enthält.

*Genom:* der gesamte Chromosomensatz und die in ihm enthaltenen Gene, im weiteren Sinne die Erbanlagen eines Individuums.

*Geschlechtschromosomen:* Chromosomenpaar, das bei Männern und Frauen unterschiedlich ist: Frauen haben zwei X-Chromosomen, Männer ein X- und ein Y-Chromosom. Das Y-Chromosom trägt die Information, die das Signal für die Entwicklung männlicher Strukturen im Körper gibt, einschließlich der Fortpflanzungsorgane.

*Gewebe:* Zellverband, bestehend aus Zellen desselben Typs.

*Gewöhnung:* Abstumpfung der Reaktion des Nervensystems auf eine anhaltende Stimulierung.

*Gliazellen* auch Neuroglia genannt: Sie liegen zwischen den Nervenzellen und ihren Dendriten und Axonen. Im Gegensatz zu den Nerverzellen sind Gliazellen auch nach der Pränatalperiode noch vermehrungsfähig. Sie dienen als Hüll- und Stützgewebe des Nervensystems.

*Glukose* – Traubenzucker: die wichtigste Energiequelle des Körpers. Der Glukosespiegel im Blut wird hormonell (vor allem durch Insulin und Adrenalin) geregelt.

*Glukosecarrier:* spezialisiertes Molekül, das die Geschwindigkeit erhöht, mit der Glukose durch die Plazenta und andere Membranen transportiert wird (siehe *erleichterte Diffusion*).

*Glykogen:* die Form, in der Glukose bei Überangebot in der Nahrung gespeichert wird (vor allem in der Leber und den Muskeln); Glykogen besteht aus langen Ketten von Glukosemolekülen.

*Gonaden:* zusammenfassende Bezeichnung der weiblichen und männlichen Geschlechtsdrüsen, also Eierstöcke und Hoden.

Hier werden die Geschlechtshormone und die Gameten gebildet.

*graue Substanz:* Teil des Zentralnervensystems; die Zone des Rückenmarks, die graue Nervenzellen mit ihren Verzweigungen enthält. Sie gliedert sich in Hinter-, Vorder- und Seitensäule.

*Großhirnrinde* – Cortex: graue Substanz aus Nervenzellen, besteht meist aus sechs Zellschichten. Der Cortex umfaßt die am höchsten entwickelten Teile des Gehirns, die für die Verarbeitung von Sinneswahrnehmungen sowie für komplexe Gehirnfunktionen wie Beurteilungsvermögen und Denken zuständig sind.

*Hämoglobin:* der rote Blutfarbstoff; spezialisierte Moleküle in den Erythrozyten, die Sauerstoff und Kohlendioxid aufnehmen und durch den Körper transportieren.

*Hintersäule:* Columna dorsalis, Bestandteil der grauen Substanz. Hier treten die sensorischen Bahnen ins Rückenmark ein.

*Hirnstamm:* der stammesgeschichtlich älteste Teil des Gehirns (er wird häufig als Reptilienhirn bezeichnet), der sich dem Rückenmark am nächsten befindet und in erster Linie zuständig ist für die allgemeine Wachsamkeit und grundlegende Lebensfunktion wie die Steuerung von Atmung und Pulsfrequenz.

*Hormone:* chemische Botensubstanzen, die von einer endokrinen Drüse produziert werden, in den Blutstrom gelangen und im Körper zirkulieren, um anderen Zellen, die über spezifische Rezeptoren für das jeweilige Hormon verfügen, Anweisungen zu geben.

*Hörzentrum:* Teil der Hirnrinde, die akustische Reize verarbeitet.

*Hypoglykämie:* Glukosemangel im Blut.

*Hypophyse:* endokrine Hauptdrüse, die sich in der Schädelhöhlenbasis unter dem Hypothalamus befindet und mindestens acht Hormone absondert, darunter auch ACTH.

*Hypothalamus:* Teil des Zwischenhirns; er enthält die dem vegetativen Nervensystem übergeordneten Zentren, in denen über Hormone die wichtigsten Regulationsvorgänge des Organismus (Blutdruck, Atmung, Nahrungsaufnahme, Stoffwechsel usw.) koordiniert werden.

*Hypothyreose:* Unterfunktion der Schilddrüse und unzureichende Versorgung mit dem Schilddrüsenhormon Thyroxin.

*Hypoxämie:* unzureichende Versorgung mit Sauerstoff.
*Immunsystem:* Abwehrmechanismen des Körpers zur Bekämpfung körperfremder Substanzen, zum Beispiel von Infektionserregern.
*innere Zellmasse:* die Zellgruppe beim frühen Embryo, die unter dem Trophoblast liegt und später den Fötus bildet.
*Ionen:* elektrisch geladene Teilchen, die aus neutralen Atomen oder Molekülen durch Anlagerung (positive Ladung) oder Abgabe (negative Ladung) von Elektronen entstehen.
*kardiovaskuläres System:* Herz-Kreislauf-System.
*Katecholamine:* Gruppe von Hormonen, darunter Adrenalin und Noradrenalin, die von der Nebennierenrinde und dem vegetativen Nervensystem ausgeschüttet werden.
*Körperkreislauf:* großer Kreislauf. Blutfluß im ganzen Körper im Unterschied zum Lungenkreislauf oder kleinen Kreislauf, der die Lungen versorgt.
*Kortikotropin (ACTH):* Hormon, das in der Hypophyse erzeugt wird und die Nebennierenrinde zur Ausschüttung von Kortisol anregt.
*Kortisol:* Hydrokortison. Hormon, das von den äußeren Schichten der Nebennierenrinde hergestellt wird.
*Laryngotrachealdivertikulum:* Auswölbung aus dem vorderen Ende des embryonalen Darmrohrs, die die Lunge bildet.
*Larynx:* Kehlkopf. Oberer Teil der Luftwege in Richtung Lungen, enthält die Stimmbänder.
*Lipide:* Sammelbezeichnung für alle Fette, Wachse und Öle; im menschlichen Körper kommen sie als freie Fettsäuren, Lipoproteine sowie als Depotfett vor.
*Liquor cerebrospinalis:* Gehirn-Rückenmark-Flüssigkeit. Die in den vier Hirnventrikeln enthaltene Flüssigkeit, die tief im Gehirn produziert wird: Sie umgibt das Zentralnervensystem (Gehirn und Rückenmark) und schützt es gegen Stoß und Druck von außen (siehe *Ventrikel*).
*Lungenarterie,* Arteria pulmonalis: sie leitet das Blut aus der rechten Herzkammer zur Lunge. Das Blut in der Lungenarterie ist sauerstoffarm und nimmt erst nach der Geburt Sauerstoff aus der Lunge auf.
*Lungenkreislauf:* kleiner Kreislauf. Blutfluß von der und in die Lunge, zu unterscheiden vom Körperkreislauf oder großen Kreislauf, der den gesamten Körper versorgt.

*Lungenvene,* Vena pulmonalis: durch die Lungenvenen fließt das in der Lunge mit Sauerstoff angereicherte Blut in den linken Vorhof zurück.

*Makrophagen* – »große«Partikel: bewegliche Zellen des Immunsystems mit der Aufgabe, Entzündungen und Verletzungen zu heilen und Erreger zu bekämpfen. Manche Makrophagen zirkulieren im Blut; andere befinden sich in den Geweben, um rasch auf Fremdkörper reagieren zu können.

*Medulla:* Mark. Bezeichnung für die innere Zone einer Struktur, die sich deutlich in eine innere und eine äußere Zone einteilen läßt.

*Medulla oblongata:* verlängertes Mark; die Medulla oblongata gehört zum Nachhirn, sie geht aus dem Rückenmark hervor und enthält lebenswichtige Zentren; hier werden vegetative Funktionen gesteuert, bestimmte Nervenerregungen verarbeitet und Reflexe zu Bewegungsabläufen koordiniert.

*Mekonium* – Kindspech: zähflüssiger, schwärzlich-grüner Inhalt des fötalen Verdauungstrakts, bestehend aus abgestorbenen Zellen und alten Sekreten, der normalerweise erst nach der Geburt abgesetzt wird, jedoch ins Fruchtwasser gelangen kann, wenn der Fötus unter Streß steht. Mekonium im Fruchtwasser deutet auf eine Gefährdung des Fötus hin.

*Menstruation:* monatliche Abstoßung der Gebärmutterschleimhaut, die auf die Einnistung eines Embryos vorbereitet ist, aber nicht benötigt wird, wenn keine Befruchtung stattgefunden hat.

*Mesoderm:* mittlere Schicht der drei Keimblätter, aus denen der frühe Embryo in der dritten Woche nach der Befruchtung einer Ei- durch eine Samenzelle besteht.

*Milchsäure:* ein Glukoseabbauprodukt, das bei Sauerstoffmangel entsteht.

*Morula:* fester Zellhaufen, der sich durch Teilung aus dem befruchteten Ei bildet, während es durch den Eileiter in Richtung Uterus wandert.

*Myoglobin:* roter Muskelfarbstoff; er nimmt den Sauerstoff auf, aus dem die Muskelzellen die zur Kontraktion nötige Energie gewinnen.

*Myometrium:* Muskelzellen des Uterus.

*Nabelarterie:* Arterie in der Nabelschnur, die das Blut des Fötus zur Plazenta leitet, wo Sauerstoff aufgenommen und Kohlendioxid und Abfallprodukte ins Blut der Mutter abgegeben werden.

*Nabelvene:* Vene in der Nabelschnur, die das fötale Blut aus der Plazenta zum Fötus leitet. Das Blut in der Nabelvene, das reich an Sauerstoff und Nährstoffen von der Mutter ist, mündet in die Vena cava inferior im Bauchraum.

*Neonatologie:* Zweig der Kinderheilkunde, der sich mit Neugeborenen beschäftigt. Die neonatologische Intensivstation ist die Klinikabteilung, die auf die Betreuung Frühgeborener spezialisiert ist.

*Nervenwachstumsfaktor:* Wachstumsfaktor, der von einigen Geweben produziert wird und das Wachstum von Nervenzellen, insbesondere sensorischen Nervenfasern, stimuliert.

*Nervensystem:* Hauptkontrollsystem des Körpers, bestehend aus dem afferenten Nervensystem, das Informationen aus der Außenwelt und aus dem Körperinneren bezieht, dem Zentralnervensystem (Gehirn und Rückenmark), das die Informationen verarbeitet, und dem efferenten Nervensystem, das die Muskeln und Drüsen anweist, auf die erhaltene Information zu reagieren.

*Nervus opticus:* Sehnerv. Nervenverbindung zwischen Auge und Gehirn.

*Neuralplatte:* erste Anlage des Zentralnervensystems; tritt als Verdickung des Ektoderms am Ende der zweiten Woche in der rückwärtigen Mittellinie des Embryos auf. Aus ihr entsteht die Neuralrinne und schließlich das Neuralrohr.

*Neuralrohr:* Rückgratstab. Zellröhre, die am Ende der vierten Woche beim Embryo entsteht und über die gesamte Länge des Embryos verläuft. Sie löst sich vom Hautektoderm ab, verlagert sich ins Körperinnere und entwickelt sich schließlich zu Gehirn und Rückenmark.

*Noradrenalin:* sowohl ein Hormon als auch ein Transmitter, der von der Nebennierenrinde und dem Nervensystem hergestellt wird. Es spielt eine wichtige Rolle bei der Reaktion des Körpers auf Streßsituationen.

*Nukleus:* Kern. Der Begriff hat zwei Bedeutungen: 1. Kommandozentrale jeder Zelle und Sitz der Chromosomen; 2. Ansammlung von Nervenzellen im Gehirn, die eine spezielle Funktion steuern.

*Organ:* aus Zellen und Geweben zusammengesetzte Teile des Körpers, die eine Einheit mit bestimmter Funktion bilden.

*Östrogene:* Steroidhormone, die von den Eierstöcken erzeugt werden, vor allem zum Zeitpunkt des Eisprungs. Östrogene werden außerdem von der Plazenta hergestellt und spielen eine wichtige Rolle bei der Geburt, denn sie regen die Uterusmuskulatur zu Wehenkontraktionen an.

*Ovarium:* weibliche Keimdrüse, in der befruchtungsfähige Eier sowie die Geschlechtshormone (Östrogene und Gestagene) erzeugt werden.

*Ovulation:* Eisprung. Ausstoßung einer reifen Eizelle aus dem Follikel etwa am 15. Tag des Menstruationszyklus. Das Ovum (die Eizelle) wird von der Oberfläche des Eierstocks in den Eileiter befördert, durch den es in den Uterus gelangt.

*Ovum (pl.Ova):* Eizelle, weibliche Keimzelle. Das Ovum reift in einer speziellen Struktur innerhalb des Eierstocks, die als Follikel bezeichnet wird und die Eizelle versorgt. Der Eierstock enthält ständig mehrere Eizellen in verschiedenen Entwicklungsstadien. In der Regel reift vor der Ovulation eine Eizelle rascher heran als die anderen und wird beim Eisprung ausgestoßen. Manchmal entstehen auch zwei (oder mehr) reife Eizellen gleichzeitig; im Fall einer Befruchtung kommt es dann zu einer Mehrlingsschwangerschaft.

*Oxytocin:* Hormon, das von den Nervenzellen im Hypothalamus der Mutter freigesetzt wird. Oxytocin stimuliert die Uterusmuskulatur zu Kontraktionen.

*paradoxe Reaktion auf Sauerstoffmangel:* der Fötus reagiert auf Sauerstoffmangel, indem er seine Atembewegungen einstellt. Im Gegensatz dazu atmet das Neugeborene heftiger, wenn Sauerstoffknappheit herrscht.

*parakrine Regulatoren:* Moleküle, die Informationen zwischen benachbarten Zellen hin und her befördern, ohne in den Blutstrom zu gelangen.

*paraventrikulärer Nukleus:* Ansammlung von Nervenzellen im Hypothalamus, die mehrere Hormone absondert, darunter CRH, das Hormon, das die ACTH-Sekretion steuert.

*Partialdruck:* Anteil jedes einzelnen Gases am allgemeinen Atmosphärendruck.

*peripheres Nervensystem:* Hirnnerven und Rückenmarknerven: sie führen zum Gehirn und zum Rückenmark und von beiden fort.

*Pharynx:* Rachen. Mund, hinterer Teil der Nase und Kehlkopf.

*Plazenta:* Organ für den Austausch von Gasen und Nährstoffen zwischen der Mutter und dem Fötus. Sie entsteht sowohl aus mütterlichen wie auch aus fötalen Zellen.

*Plazentalaktogen:* Hormon, das von den fötalen Schichten der Plazenta produziert wird und sowohl auf den Fötus als auch auf die Mutter einwirkt; es regt zum Wachstum an und bereitet die Brüste der Mutter auf die Milchproduktion vor.

*plötzlicher Tod im Kindesalter:* Tod eines Babys zwischen einem Monat und einem Jahr, auch bei Autopsie ohne erkennbare Ursache.

*Polyhydramnion:* Fruchtwasserüberschuß in der Amnionhöhle rund um den Fötus.

*Progesteron:* Steroidhormon, das während der zweiten Zyklushälfte, der sogenannnten Luteal- oder Gelbkörperphase, vom Eierstock produziert wird. Auch die Plazenta stellt Progesteron her. Es ist wichtig für die Erhaltung der Schwangerschaft, denn es verhindert die Uteruskontraktionen.

*Prostaglandine:* Prostaglandine werden aus Lipiden hergestellt und sind komplexe Moleküle, die sowohl als endokrine wie auch als parakrine Regulatoren wirken.

*REM-Phase:* die Phase während des Schlafes, in der – gewöhnlich viermal pro Nacht – rasche Augenbewegungen (*rapid eye movements*) zu beobachten sind und die Körpermuskeln sich nicht bewegen. Die REM-Phase ist die Domäne des Traums.

*Rezeptor:* spezialisiertes Molekül auf der Zellmembram oder im Zellkern, an das sich Signalstoffe anlagern. Daraufhin werden bestimmte Mechanismen in der Zelle entweder aktiviert oder gehemmt.

*Rhombencephalon:* Rautenhirn, bestehend aus dem Hinterhirn und dem Nachhirn mit der Medulla oblongata. Von hier aus werden wichtige Körperaktivitäten wie das Herz-Kreislauf-System und die Atmung gesteuert.

*Ribonukleinsäure (RNS oder RNA):* Kette genetischer Kodes, die im Unterschied zur DNA meist als Einzelstrang vorliegt. Sie wird von der DNA erzeugt, die über die RNA den genetischen Bauplan vom Kern auf das Zytoplasma überträgt.

*Spermium:* Samenzelle; die spezialisierte männliche Gamete oder Geschlechtszelle, die mit der Eizelle verschmilzt; aus der Vereinigung der beiden Keimzellen entsteht der Embryo. Wissenschaftlich wird die Samenzelle als Spermatozon (pl. Spermatozoen) bezeichnet.

*Sauerstoffdissoziationskurve:* Beziehung zwischen dem Sauerstoffpartialdruck im Blut und der Sauerstoffmenge, die vom Hämoglobin mitgeführt wird.

*Schwangerschaftswehen:* Kontraktionen der Uterusmuskulatur, die etwa einmal stündlich auftreten, zwischen drei und fünfzehn Minuten dauern und den Uterusdruck nur relativ geringfügig erhöhen. Schwangerschaftswehen sind schmerzlos, manchmal subjektiv kaum wahrnehmbar, und treten während der gesamten Schwangerschaft auf (siehe auch *Geburtswehen*).

*Seitensäule:* Columna lateralis. Gruppe von Nervenzellen in der grauen Substanz des Rückenmarks. Sie steuert die automatische Funktion der Drüsen und der unwillkürlichen Muskeln.

*Septum:* Scheidewand, die eine Höhle oder Struktur von einer anderen trennt. Im Herzen trennt das Septum interatriale den rechten Vorhof vom linken, das Septum interventriculare die rechte Herzkammer von der linken.

*SIDS, Sudden Infant Death Syndrome* siehe *plötzlicher Tod im Kindesalter*.

*Stammzelle:* undifferenzierte Zelle, aus der sich verschiedene Zelltypen entwickeln.

*Streß*, genauer: *Streßreaktion:* Zustand des Organismus, der durch ein spezifisches Syndrom – vermehrte Ausschüttung von Katecholaminen, Blutdrucksteigerung usw. als Reaktion auf eine Streßsituation – gekennzeichnet ist.

*Streßfaktor*, auch Stressor genannt: eine außergewöhnliche Situation wie z. B. Umwelteinflüsse, seelische und körperliche Belastungen, auf die der Körper reagieren muß, um sein normales Gleichgewicht aufrechtzuerhalten. Ein Streßfaktor führt zu einer Streßreaktion.

*Streßtest:* die Beobachtung von Veränderungen in der Herzfrequenz des Fötus bei Uteruskontraktionen und daraus resultierendem kurzfristigem Sauerstoffmangel.

*suprachiasmatischer Nukleus, SCN:* kleine Gruppe von Nervenzellen im Hypothalamus mit innerem zirkadianem Rhythmus.

*supraoptischer Nukleus:* Ansammlung von Nervenzellen im Hypothalamus, die Oxytocin absondern.

*Surfactant:* Kombination aus Fett- und Proteinmolekülen zur Auskleidung der Lungenbläschen. Surfactant verringert die Spannung in den Bläschenwänden und verhindert auf diese

Weise deren Kollaps: Sie bleiben offen, so daß Luft hinein- und herausströmen kann.

*symmetrische Wachstumsretardierung:* Wachstumsverzögerung, die in der frühen Schwangerschaft während der Zellteilungsphase auftritt. Deshalb erhält der Körper insgesamt weniger Zellen und weist daher eine gleichmäßige, alle Teile betreffende Wachstumsstörung auf (siehe *asymmetrische Wachstumsretardierung*).

*Synapse:* Verbindung zwischen zwei Nervenzellen.

*Teratogen:* toxische Verbindung aus der Umwelt, die grobstrukturelle Fehlbildungen beim Embryo auslöst.

*Testis (pl. Testes):* Hoden. Männliche Geschlechtsdrüsen, in der die Spermatozoen (Samenzellen) und die männlichen Hormone produziert werden.

*Thromboxane (pl.):* eine Gruppe von endokrinen und parakrinen Regulatoren, die von den Thrombozyten gebildet werden.

*Thrombozyten:* Blutplättchen. Plättchenförmige Strukturen, die im Blut zirkulieren und die Blutgerinnung in Wunden bewirken.

*thrombozytenderivierter Wachstumsfaktor:* Plättchenwachstumsfaktor. Wachstumsförderndes Molekül, das von den Thrombozyten im Blut produziert wird.

*Thyroxin:* Hormon, das in der Schilddrüse gebildet wird und eine wichtige Rolle bei der Reaktion des Körpers auf Kälte spielt.

*Tokodynamometer:* Wehenschreiber; druckempfindliche Vorrichtung, die zur Aufzeichnung der Uteruskontraktionen am Bauch der schwangeren Frau befestigt wird.

*Trachea:* Luftröhre; langer Abschnitt der Atemwege zwischen Kehlkopf und Lunge.

*Transmitter:* chemische Botensubstanz, die Informationen zwischen Zellen hin und her befördert.

*Transposition der großen Arterien:* Abnormität der fötalen Entwicklung, wobei Aorta und Lungenarterie in den jeweils falschen Herzkammern entspringen.

*Triplett:* spezifische Sequenz von jeweils drei der vier Basen in der RNA. Jedes Triplett ist der Kode für eine von 20 verschiedenen Aminosäuren: Die Aufeinanderfolge der Basentripletts bestimmt die Reihenfolge der Aminosäuren in der Proteinkette und damit die Natur des jeweils hergestellten Proteins.

*Trophoplast:* zellige Außenwand des frühen Embryos, der Blastozyste. Diese Schicht nistet sich in der Uterusschleimhaut ein und bildet Plazenta und Amnion.

*Typ-I-Zelle:* Deckzellen. Flache, unregelmäßig geformte Zellen in der Auskleidung der Lungenbläschen; sie bilden die Barriere zwischen der Luft und den Körperflüssigkeiten.

*Typ-II-Zelle:* Nischenzellen: sie gehören ebenfalls zur Auskleidung der Lungenbläschen und sind in der Lage, Staub, Bakterien und ähnliches zu beseitigen.

*Ultraschall:* Hochfrequenzschallwellen (mit einer Frequenz von mehr als 20 kHz, also oberhalb der menschlichen Hörgrenze), die von Oberflächen mit unterschiedlich dichten Geweben reflektiert werden. Sie können dazu benützt werden, um Bilder vom Fötus im Uterus zu machen.

*unwillkürliche Muskulatur:* Muskelzellen wie z. B. in den Blutgefäßen und im Uterus, die nicht willkürlich gesteuert werden können.

*Ureter:* Harnleiter; er entspringt aus der Niere und transportiert den Urin zur Blase.

*vegetatives Nervensystem:* auch autonomes Nervensystem genannt, denn es kann nicht willkürlich beeinflußt werden; der Teil des Nervensystems, der die Funktion der Drüsen, des Herzens und der Muskelzellen steuert, den Blutdruck kontrolliert, also die Blutmenge, die durch die Arterien fließt.

*Vena cava inferior:* große Vene im Bauchraum, die das Blut zum Herzen zurückführt.

*Vena cava superior:* die große Vene, die das Blut von Kopf, Nacken und Armen zum Herzen zurückbefördert.

*Ventrikel:* der Begriff bezeichnet zwei verschiedene Strukturen: 1. die dickwandigen Kammern auf der rechten und linken Seite des Herzens und 2. die Haupthöhlen im Zentrum des Gehirns, die den sogenannten Liquor enthalten (zerebrospinale Flüssigkeit).

*Verdauungssystem:* aus dem embryonalen Darmrohr entwickelt sich ein komplexes System vom Mund bis zum Anus.

*Vesicula optica:* Augenbläschen. Höhle, die aus dem Gehirn herauswächst und zum Auge wird.

*Vordersäule:* Columna ventralis. Ansammlung von Nervenzellen in der grauen Substanz des Rückenmarks: sie steuern die Muskelzellen, die für die Bewegung zuständig sind (siehe *willkürliche Muskulatur*).

*Wachstumsfaktoren:* parakrine und endokrine Verbindungen; sie beeinflussen je nach ihrer Art die Wachstumsgeschwindigkeit verschiedener Zelltypen.

*Wachstumshormon:* Hormon, das von der Hypophyse produziert wird. Es spielt eine wesentliche Rolle bei der Steuerung des Wachstums, vor allem nach der Geburt.

*Wachstumsretardierung:* Verzögerung des fötalen Wachstums. Tritt sie in der frühen Schwangerschaft ein, kommt es zu einer symmetrischen Wachstumsretardierung, in der späten Schwangerschaft hingegen entsteht eine asymmetrische Wachstumsretardierung.

*Wehen* siehe *Geburtswehen, Schwangerschaftswehen.*

*willkürliche Muskulatur:* Muskelzellen, die für Körperbewegungen zuständig sind. wir können sie mit dem Willen beeinflussen (vgl. *unwillkürliche Muskulatur*).

*weiße Substanz:* Zonen des Zentralnervensystems, die meist Nervenfasern und wenig Nervenzellen enthalten und weiß sind.

*Zeitgebung:* Anpassung der internen zirkadianen Periodik an einen äußeren Rhythmus wie den Wechsel von Tag und Nacht oder Hell und Dunkel.

*Zelldifferenzierung:* Spezialisierung von Zellen auf spezifische Aufgaben. Normalerweise teilen sich Zellen nach der Differenzierung nicht mehr.

*Zellmembran:* Plasmamembran. Zellhülle, die den Durchgang von Molekülen in die Zelle und aus der Zelle regelt.

*Zellzyklus:* der normale Zyklus von Wachstum, DNA-Synthese und Zellteilung.

*Zentralnervensystem:* Gehirn und Rückenmark.

*Zervix:* Gebärmutterhals. Das feste Fasergewebe zwischen Uterus und Vagina.

*zirkadianer Rhythmus:* Tagesrhythmus. Innerer Rhythmus des suprachiasmatischen Nukleus, der etwa vierundzwanzig Stunden dauert und nicht von Außenreizen abhängt (siehe *Zeitgebung*).

*Zygote:* die erste, einzelne Zelle des Embryos, entstanden durch Verschmelzung von Samen- und Eizelle.

*Zyklo-AMP:* spielt als sogenannter *second messenger* eine zentrale Rolle in der hormonalen Regulation des Zellstoffwechsels; intrazelluläres Reglermolekül, das in einer Zelle

freigesetzt wird, wenn Hormone und andere Zellfunktionsregulatoren auf die Zelle einwirken und ihre Aktivität verändern.
*Zytoplasma:* Flüssigkeit, die in der Plasmamembran der Zelle, aber außerhalb des Zellkerns enthalten ist.

# REGISTER
*Kursivierte* Seitenzahlen beziehen sich auf Abbildungen

Absorption s. Verdauungssystem
ACTH 199, 201, 203 f.
Adhäsionsmoleküle 86
Adrenalin 81, 138, 180, 186, 216
Akromegalie 84
Aldosteron 92
Alkohol 117, 122, 179, 181–183, 185
  Langzeitwirkung auf Verhalten 183
Alkoholembryopathie 182–184
Aminosäure 73, 75 f., 95, 106
  Aminosäurenkette 75
Amnion 39, 103, 105, 205
Amnionflüssigkeit s. Fruchtwasser
Amnionhöhle 46, 52, 157
Anämie 99, 136, 241
Antidiuresehormon 157
Aorta 109, 127, 132, 134, 228–231
APGAR-Wert 242 f.
Arterie 109, 111, 125, 127, 132
Atmung, fötale 21, 107–124, 127, 157 f., 161
  Atemnotsyndrom (ARDS) 106
Atomtheorie der Materie 43, 73

Augen
  Augenbewegungen, fötale *155*
  Entwicklung der 65 f.
Axone 58 f.

Baby, prämatures 90, 237
Befruchtung 20
Biomedizin 17
Biorhythmus, fötaler 26, 163–168
Blastozyste *38*, 39, 46
Blutkapillare 111 f., 125
Blutkreislauf 52, 125–139
  des Fötus *130*
  des Neugeborenen *131*
  Umstellung nach der Geburt 23
Blutkreislaufsystem, Entstehung des 52 f.
Botenmoleküle 117
Brazelton-Verhaltensbewertungsskala 152
Bronchien 111 f.

Charakter, Bildung des 25
Chimären 88
Choriongonadotropin (HCG) 104
Chromosomen 35, 37, 40, 42, 67, 71, 169, 209
Chronobiologie 26
Contergan 93, 170

Corpus Luteum 34, 104
Cortex 67

Darmsystem 95
Dehydroepiandrosteronsufalt (DHEAS) 211, *212*, 222
Dendriten 58
Desoxyribonukleinsäure (DNA) 72 f., *74*, 75 f., 82, 87
Diffusion 49 f., 96
Dimorphe Nuklei 150
Drogenmißbrauch während der Schwangerschaft 93, 158 f., 172, 187
Ductus arteriosus 53, 129, 132 f., 228–231

Eileiterschwangerschaft 37 f.
Eizelle *36*
Ektoderm 46 f.
Elektrokardiograph 219
Elektromyographie 114
Embryologie 42, 44
Endoderm 46, 55
Endokrine Drüsen 80 f., 106, 138, 193, 198 f., 205, 208 f.
Energiehaushalt des Fötus 93–103
Entwicklungsstörungen, intrauterine 189
Enzyme 35, 73, 76, 82, 104, 108, 119, 184, 204, 211
Epidemiologie 237–239
Epithel 65
Erbinformation 35

Fähigkeiten, Bildung von 25
Fehlgeburt 89 f.
Follikel 32–34, 150
  dominates 33

Foramen ovale 54, 129, 132 f., 228 f., 231
Fortpflanzungsorgane, weibliche 33
Fortpflanzungstrakt, Entwicklung des 66–70
Fruchtwasser 46, 52, 240
Frühgeburt 29, 89 f., 236–246
  Anomalien 245, 252

Gameten 35 f.
Gangsystem 68
Gebärmutterhals 206
Gebärmutterhöhle 34, 39
Geburt 213–235
  Rolle des Fötus zur Auslösung des Geburtsvorganges 196–199
  Steuerung durch das fötale Gehirn *202*
  Zeitpunkt der 28, 192–212
Geburtswehen 220
Gehirn 141–143
  Entstehung des 27, 53, 60–62, 140–162
  pränatale Entwicklung 25, 27, 140–162
Gehirnaktivität, fötale *155*, 156
Gehör, Entwicklung des 66
Gelbkörper (Corpus luteum) 34, 104
Gene 19 f., 23, 35, 40, 43, 45, 67 f., 71–73, 86, 89, 169
Genom 42, 169, 171
Geräuschwahrnehmung, fötale 144–148
Geschlechtliche Differenzierung *69*
Geschlechtschromosom 67

Gliazellen 58, 141
Gliedbewegungen, fötale *155*
»Glückshaube« 52
Glukose 93–96, 102 f., 114, 117, 119 f., 125, 133 f., 142, 166, 172 f.
Glukosetransport 97
Glykogen 103
Gonaden 67, 149
Graue Substanz 61

Hämoglobin 98–102, 126, 181
Harnwege, Entwicklung der 66
Hell-Dunkel-Periodik 224
Herzkammer 53 f., 132 f.
Herzrhythmusschema 138
Herztöne, fötale *160*
Hormonbotenstoffe 80, 87
Hormone 80 f., 92, 97, 103–106, 109, 125, 138, 149, 151, 198 f., 204 f., 208
Hörnerv 66
Hypoglykämie 117
Hypophyse 84, 151, 198–201, 203 f., 216
Hypothalamus 62, 150 f., 164, 198–201, 203, 211
Hypothyreose 97
Hypoxämie (Sauerstoffknappheit) 117–120, 123, 134–138, 157, 159, 188, 223, 226 f.
Hypoxie 22

Ikterus (Gelbsucht) 244
Immunsystem 87, 89

»Jetlag« 26, 168

Kaiserschnitt 217
Kapillargefäße 49, 107
Kardiovaskuläres System 54, 125–139, 180
Katecholamine 188
Kindstod, plötzlicher (SIDS) 22, 118, 124, 138, 161, 189, 227, 252
Knorpelzellen 84
Kokain 158 f.
Kontraktionen s. Uteruskontraktionen
Kortikotropin 199, 201, 203
Kortikotropin-Hormon (ACTH) 199, 201, 203
Kortisol 104, 108, 167, 199, 203 f., 211, 232, 242

Laryngotracheal-Divertikel 55 f.
Larynx (Kehlkopf) 55 f.
Lebensrhythmus 179
Lichtwahrnehmung, fötale 147 f.
Lipide 108
Luftwege *110*
Lunge 111
  Entwicklung der 107–124
  Lungenarterie 228–231
  Lungenbläschen, Entwicklung der 57

Makrophagen 240
Matrix 86
Mekonium (Kindspech) 55
Menstruation 104
Mesoderm 46 f., 55
Metabolisierung 185
Milchsäure 100
Milchsekretion 105

Mißbrauch von Suchtgiften
und Medikamenten
während der Schwanger-
schaft s. a. Alkohol, Kokain,
Nikotin 158, 180–191
Molekularbiologie 42
Morula 37, 39, 46
Muskelfaser 79, 116
Muskelkontraktion 114
Muskelzellmembran 79
Myoglobin 116

Nabelschnur 18, 49 f., 53
Nabelschnurarterie 94
Nahrungstransport durch die
Plazenta 93, 95–106
Nebennierenhormon
(DHEAS) 211, 212, 222
Neoatologie 29 f., 90, 105,
231, 242 f., 245
Nervenfasern 79 f.
Nervensystem 56, 57–62, 85,
140–143
   Entwicklung des 63
   Nervenwachstumsfaktor 85
   Zentralnervensystem 56, 58
Nervenzellen, Verästelung
der 55 f.
Neugeborenes, Anpassung an
das Leben 225–235
Neuralrohr 47
Neuroglia 58
Neurotransmitter 62 f., 79–82
Nieren 92
Nikotin 98, 136, 172,
179–181, 239
Noradrenalin 188
Nukleus 61 f., 151, 164, 203
   Paraventrikulärer Nukleus
62

Suprachiasmatischer
Nukleus (SCN) 164–167
Supraoptischer Nukleus 62

Organsysteme, Entstehung
der 68
Östrogen 34, 80, 103, 150,
204 f., 209, 211, 213 f.,
222 f., 241
Ovulation 32
Ovum 32
Oxytocin 62, 161, 216

Paradoxe Hypoxämie-
Reaktion 21 f., 118
Parakrine Regulatoren 68, 81,
84, 87, 149, 208 f., 214
Partialdruck 98
Plazenta 12, 19 f., 22 f., 24, 28,
30, 39, 48–54, 80, 88–106,
109, 112, 115, 120 f., 123,
128 f., 132–137, 158, 166 f.,
170–175, 180 f., 184 f.,
189 f., 194–196, 198, 204 f.,
211, 213 f., 223, 226,
228–234, 240 f., 243 f., 253
   Auswirkungen von Suchtgiften auf 27 f.
Plazentalaktogen (HPL)
104 f.
Pneumozyten I 108
Pneumozyten II 108
Polio-Impfung 250
Polyhydramnie 46, 52, 157,
240
Progesteron 34, 80, 103 f., 189,
194, 204 f., 209, 211, 213 f.
Prostaglandin 117, 121 f., 182,
187, 205, 209, 211, 213 f.,
216, 226, 230, 241

REM-Phase 25, 153, *155*, 158, 184
Rezeptoren 79–82, 92, 169, 186
Rhythmen, pränatale 26
Ribonukleinsäure (RNA) 75
Rückenmark 59

Sauerstoffaufnahme 20, 101 f., 120 f.
Sauerstoffmangel 122, 137, 161, 188, 196
paradoxe Reaktion auf 21 f., 118
Sauerstoffmengen, über Hämoglobin transportierte *102*
Schwangerschaft, ektopische 37
Schwangerschaft, Verhalten während der 178–191
Sehrinde 66
Septum 228
Sinnesorgane, Entwicklung der 64
Spermium 35, 37, 45
Stammhirn 115, 118
Streßhormone 180 f., 185
Streßreaktionen, Physiologie der 179
Substanz, graue 63
Substanz, weiße 63
Surfactant 108 f., 116, 231 f., 250
Synapse 79 f.

Teratogen 169 f.
Testosteron 150 f., 162
Thromboxane 187
Thyroxin 97

Tokodynamometer (Wehenschreiber) 218
Trachea (Luftröhre) 55 f.
Trophoblast 39, 49 f.

Ultraschall 10, 18, 21, 55, 113
Urinproduktion, verringerte des Fötus 157
Uterus 12 f., 17, 19, 34, 42, 48, 64 f., 68, 89 f., 93 f., 97, 103, 105, 112, 119–121, 126, 132, 144 f., 154, 157, 161, 166, 171–173, 180 f., 187, 193–196, 200, 203–209, 214, 217, 220, 222 f., 226, 228, 230, 232, 236, 242, 244 f., 252 f., 255
Uterusanomalien 240
Uterusarterie 97, 101
Uteruskontraktionen 214, *215*, 216, *218*, 218–222, 224, 226, 240, 252
Uterusmuskel 158, 167, 213
Uteruswand 158

Vagina 68, 206
Vena cava inferior 54, 128 f.
Vena cava superior 128
Ventrikel 53 f., 126
Verdauungsssystem, fötales 93–95
Verhaltensunterschiede, geschlechtspezifische 151
Vesicula optica 65
Vierundzwanzigstundenperiodik 164 f., 220, 222, 245

Wachstum, fötales 169–177
Wachstumsfaktoren 84–86, 140, 169 f., 172–174

Wachstumshormon 84, 105
Wachstumsretardierung 174, 176, 183, 189, 252, 254
  alkoholbedingte 181–184
  asymmetrische 176
  durch mangelhaften Sauerstofftransport 99
  intrauterine 174 f.
Wehenschreiber 220
Wirbelsäule, embryonale 53

Zellbiologie 71–87
Zelle 71, 78, 82 f., 86 f., 90, 92 f., 95, 100
  Eizelle 37
Zelldifferenzierung 40, 78, 83, 87
Zellinformation 83, 92
Zellkommunikation 80 f., 103, 116
Zellteilung 39, 41, 71–87, 162
Zellzyklus 77, 84, 169
Zerebralparese, infantile 251
Zervix 206 f., 210, 214, 222
Zirkadiane Periodik 164 f.
Zwillingsschwangerschaft 32
Zygote 39
Zyklisches Adenosinmonophosphat (zyklisches AMP) 82
Zytoplasma 75